JN193967

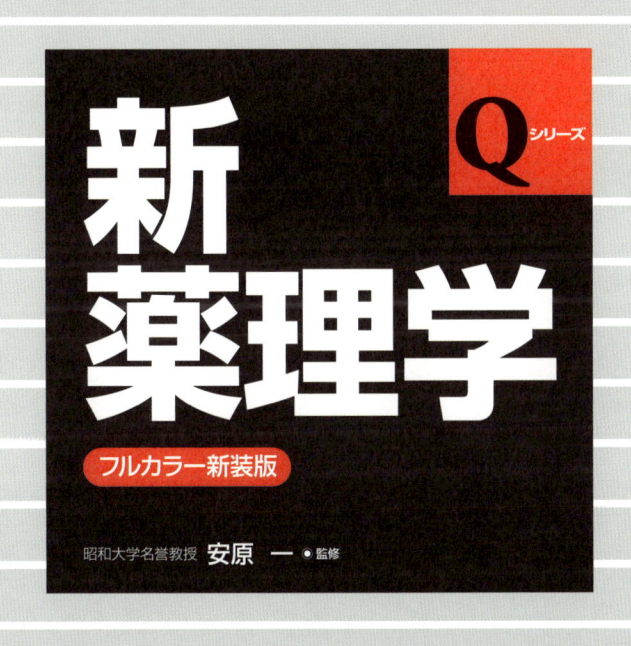

Qシリーズ

新薬理学

フルカラー新装版

昭和大学名誉教授 **安原 一** ●監修

日本医事新報社

監 修

昭和大学名誉教授

安 原 　 一

執 筆

昭和大学名誉教授

安 原 　 一

聖マリアンナ医科大学名誉教授
昭和大学臨床薬理研究所長・特任教授

小林 真一

昭和大学名誉教授

内田 英二

昭和大学医学部教授

木内 祐二

昭和大学医学部教授

内田 直樹

昭和大学医学部講師

肥田 典子

改訂第 7 版にあたって

　本書の初版が出版されたのは 1993 年のことである。以来，幸いにも多くの読者に恵まれ，たびたび版を重ねてきたことは，著者一同喜びにたえない。

　この間，著者らは増刷のたびにチェックを行い，内容に誤りなきよう努めてきた。また，約 4 年ごとにすべての内容を見直し，全面的な改訂を行ってきた。

　今回の第 7 版も，Q&A 形式で薬理学の要点を簡潔にまとめるという初版以来の編集方針を維持しつつ，内容の update を図った。関連・対比して覚えるべき薬物を整理統合し，効率的に学習できるよう工夫してあるので，丸暗記に走るのではなく，それらの薬物の薬理作用などを考えながら覚えて欲しい。その際，各設問に掲げてある［ポイント］を十分に活用していただきたい。

　本書が学生諸君の薬理学の修得に役立つことを祈念している。

2019 年 9 月

著者ら

初版のはしがき

　薬理学は薬物と生体との相互作用の結果起こる現象を研究する学問で，基礎医学の一分野であるが，最近では他の基礎医学の研究成果が続々と取り入れられ，学生諸君に要求される知識の量も膨大なものとなってきた。たとえば，受容体の構造の解明は，分子生物学や遺伝子工学の研究に負うところが大である。

　一方，実際に臨床の場において薬物治療を行うには，臨床薬理学の知識が身についていなければならない。すなわち，薬物が生体に及ぼす作用を調べる薬物作用学（pharmacodynamics）と，生体が薬物に対して何をするか，体内での薬物の動きを研究する薬物動態学（pharmacokinetics）の両面からアプローチすることが必要である。

　これらのことを念頭に置いて，本書は執筆された。他の基礎医学や臨床医学の知見も盛り込みながら，薬理学の要点をQ&A形式で簡潔にまとめたつもりである。また，各設問ごとに考え方の筋道を［ポイント］として示したので，ぜひ活用して欲しい。数多い医薬品について断片的な知識を丸暗記するよりも，それらを整理し，考えながら覚えたほうが，はるかに効率的であり，応用もきくと信じるからである。

　本書が学生諸君の薬理学の修得に役立てば幸いである。

1993 年 9 月

著者ら

1 総論

内田英二・内田直樹

2 中枢神経系に作用する薬物

木内祐二

3 末梢神経系に作用する薬物

木内祐二

4 循環器系に作用する薬物

安原　一・肥田典子

11 抗腫瘍薬
安原 一

12 ホルモン・ビタミン
内田英二・内田直樹

13 中毒・毒性
小林真一・肥田典子

1 総論

Q1 薬物の定義と薬理学の取り扱う領域

◎ 薬物とはヒトの生体機能に影響を及ぼす化学物質である。

◎ 薬理学では薬物作用学と薬物動態学が重要。

◆ われわれをとりまく環境には，無数の天然あるいは人工の化学物質が存在する。その中で直接あるいは間接的に摂取，適用することによりヒトの生体機能に影響を及ぼす化学物質を薬物と呼ぶ。

◆ 薬理学は"薬物と生体との相互作用の結果起こる現象を研究する科学"といえる。したがって，薬理学を学ぶ者は，薬物と生体の両方について十分に知る必要がある。

◆ 現在使用されている薬物には，天然由来のものと，有機・無機化学などにより人工的に合成されたものとがある。これらの薬物が生体に及ぼす作用を調べる研究を薬物作用学（Pharmacodynamics）といい，薬理学の大きな柱である。

◆ 一方，体内における薬物や代謝物の量は時間とともに変化していく。言い換えれば生体が薬物に何か働きかけているわけで，生体が薬物に対して何をするかを研究するのが薬物動態学（Pharmacokinetics）である。薬物作用学と薬物動態学は薬理学において車の両輪といえるほど重要な分野である。

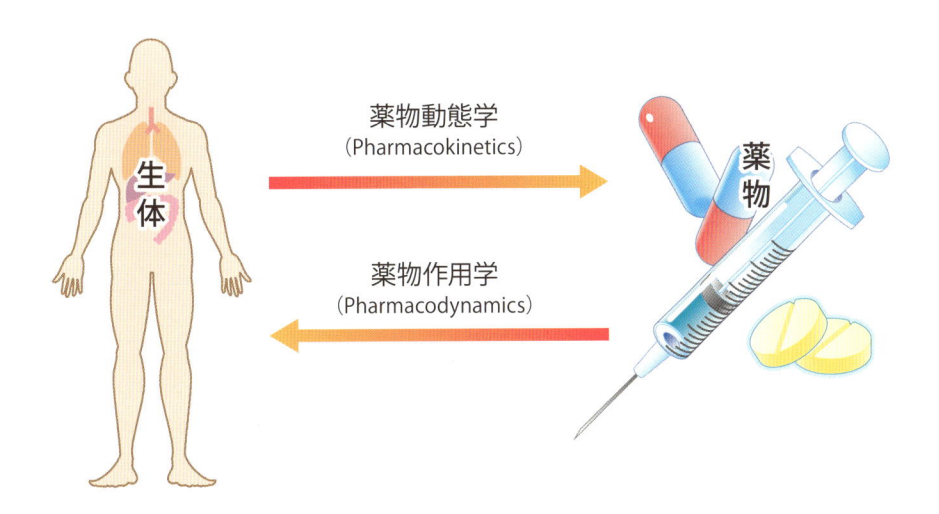

薬物動態学
（Pharmacokinetics）

薬物作用学
（Pharmacodynamics）

生体

薬物

参考❷ 薬物作用学と薬力学

Pharmacodynamics は「薬力学」とも訳される。「薬物作用学」と同じ意味である。

Q2　薬物動態学とは〈薬物の生体内動態を規定する4つの因子〉

◎ 薬物動態学の基本概念は "ADME"

◎ 投与法の確立や薬物相互作用を理解するのに重要。

◆ 薬物はその効果を生じるために，作用部位に適当な濃度で存在しなければならない。一方，体内における薬物および代謝物の量は時間とともに変化していく。投与された薬物は，①吸収（Absorption）され，②体内に分布（Distribution）し，そして消失（Elimination）する。消失は③代謝（Metabolism）と④排泄（Excretion）による。これらの頭文字をとって ADME と略す。

◆ 薬物動態学（Pharmacokinetics）は体内での薬物の動きを研究する学問であり，ADME はその基本概念である。薬物動態学の研究は，至適剤形の開発，投与法の確立，薬物相互作用の理解などの分野で重要な基礎となっている。

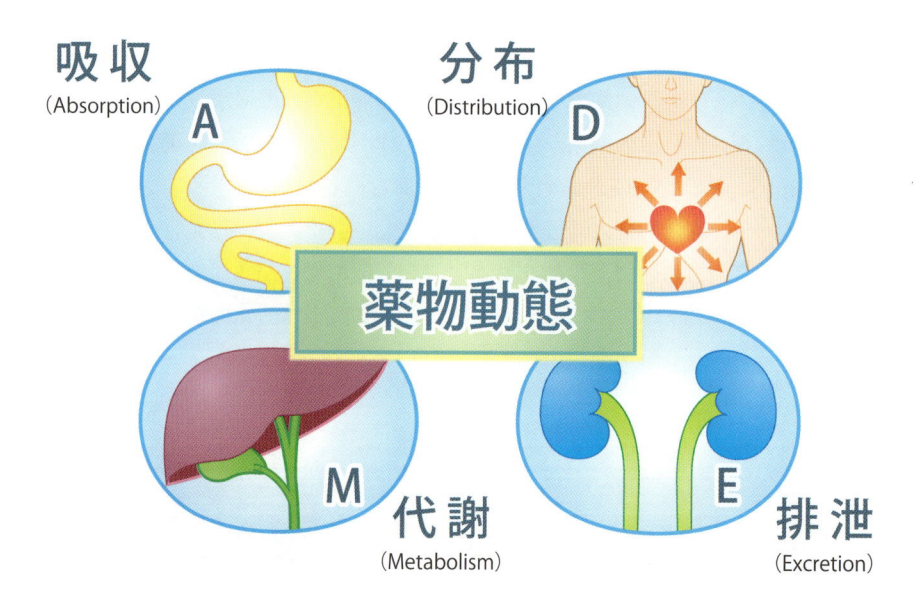

吸収（Absorption）　A
分布（Distribution）　D
薬物動態
M　**代謝**（Metabolism）
E　**排泄**（Excretion）

NOTE　遺伝子治療

- ジャームライン遺伝子治療と体細胞遺伝子治療があり，現在体細胞遺伝子治療が一定の条件下で許可されている。ジャームライン遺伝子治療は世代を越えて影響が出るため許可されていない。

- 遺伝子治療はヒト細胞に外来遺伝子を導入し体内で機能させるが，その際ベクターとしてレトロウイルスを使用する。レトロウイルスは分裂細胞でのみ遺伝子導入の効率が良く，非分裂細胞に対してはアデノウイルスがベクターとして検討されている。また，リポゾームなど非ウイルス性のベクターも研究されている。

- ADA 欠損症，LDL レセプター欠損症，血友病 B，囊胞性線維症などが遺伝子治療の対象となる。悪性腫瘍や AIDS に対しても遺伝子治療が計画されているが，有効性の確実な証拠はまだない。

- 遺伝子治療は倫理的問題を含むため，実施機関および公的機関の審査が必要であり，社会の理解も必要である。また長期的な安全性についても不明な点が多く，今後の評価が必要である。

Q3 薬物作用学とは〈薬理作用の種類〉

◉ 薬理作用とは薬物が生体に及ぼす作用をいう。

◉ 薬理作用の基本は興奮と抑制。

◆ 薬物作用学（Pharmacodynamics）とは，薬物の生化学的・生理学的効果と作用機序を研究する，言い換えれば薬物が生体に及ぼす作用を調べる学問である。薬物作用学では薬物の作用機序に関連して，受容体，薬物−受容体相互作用，構造−活性相関（structure-activity relationship），用量あるいは血中濃度と反応との関係などについて研究する。

◆ 投与された薬物は，生体に新しい機能を引き起こしたり機能の性格を変えるものではなく，本来生体（あるいは細胞）が持っている機能を亢進するか，減弱させるのみである。薬理学的にはそれぞれ興奮（stimulation），抑制（depression）と呼ぶ。一般に薬理作用とはこのことを指す。

◆ そのほか，抗生物質や消毒薬のように，生体に感染した病原体の発育を阻止したり殺す作用を介して，間接的に生体に作用する薬物もある。

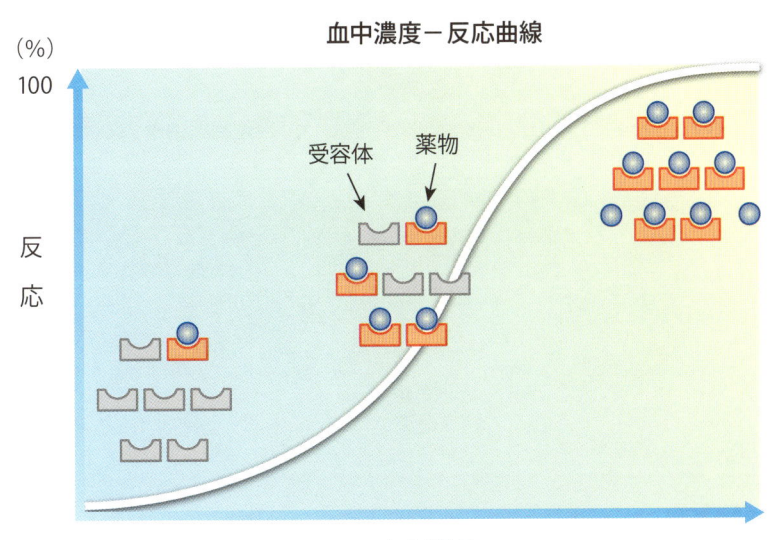

血中濃度−反応曲線

Q4 臨床薬理学の意義

◉ 臨床薬理学の究極の目的は，病態下における薬物の使用を有効かつ安全に行う
ための情報を提供することである。

◆ 臨床薬理学（Clinical Pharmacology）は，薬理学の知識を基礎に，臨床における薬物
の理論と実際について研究する学問である。具体的には，①新薬開発段階でのヒトに
おける評価，②薬物についての情報提供，③個々の患者に対しての合理的な薬物療法
の設定などがあげられる。

◆ 特に病態下における薬物の使用を有効かつ安全に行うことが臨床薬理学の究極の目的
といえる。そのためには，薬物動態学を基礎とした薬物の体内動態の把握や，薬物作
用学を根拠とした最適な薬物の選択が基本となる。

◆ 病態および個人差を考慮し，薬物の用法・用量，併用薬物の決定などに関わる知識を
供給し，合理的な薬物療法の達成に寄与することに臨床薬理学の意義がある。

◆ 薬物の体内動態は病態，併用薬物などにより極端に変化することもあり，また薬物の
効果も年齢，病態の影響を受ける。したがって，基礎となる薬理学の知識を十分に活
用し，しかも柔軟に考えていくことが必要となる。

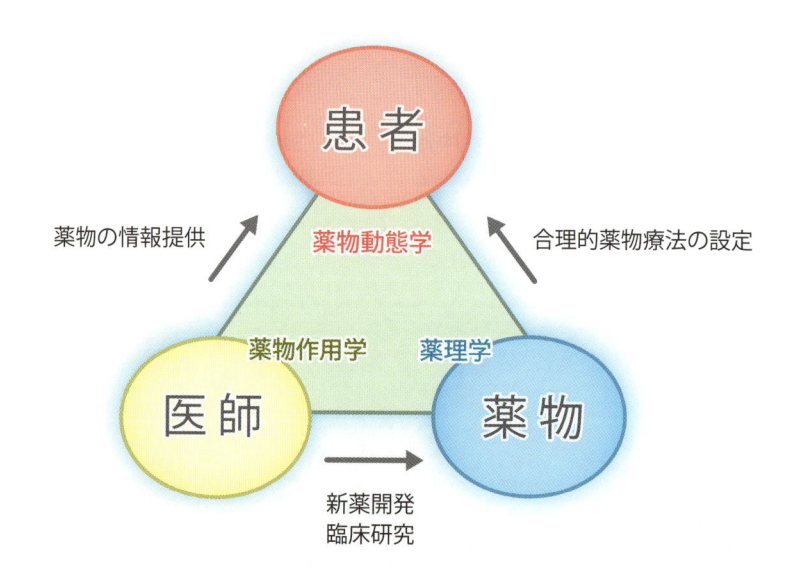

NOTE ✎ テーラーメイド医療

• ヒトゲノム計画は 2001 年，人体の設計図にあたるゲ
ノムの解読がほぼ終了し，現在，ポストゲノム時代に
突入している。近い将来，患者の遺伝的体質に合わせ
た治療，いわゆるテーラーメイド医療が提供されると
予想される。

• 一塩基多型（SNP）などのゲノム情報が，個人の遺伝
的特徴や疾患感受性のみならず，薬物治療効果，副作
用の発現に関係していると考えられている。遺伝子診
断に基づく医薬品の適正使用，すなわち薬物治療の個
別化を目的として，薬物代謝酵素，薬物トランスポー
ター，薬物受容体をコードする遺伝子に関する研究が
世界中で盛んに行われている。

Q5 薬物の膜透過の機序

◉ 膜透過の機序は①受動拡散と②担体の介在する膜輸送。

◉ 担体の介在する膜輸送には①能動輸送と②促進拡散があり，薬物の作用機序・薬物動態を理解する上で重要。

◆ 薬物の ADME すなわち吸収，分布，代謝，排泄はすべて細胞膜を通して行われる。細胞膜を通過する際，薬物の性質で重要なのは，分子の大きさと形，溶解性，蛋白結合率，イオン化の程度，脂溶性などである。一般に細胞膜を通過できる薬物は非イオン型で，蛋白結合していない遊離型である。また，分子量が 100 ～ 200 以下の薬物はイオン型でも細胞膜の細孔を通って膜を通過できる。

◆ 細胞膜は脂質の二重構造の海に蛋白質が浮かぶ形をとっており，したがって水溶性より脂溶性薬物のほうが膜を通過しやすい。多くの薬物は膜の両側の濃度勾配に従って受動拡散（passive diffusion）するか，あるいは油・水分配係数に比例して膜に溶解して浸透する。

◆ 薬物動態学にとってさらに重要な膜透過の機序は担体（トランスポーター）の介在する膜輸送（carrier-mediated transport）である。このメカニズムには 2 種類あり，①エネルギーを必要とする能動輸送（active transport）と，②エネルギーを必要としない促進拡散（passive facilitated diffusion）がある。①と②に共通の特徴は，薬物の選択性，類似物質による競合的阻害，輸送速度の限界（可飽和性）である。

◆ トランスポーターは膜機能蛋白である。最近，神経終末から遊離された伝達物質の再取り込みにより神経伝達を速やかに終結させるものとして，GABA，ドパミン，グルタミン酸トランスポーターなどの cDNA がクローニングされている。トランスポーターの介在する膜輸送は，薬物の作用機序や内因性物質の膜透過に重要な役割を持っている。

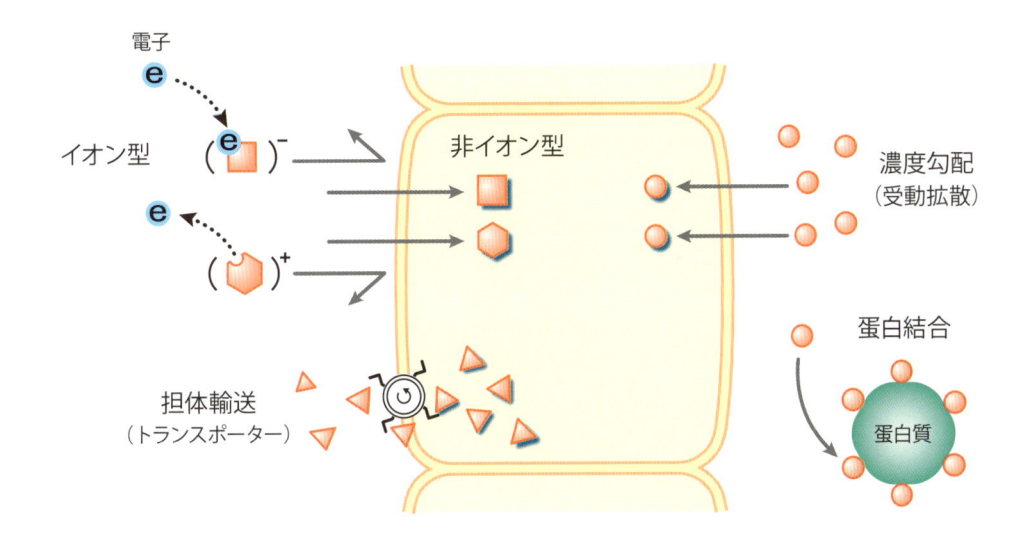

Q6 pH, pKa の膜透過に及ぼす影響

◉ 溶液中の薬物は，非イオン型とイオン型で存在する。

◉ pKa は薬物に固有のものであり，周囲の pH により非イオン型とイオン型の割合が決定される。

◉ 非イオン型のほうが膜を通過しやすい。

◆ 多くの薬物は弱酸または弱塩基で，溶液中では非イオン型とイオン型分子が平衡状態を保って存在する。一般に薬物分子は分子量が小さいため，膜の脂質成分を介する拡散により膜を透過する。非イオン型は通常脂溶性であり細胞膜を通過できるが，イオン型はより水溶性が高く容易に膜を通過できない。

◆ 薬物の非イオン型とイオン型の割合は，薬物に固有の pKa と周囲の pH により決定される（Henderson-Hasselbalch の式）。

酸性薬物： pKa = pH + log（非イオン型モル濃度 / イオン型モル濃度）

塩基性薬物： pKa = pH + log（イオン型モル濃度 / 非イオン型モル濃度）

この式によると，酸性薬物では pH が低いほど非イオン型が多くなり，拡散により膜を通過できる分子が多くなる。

◆ 例として，弱酸性で pKa 4.4 の薬物の胃内（pH 1.4）と血漿中（pH 7.4）の濃度比を概算で考えてみる。胃内では［pKa − pH = 3］で，非イオン型とイオン型の比は 1:0.001 となる。非イオン型は胃壁を通過し血漿に入ると，血漿中では［pKa − pH = − 3］で，非イオン型とイオン型の比は 1:1000 となる。定常状態では非イオン型の胃内の濃度と血漿中濃度が等しくなると考えると，薬物の総濃度比（非イオン型＋イオン型）は胃液と血漿では 1:1,000 となり，血漿中のほうが約 1000 倍高くなることになる。塩基性薬物では逆のことが起こり，pH が高くなればなるほど膜を透過しやすくなる。

薬物の pKa

酸性薬物	pKa	塩基性薬物	pKa
サリチル酸	3.0	ジアゼパム	3.3
アスピリン	3.5	レセルピン	6.6
トルブタミド	5.4	シメチジン	6.8
フェニトイン	8.3	リドカイン	7.9
パラセタモール	9.5	エフェドリン	9.4

イオン型の比率（%）

pKa − pH	酸性薬物（陰イオン）	塩基性薬物（陽イオン）
− 4	99.99	0.01
− 3	99.94	0.10
− 2	99.01	0.99
− 1	90.91	9.09
0	50.00	50.00
1	9.09	90.91
2	0.99	99.01
3	0.10	99.94
4	0.01	99.99

Q7　薬物の吸収に影響を与える因子

◉ 薬物が吸収されるためには溶解していなくてはならない。

◉ 吸収部位の面積・血流量は吸収速度を左右する。

◉ 溶解・吸収速度は消化管の pH や運動の影響を受ける。

◆ 薬物の吸収様式は薬理作用の発現にきわめて重要で，吸収速度が変化すると薬物の作用の発現時間・持続時間・強度が影響を受ける。

①すべての投与部位からの吸収は溶解性（solubility）に依存する。固形の薬物も吸収されるためにはまず溶解しなければならず，したがって溶出速度（dissolution rate）が律速因子となる。

②溶解した薬物は吸収部位に到達する必要があり，吸収部位の面積・血流量・薬物濃度が吸収速度を決定する重要な因子となる。経口投与された固形薬物の場合，通常胃内で溶解し，小腸に運ばれて吸収される。したがって，胃内の pH・内容物・停留時間が薬物の溶解や吸収部位への到達時間に影響する。

③小腸内の pH は 7 ～ 8 と高く，たとえばサリチル酸のように pKa ＝ 3.0 の薬物は大部分がイオン型で存在し小腸粘膜を通過しないように思えるが，実際はサリチル酸の吸収は胃からより小腸からのほうがはるかに多い。これは小腸での吸収部位の面積と血流量が胃のそれに比べてはるかに大きいためである。

Q8　薬物の投与経路〈各投与経路の吸収パターンと長所・短所〉

◉ 各投与経路にはそれぞれ利点と欠点があり，薬物の性質や患者の病態を考慮して投与経路を検討する。

◆ 薬物の投与経路は経口と非経口に大別される。

1）経口投与

◆ 最も一般的で安全，便利，経済的である。

◆ 経口投与の欠点は，消化管粘膜の刺激による悪心・嘔吐，消化酵素や胃内 pH による薬物の分解，食物や他の薬物などにより吸収が一定しないことなどである。剤形が大きすぎると小児や老人では服用できず，また病態により薬物が吸収部位に到達できない場合もある。

◆ さらに，経口投与では腸内細菌や腸管粘膜・肝臓の薬物代謝酵素により大部分が代謝され，全身循環にわずかしか入らない薬物もある。エピネフリン，ノルエピネフリンなどのカテコラミン類，インスリン，カルシトニン，成長ホルモンなどのホルモン，ニトログリセリン，リドカインなど初回通過効果（☞Q9）の大きい薬物は，経口投与が無効である。

2) 非経口投与

- ◆主な経路は静脈内注射，皮下注射および筋肉内注射である。注射は経口投与の場合よりも吸収量や効果を予測しやすく，作用発現も迅速である。有効用量をより正確に把握できるため，緊急の場合特に必要な投与経路である。

- ◆注射の欠点は，感染を避けるための滅菌が必要，苦痛を伴う，意図しない血管内注入や血管から漏れたときの組織の損傷，急激な薬物濃度の上昇による有害反応，一度注入したら引き戻すことができないこと，高価であることなどである。

- ◆一般的ではないが，その他の注射経路として動脈内・関節腔内・脊髄腔内・皮内注射などがある。

- ◆注射以外の投与経路としては以下のようなものがある。

  舌下投与：口腔粘膜の毛細血管から速やかに吸収され，直接全身循環に入るため，腸管や肝臓の薬物代謝酵素による代謝を受けない。ニトログリセリン錠が有名である。

  吸入：肺上皮と気道粘膜から吸収される。血中への吸収は瞬間的である（例；麻酔薬）。肺や気道の疾患にも適用される（例；気管支喘息）。

  直腸内投与：経口投与できない場合に坐剤として用いられることが多い。吸収後肝臓を通らないため，薬物代謝酵素による代謝を受けにくい。ただし，個体により吸収速度の差が大きい。

  局所適用：軟膏や貼付剤（ニトロール，エストロゲンなど）のように皮膚を通して吸収させるもの。皮膚からの吸収は皮膚の性状，薬物の脂溶性などに影響され，かなりのバラツキがある。

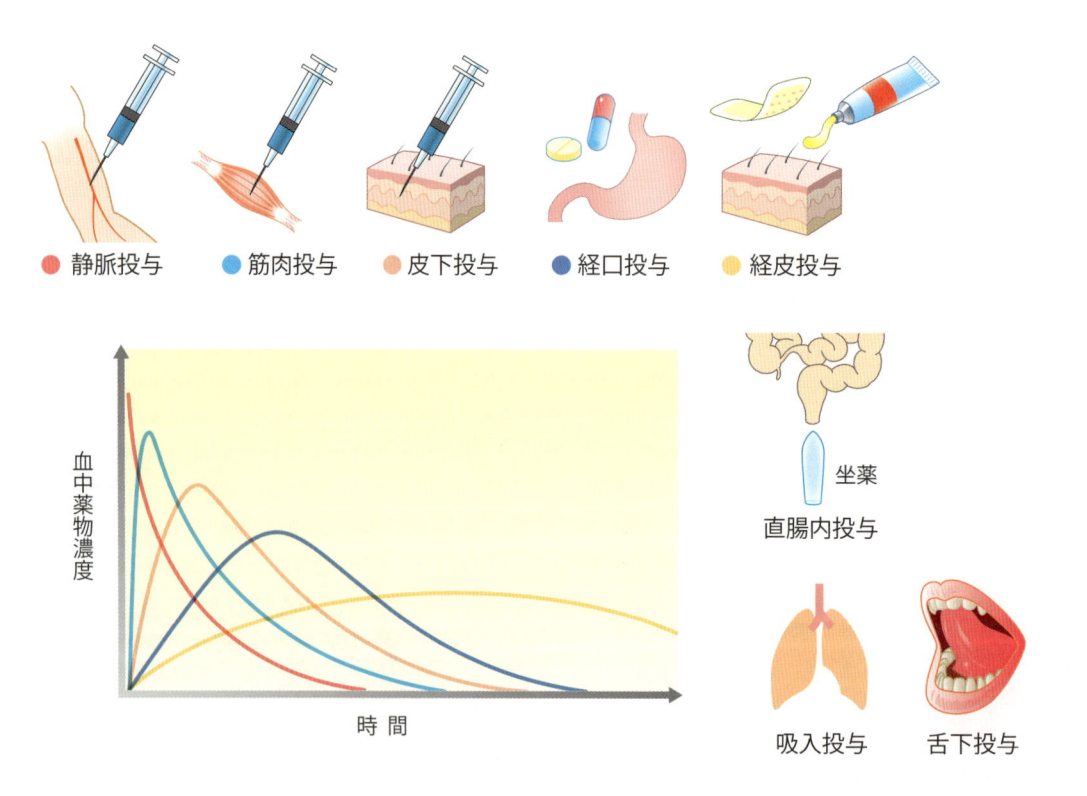

- ● 静脈投与　　● 筋肉投与　　● 皮下投与　　● 経口投与　　● 経皮投与

血中薬物濃度

時 間

坐薬
直腸内投与

吸入投与　　舌下投与

Q9 初回通過効果と生体内利用率

◉ 経口投与された薬物は初回通過効果を受ける。

◉ 初回通過効果の大小で生体内利用率は変化する。

◆ **初回通過効果**（first-pass effect）とは，経口投与された薬物が腸内細菌や腸管粘膜・肝臓の薬物代謝酵素により代謝されるために，全身循環に入るまでにその量が減じることをいう。

◆ **生体内利用率**（bioavailability）とは，投与量に対する全身循環に入った薬物の量の割合をいい，Fで表す。Fは 0 〜 1.0 の値を示す。具体的には，静脈内注射された薬物はすべて全身循環に入るため F = 1.0 である。一方，経口投与された薬物が初回通過効果によりすべて代謝され全身循環に移行しない場合は，F = 0 となる。

◆ 初回通過効果の大きい薬物には，ニトログリセリン，モルヒネ，リドカイン，プロプラノロール，ニフェジピンなどがある。ニトログリセリンは初回通過効果がきわめて大きく，ほぼ 100%が全身循環に入る前に代謝されてしまうため生体内利用率 F は 0 となり，経口投与は無効となる。ニトログリセリンが舌下あるいは静脈内投与される理由は，速効性が必要であることと同時に，この初回通過効果が大きいことによる。プロプラノロールは F = 0.15 であり，全身循環に入るまでに投与量の約 85%が代謝されてしまう。

◆ 一般に初回通過効果の大きい薬物は，個人による血中濃度のバラツキが大きい。また，肝疾患や他の病態で薬物代謝酵素の活性が減少したり側副血行が存在するような場合は，初回通過効果が減じ，血中濃度が上昇しやすい。

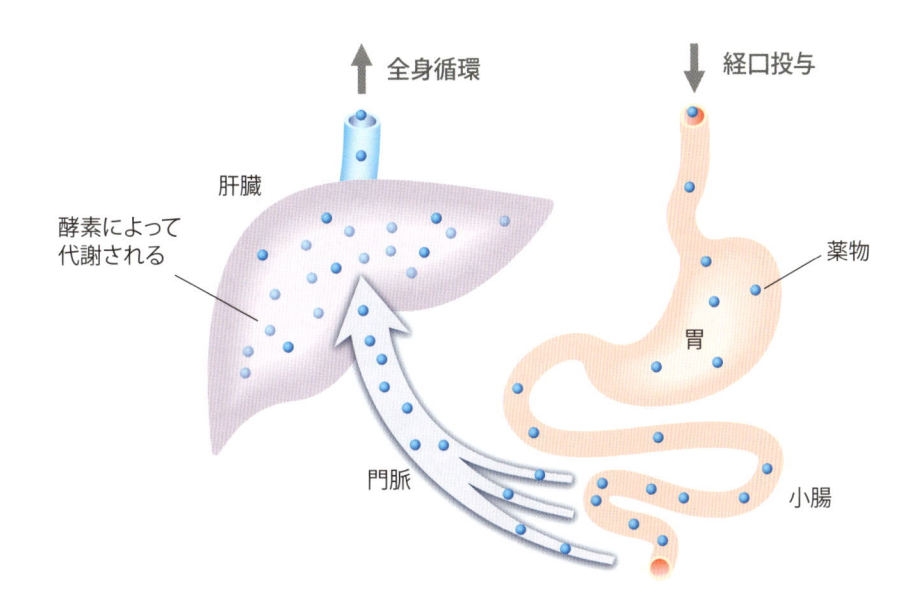

全身循環　経口投与

肝臓

酵素によって
代謝される

薬物

胃

門脈

小腸

Q10　薬物の体内分布様式に関連する因子

◉ 薬物の組織への分布には血流量，薬物自身の性質，蛋白結合率が関係する。

◉ 薬物の分布の大きさは分布容積（Vd）で表す。

◆ 薬物は吸収され全身循環に入ったのち，各組織に分布する。薬物の体内分布に関連する因子としては，①薬物を組織の近くまで運ぶ血流量，②薬物自身が膜を通過する性質，③薬物と血液中あるいは組織中の蛋白との結合率がある。

◆ 多くの薬物は血液中で，ある一定の割合で血漿蛋白と結合して存在する。この蛋白結合率は個々の薬物によって異なるが，同じ薬物では個人差はそれほどない。薬物と結合する血漿蛋白は，酸性薬物はアルブミンと，塩基性薬物は α_1-アシドグリコプロテインと結合することが知られている。たとえば，抗凝固薬で酸性薬物のワルファリンの蛋白結合率は約99％，抗不安薬で塩基性薬物のジアゼパムの蛋白結合率は約98％である。

◆ 蛋白と結合していない薬物で非イオン型が膜を通過しやすいことを思い出してほしい（☞Q5）。薬物自身の性質としては，脂溶性薬物のほうが水溶性薬物より膜を通過しやすく，また pKa 値は血液中の非イオン型薬物の割合に関係してくる。

◆ さらに当然のことであるが，目的の組織に薬物を運ぶ役目をする血流量の大小も薬物分布に関連する重要な因子である。脳，肝臓，腎臓，肺などは血流量が大きく，薬物の分布も大きい。

◆ 薬物の分布の大きさは分布容積（volume of distribution ; Vd）で表す。分布容積は平衡状態のときの体内の薬物の総量と血漿薬物濃度との比で，リッター（L）あるいは L/kg で表す。

$$Vd = \frac{\text{体内の薬物の総量}}{\text{血漿薬物濃度}}$$

◆ 上述のワルファリンの分布容積は約10L，ジアゼパムは約140L で，この値が大きいほど体内に分布しやすいといえる（☞Q17）。

Q11 薬物の臓器移行を妨げる関門

- ◉ ある種の臓器では組織の特徴が薬物移行の関門となる。
- ◉ 関門を薬物が通過するためには，小分子量，非イオン型，遊離型，脂溶性が必要。
- ◉ 毛細血管内皮細胞には血管内へ物質を排除する外向きのトランスポーターが存在する。

◆ 薬物が標的臓器に到達するためには，膜を通過しなくてはならない。膜を通過する際の薬物自体の特性としては，分子量，溶解性，蛋白結合率，イオン化の程度，脂溶性などが重要となる（☞ Q5）。

◆ 一方，薬物の臓器移行に関連する生体側の要因としては，体組成，血中蛋白濃度，血流量，血液・組織の pH，病態（心不全，腎不全など），能動輸送の能力などがある。これらに加え，ある種の臓器では組織の形態的特徴が薬物の臓器移行に影響する。これらの臓器として，脳（中枢神経），胎盤，精巣などがあげられる。

◆ 中枢神経系への薬物移行には，関門（バリアー）がある。脳の毛細血管では，内皮細胞が密着して存在する（tight junction）。薬物が脳に移行するためには内皮細胞の間でなく，内皮細胞自体を通過しなければならない。さらに，血管の外側にはグリア細胞が血管を取り巻く形で存在し，二重のバリアーを形成している。内皮細胞とグリア細胞による障壁を，血液－脳関門と呼ぶ。血液－脳関門を薬物が通過するためには，分子量がある程度小さく（500 以下），非イオン型，遊離型，脂溶性である必要がある。

◆ また，脳の毛細血管内皮細胞には血管内へ物質を排除する外向きのトランスポーターが存在し，薬物の組織への移行を制限している。これらトランスポーターには，P 糖蛋白（P-glycoprotein）や有機アニオン輸送ポリペプチド（organic anion transporting polypeptide ; OATP）があり，胎盤にも存在する。

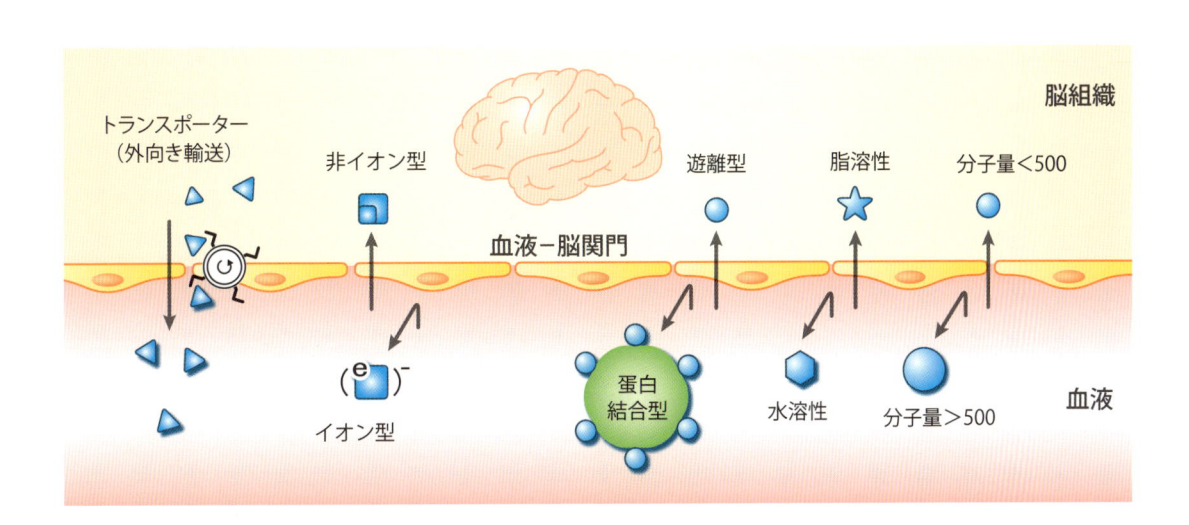

Q12　ドラッグデリバリーシステム(DDS)

◉ DDS は，薬物の体内分布を時間的・空間的・量的にコントロールするアプローチ。

◉ 薬物療法の有効性・安全性を向上させる可能性がある。

◆ **ドラッグデリバリーシステム**（drug delivery system；DDS）とは，薬物の体内分布を時間的・空間的・量的にコントロールするアプローチである。薬物を，標的とする臓器に選択的に作用させることができれば，有効性・安全性の向上につながる。そのためには，標的臓器内で至適な濃度を持続し，その他の臓器では薬物による影響が最小限になるようにできればよい。この考えを実現するためには，薬物の吸収，代謝，消失も考慮に入れる必要がある。DDS を利用した製剤の例として次のものがある。

◆ **プロドラッグ**：プロドラッグとは生体内で代謝を受け活性型となるものである。プロドラッグにする主な理由は吸収率の向上である。代謝とは脂溶性の物質を水溶性に変化させることである（☞**Q13**）。薬物は水溶性になればなるほど膜を通過しにくくなり，吸収率は下がる。代謝を受ける前の状態にすることで脂溶性が増し，吸収率の向上が得られる。

◆ **高分子プロドラッグ**：抗癌剤を高分子（多糖）に結合させ，癌組織の血流増加を利用して癌組織まで運び，癌組織内で薬物が切断されることにより効果を発現する試みである。

◆ **微粒子の応用**：薬剤を微粒子内に封じ込め，目的とする臓器に到達しやすくする試みである。インスリンの吸入や抗癌剤などへの応用が研究されている。

◆ **アンテドラッグ**：プロドラッグの逆の概念である。投与部位では活性を有し，循環系に入ると速やかに代謝されて不活化するようにしたものである。ステロイド外用剤で全身性副作用を軽減する目的で開発された製剤がある。

◆ **徐放剤**：特殊なコーティングや浸透圧などを利用し，薬物を徐々に放出させる薬剤である。小腸下部や大腸での薬物の放出などに利用されている。

◆ DDS の概念は，既存の薬剤の最適利用を可能にする方法論といえる。

Q13　薬物の体内変化〈薬物代謝の4つの過程〉

◉ 薬物代謝とは，脂溶性の薬物を水溶性に変化させ体外に排泄しやすくすることである。

◉ 酸化反応は薬物代謝の中で最もよくみられる反応である。

◆ 体内に吸収された薬物は未変化のまま排泄されるものもあるが，大部分は化学的変化を受ける。これを薬物の生体内変化（biotransformation），または薬物代謝と呼ぶ。この変化はほとんどが薬物代謝酵素によるもので，薬物はより極性（水溶性）の高い物質へと変化する。このことは薬物が活性を失うこと（不活化，解毒）を意味するのではなく，逆に活性物質へと変化する場合もある。

◆ 薬物の体内変化には下記の4つの過程があり，酸化・還元・加水分解を第Ⅰ相反応，抱合を第Ⅱ相反応という。

① 酸化（oxidation）：生体内で最もよくみられる反応で，チトクローム P-450（肝ミクロソームに存在する薬物代謝酵素 ☞Q14）による酸化が代表的である。酸化反応には，N-, O-脱アルキル化，側鎖（脂肪族）と芳香環水酸化，N-酸化，N-水酸化スルホキシド生成，アミンの脱アミノ化，脱硫酸化などがある。

② 還元（reduction）：ミクロソーム酵素ならびに非ミクロソーム酵素によるニトロ基の還元，アゾ基の分解と還元。

③ 加水分解（hydrolysis）：肝臓，血漿，胃腸管，その他の組織に存在する種々の非特異的エステラーゼによるエステルの加水分解。

④ 抱合（conjugation）：抱合は合成反応であり，薬物またはその代謝物とグルクロン酸，グリシン，酢酸，硫酸などの内在物質との結合である。抱合を受けた薬物は水溶性がさらに高まり，尿中や胆汁中に排泄されやすくなる。

参考 🌀 　腸肝循環

グルクロン酸抱合された薬物は胆汁中に排泄され，腸内細菌のβ-グルクロニダーゼによって加水分解されて再吸収されることがある。これを腸肝循環という。腸肝循環は薬物の作用を延長させる。

Q14 薬物代謝酵素の働き

◉肝ミクロソームに存在するチトクローム P-450 が代表的。

◉チトクローム P-450 は薬物代謝の第 I 相の主役である。

◆ **薬物代謝酵素**（drug metabolizing enzyme）は腸管，肝臓，肺，腎臓など各臓器に存在するが，なかでも肝臓に存在する薬物代謝酵素系の関与はきわめて大きい。特に，肝細胞の滑面小胞体に局在しミクロソーム分画中に存在する酸化酵素である**チトクローム P-450** は重要である。チトクローム P-450 は Fe を含むヘム蛋白とアポ蛋白からなり，薬物代謝の第 I 相反応において重要な役割を演じている。

①薬物は酸化型 P-450（Fe^{3+}）と結合し，薬物・P-450（Fe^{3+}）複合体を形成する。

②この複合体は NADPH から電子の供給を受けて還元され，薬物・P-450（Fe^{2+}）となる。

③さらに分子状酸素が添加され，水と酸化型薬物（代謝物）を生成し，ヘム鉄も酸化されて元の酸化型 P-450（Fe^{3+}）に戻る。

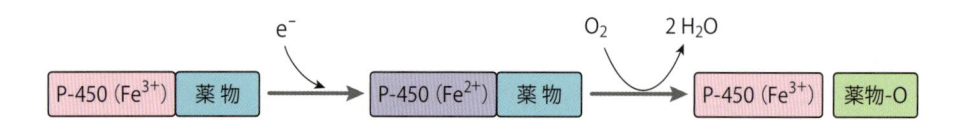

◆チトクローム P-450 の活性は個体によりかなり異なり，また遺伝のほか人種，年齢，性別，病態，環境物質などにより変動がみられる。

◆P-450 は基質特異性が乏しいと考えられてきたが，近年薬理遺伝学やアミノ酸配列の研究が進み，いくつかの type と subfamily に分類され，それらにより代謝される薬物の種類も異なることがわかってきた。

チトクローム P-450 の基質特異性

アイソザイム	代謝を受ける主な薬物	備　考
CYP1A2	テオフィリン，カフェイン	
CYP2A6	クマリン	
CYP2C9	NSAID，ワルファリン	
CYP2C19	オメプラゾール，S-メフェニトイン	欠損者約 20%（日本人）
CYP2D6	β遮断薬，三環系抗うつ薬	欠損者約 0.5%（日本人）
CYP3A4	Ca 拮抗薬，テルフェナジン，ベンゾジアゼピン	
CYP2E1	アルコール	

Q15 薬物の排泄経路〈腎臓から排泄されやすい薬物の条件〉

◉ 腎臓は薬物およびその代謝物の排泄に最も重要な器官。

◉ 腎臓からの排泄には 3 つの過程がある。

◆肺以外の器官は水溶性の高い極性化合物をよく排泄する。したがって，脂溶性の高い薬物は，代謝されて極性の高い物質に変換されないと排泄されにくい。腎臓は薬物とその代謝物の排泄に最も重要な器官である。薬物および代謝物の尿中排泄には 3 つの過程がある。

①糸球体濾過

◆糸球体濾過により尿細管に移行する薬物の量は，糸球体濾過率（glomerular filtration rate；GFR）と薬物の血漿蛋白結合率（☞Q10）に依存する。血漿蛋白と結合していない非結合型薬物のみが糸球体から尿細管へと濾過される。

②尿細管分泌

◆近位尿細管では，ある種の有機陰イオン（尿酸，サリチル酸，ペニシリンなどの有機酸）や有機陽イオン（テトラエチルアンモニウムなどの有機塩基）は能動的な担体仲介性分泌により血漿中から尿細管内に輸送される。これら輸送担体のアミノ酸配列が推定されている。

◆ペニシリンのような有機酸やテトラエチルアンモニウムのような有機塩基は，それぞれ別の担体系によって輸送される。両担体系は比較的選択性が低いため，同種荷電の有機イオンは輸送の競合を起こす。プロベネシドによりペニシリンの分泌が阻害され，血中からの消失が遅れて作用の延長がみられることはその有名な例である。

◆有機陽イオンの腎輸送を抑制するための特別な治療薬物は現在のところない。

◆そのほか，P-糖蛋白排出輸送系，アミノ酸輸送系も存在する。

③尿細管再吸収

◆近位尿細管および遠位尿細管で薬物は受動的に再吸収される。水の再吸収はきわめて大きいので，尿細管内の尿中薬物濃度は血漿薬物濃度と比べ高くなる。膜を通過できるのは非イオン型のみであるから，薬物の再吸収は尿の pH に依存する。尿がアルカリ性の場合は弱酸性薬物のイオン化が高まり，再吸収は減少し排泄が増加する。尿が酸性になると弱酸性薬物の排泄は減少する。弱塩基性薬物の場合はその逆となる。

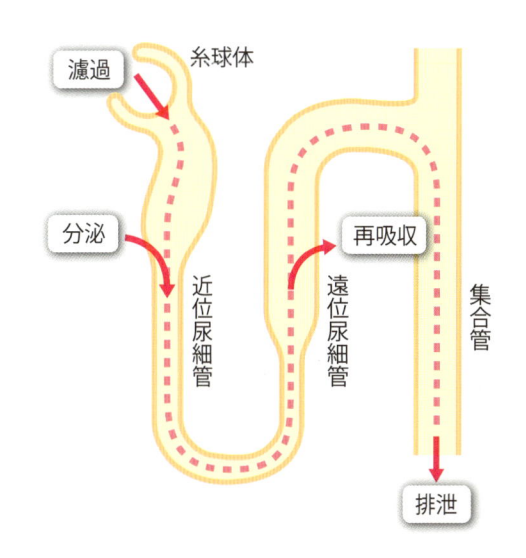

参考 ✓ 薬物中毒と尿のアルカリ化・酸性化

薬物中毒の処置の際，尿の適切なアルカリ化あるいは酸性化により，ある種の薬物の排泄を早めることができる。尿のアルカリ化には重曹，酸性化には塩化アンモニウムを使用する。

Q16　クリアランスと薬物消失速度・血中薬物濃度との関係

◉ クリアランスは薬物除去能力を表す概念で，除去される薬物量を示すのではない。
◉ 除去される薬物量はクリアランスと薬物濃度の積である。

◆ クリアランス（clearance ; CL）は，薬物あるいは内因性物質が一定時間内に除去される見かけの容積として測定される。一般的な単位は mL/min，L/hr などである。たとえば肝クリアランス，腎クリアランス，血漿クリアランス，全身クリアランス（総クリアランス）のように使われる。クリアランスは除去される薬物の量を示すものではなく，クリアランスにその部位の薬物濃度を乗じたものが一定時間に除去される薬物の量となる。総クリアランスは体内からの薬物の除去率の大きさを表す。

◆ 体内からの薬物の消失は通常，指数関数的（一次反応）であると仮定され，存在する薬物の一定の分率が単位時間に除去される。薬物の指数関数的な消失速度は消失速度定数（k_{10}）で表す。k_{10} は単位時間の分率変化である。また半減期（$t_{1/2}$）とは，薬物濃度が 50％すなわち 1/2 になるのに要する時間をいう。消失速度定数と半減期の関係は，

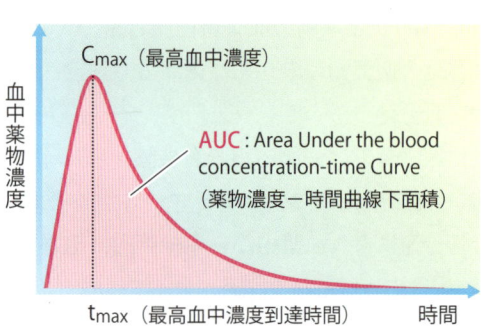

$$k_{10} \times t_{1/2} = 0.693 \quad \cdots\cdots\cdots\cdots (1)$$

の簡単な関係にある。両定数とも薬物濃度とは無関係である。

◆ 薬物が体内に一様に分布し分布容積（Vd）（☞**Q17**）が決まると仮定すると，総クリアランス（CL_{total}）は，

$$CL_{total} = Vd \times k_{10} \quad \cdots\cdots\cdots\cdots (2)$$

で単位時間に除去される Vd の容積を表す。

◆ 静脈投与で定常状態にある場合，薬物の単位時間の注入量（rate of input）は単位時間に除去される薬物量と等しい。除去される薬物量は定常状態の血中薬物濃度（Css）とクリアランスの積であるから，

$$Css \times CL = \text{rate of input} \quad \cdots\cdots\cdots (3)$$

の簡単な関係が成り立つ。クリアランスが変化しないとすれば，Css は注入速度に比例する。この式から次の重要な式が導かれる。

$$CL = (\text{rate of input} \times time)/(Css \times time)$$
$$CL = Dose / AUC \quad \cdots\cdots\cdots\cdots (4)$$

(4)式において，Dose は投与量，AUC は Area Under the Curve すなわち薬物濃度－時間曲線下面積を表す。

Q17 分布容積と体内薬物量・血漿薬物濃度との関係

◉ 分布容積は薬物が血漿と等しい濃度で均一に分布するような体液の容積である。

◉ 分布容積がわかれば投与量の見積ができる。

◉ 薬物の分布容積は多くの要因により影響される。

◆ **分布**（distribution）とは薬物の体内組織への分散である。分布の程度および様式は，薬物の分子量，pKa，脂溶性，血漿および組織蛋白への結合率，能動輸送過程に依存している。脂溶性の高い薬物は脳を含む体脂肪に多く蓄積する。中枢神経系・母乳への移行，胎盤通過は薬物分布の考慮すべき重要な一面である。

◆ **分布容積**（volume of distribution ; Vd）は，薬物が血漿と等しい濃度で均一に分布するような体液の容積である。

$$\text{Vd} = \text{体内薬物総量} / \text{血漿薬物濃度} \quad \cdots\cdots\cdots\cdots \quad (5)$$

◆ 上式に **Q16** の(2)(4)式を代入し，

$$\text{Vd} = \text{Dose}/(k_{10} \cdot \text{AUC})$$

が得られる。一般に経口投与では薬物は 100％吸収されることは少ないので，生体内利用率 F（☞**Q9**）を用いて，

$$\text{Vd} = (\text{F} \cdot \text{Dose})/(k_{10} \cdot \text{AUC}) \quad \cdots\cdots\cdots\cdots\cdots \quad (6)$$

で表す。したがって，Vd の算定は，静注投与（F ＝ 1.0）か生体内利用率 F が知られているときのみ可能となる。Vd は，F がわかっている場合には**平均血漿濃度**（C_{ave}）を得るのに必要な薬物量（Dose）の計算に使われる。平均血漿濃度は投与期間の AUC を投与間隔（τ）で割ったものである。

$$C_{ave} = \text{AUC}/\tau$$

ここで(6)式から AUC を求め消去すると，

$$C_{ave} = (\text{F} \cdot \text{Dose})/(k_{10} \cdot \text{Vd} \cdot \tau) \quad \cdots\cdots\cdots\cdots \quad (7)$$

が得られ，したがって必要な薬物量は次式で求められる。

$$\text{Dose} = (C_{ave} \cdot \tau \cdot \text{Vd} \cdot k_{10})/\text{F} \quad \cdots\cdots\cdots\cdots \quad (8)$$
$$= (C_{ave} \cdot \tau \cdot \text{CL})/\text{F}$$

Q18　半減期の求め方〈クリアランス・分布容積との関係〉

◉ 半減期は血中濃度–時間曲線より求められる。

◉ 半減期と分布容積がわかればクリアランスが得られる。

◆ 2 コンパートメント・モデルに適合する薬物を静脈内投与し，濃度の対数を時間に対しプロットすると，その曲線は通常下図のように 2 つのはっきりした成分からなる。初めの成分は分布相，後の成分は分布が完了した後の消失相である。

◆ 一般に用いる半減期（$t_{1/2}$，half-life）とは，消失相において薬物濃度が 1/2 になるのに要する時間である。下図の場合は約 3 時間である。

◆ 消失相の直線を延ばして 0 時間と交差する点（C_0）の値が 0 時の想定血漿薬物濃度で，分布容積（Vd）の算出に用いられる。すなわち Q17 の式(5)から，0 時の体内薬物総量（投与量と仮定）を推定血漿薬物濃度で割ることにより Vd が求められる。

◆ 消失速度定数（k_{10}）は Q16 の式(1)から，

$$k_{10} = 0.693/t_{1/2}$$

で求める。通常，コンピュータによるフィッティングでは直線回帰分析でまず k_{10} を求め，それから $t_{1/2}$ が得られる。Vd と $t_{1/2}$ がわかれば，次式よりクリアランスが求められる。

$$CL = Vd \times k_{10}$$
$$= Vd \times (0.693/t_{1/2})$$

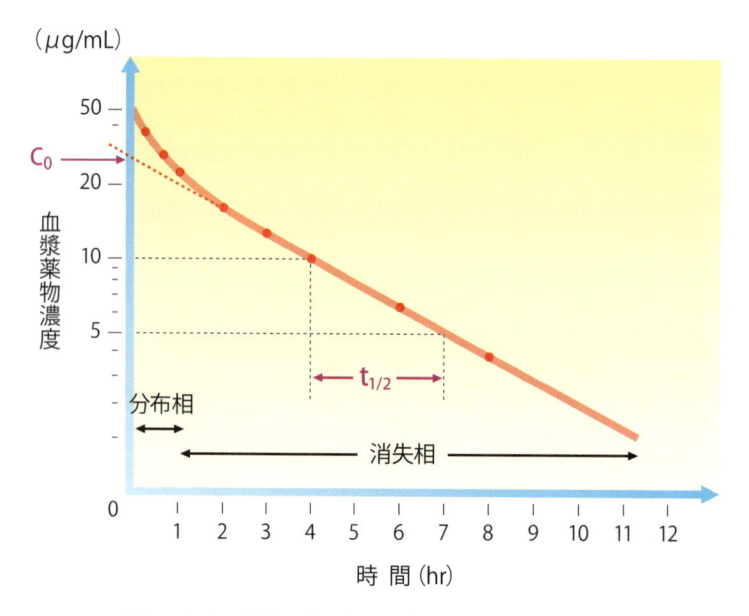

傾きの大きい消失の第 I 相は，薬物が血中から体内組織に分布している相を示している。

Q19 定常状態に達するまでの時間を規定するパラメータ

◉ 定常状態に達するには半減期の約 4 倍の時間が必要。

◉ 定常状態での体内薬物総量は消失半減期当たりの投与量の約 1.44 倍である。

◆ 薬物は指数関数的に体内から除去されていくので，薬物をほぼ完全に除去するには**半減期の約 4 倍の時間**を要する。これより短い投与間隔では，いかなる場合でも薬物の蓄積が起こる。

◆ 反復投与の場合，除去速度が薬物投与の速度に等しくなるまで薬物は蓄積し続ける。この場合，体内薬物総量は指数関数的に増加して**定常状態**（steady state）に達し，その薬物の消失半減期と等しい増加の half-life を示す。言い換えると，半減期の約 4 倍の時間が経過すると最大蓄積が起こり，このとき除去速度と投与速度が等しくなる，すなわち定常状態に達する。

◆ したがって， 定常状態に達するまでの時間を規定するパラメータはその薬物の半減期のみで， 半減期の約 4 倍の時間が経過すると定常状態に移行する。

◆ 定常状態の血中薬物濃度は **Q17** の式(7)から，投与量（Dose）/ 投与間隔（τ）および半減期に比例する。また，**Q17** の式(7)を変形すると，

$$C_{ave} = (F \cdot Dose)/(k_{10} \cdot Vd \cdot \tau)$$
$$C_{ave} = (1.44 \cdot t_{1/2} \cdot F \cdot Dose)/(Vd \cdot \tau) \cdots\cdots (9)$$

$$Vd \cdot C_{ave} = (1.44 \cdot t_{1/2} \cdot F \cdot Dose)/\tau \cdots\cdots (10)$$

$Vd \cdot C_{ave}$ は定常状態の平均体内薬物総量を示すことから，定常状態の平均体内薬物総量は消失半減期当たりの投与量（$t_{1/2} = \tau$ としたときの投与量）の 1.44 倍になる。

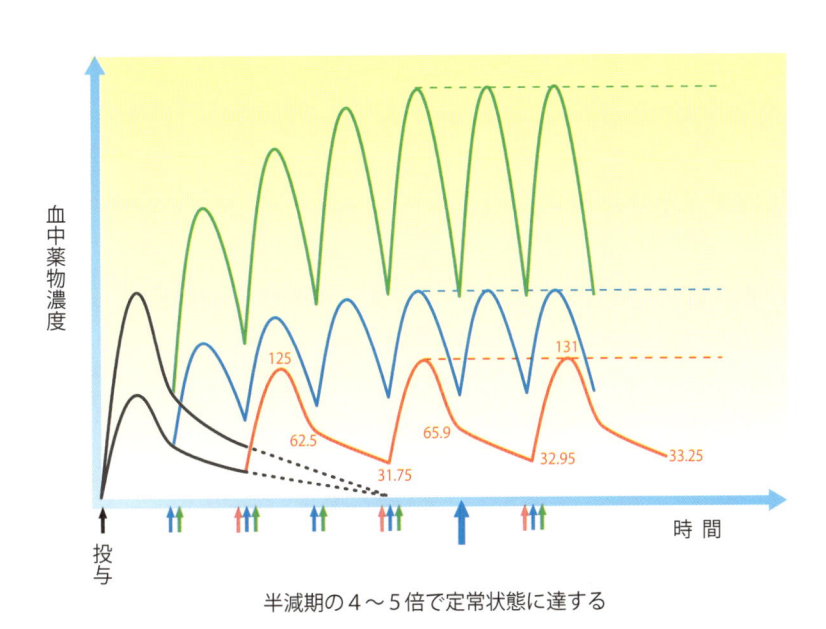

半減期の 4〜5 倍で定常状態に達する

Q20 薬物の初回負荷量と維持量の関係

◉ 消失半減期の長い薬物では初回負荷量を大にする。

◉ 初回負荷量，維持量，半減期の間には一定の関係がある。

◆ 薬物がある一定濃度に達して定常状態となり，維持療法で効果を発揮する場合，その効果発現まで消失半減期の約4倍の時間待たなければならない。これは薬物によってはかなり長い時間となる。たとえば，強心配糖体のジゴキシンの半減期は約33〜50時間で，定常状態に達するには5日以上かかる。このような薬物では初回負荷量（initial loading dose）を維持量（maintenance dosage）より大にし，望まれる最大効果を速やかに達成することがある。

◆ 半減期の4倍の時間が経過すれば，以後の維持量の平均濃度は初回負荷量とは無関係である。ただし，投与量が必要維持量以上で持続されれば，明らかに蓄積が起こり毒性が発現することに注意する必要がある。

◆ 初回総負荷量（D_{load}），維持量（D/τ ; 0.25 mg/24hr），消失半減期（$t_{1/2}$; hr）の間の関係は次のとおりである。

$$D_{load} = 1.44 \cdot t_{1/2} \cdot D/\tau$$

◆ 理論的には初回負荷量は治療作用を示すに十分な体内の全蓄積量である。しかし，この見積は個々の患者の条件によって異なるため患者ごとに調整しなければならないし，薬物投与中の患者を注意深く監視することが大切である。

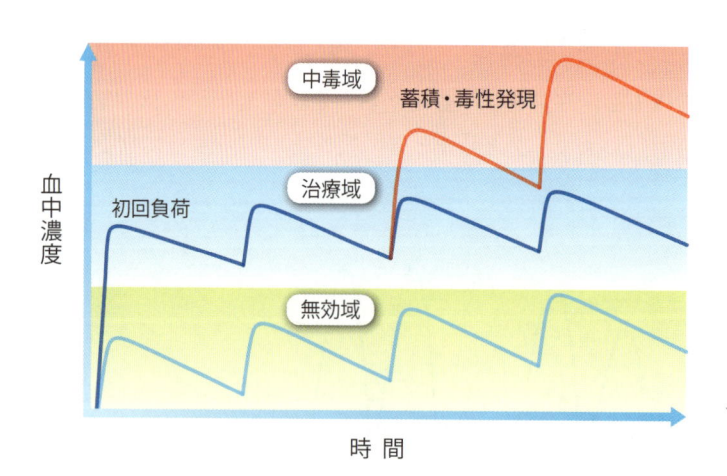

➡ 参考 ❷ **治療域**

十分な薬理効果を得るのに必要な血中薬物濃度の範囲を治療域という。治療域の上限はしばしば薬物の副作用の始まりである。薬物により治療域は異なり，たとえばテオフィリンは8〜20 μg/mL，ジゴキシンは0.8〜2.0ng/mLである。

➡ 参考 ❷ **ゼロ次速度過程**

薬物の消失は通常指数関数的に進むが（一次反応 ☞Q14），薬物の体内量がきわめて多くなる中毒時などには，薬物を一定時間に一定量しか除去することができない。これをゼロ次速度過程といい，アルコールの消失などはその例である。

Q21 血中薬物濃度から投与量を調節する方法〈血中濃度の測定が必要な薬物の例〉

◉血中濃度測定は薬理効果，有害作用の判定に役立つ。

◉定常状態に達している場合，血中濃度が測定できれば投与量の調節は比較的容易である。

◆近年，多くの薬物の血中濃度測定が可能になっている。測定される血中濃度とは，薬物の蛋白結合型と非結合型を合わせた総濃度である。血中薬物濃度の測定は，血中濃度が直接的に薬理作用あるいは中毒作用と関連しているときに重要となる。血中濃度が薬理作用と関連している場合でも，その薬理効果が容易に判定できる薬物，たとえば利尿薬，血糖降下薬，抗高血圧薬，抗凝固薬，鎮静および催眠薬，脂質低下薬などでは血中濃度測定はそれほど必要とはならない。

◆血中濃度測定が必要となるのは以下のような場合である。

①予防の目的で使用される薬物：抗てんかん薬，抗不整脈薬。

②治療域（☞参考）が狭く，治療域近くで重症の毒性が発現する薬物：ジギタリス，アミノ配糖体系抗生物質，テオフィリン。

③薬物の毒性作用が疾患そのものの症状と混同しやすい場合：ジギタリスによる悪心・嘔吐・不整脈，テオフィリンによる不整脈。

④胃腸系からの吸収不良，ゼロ次速度過程（☞参考）あるいは初回通過効果のため，経口投与量が血中濃度と相関しにくい薬物：サリチル酸，三環系抗うつ薬，プロプラノロール。

⑤耐性（☞Q37）が疑われる場合：麻薬性鎮痛薬，バルビツール酸塩。

⑥予後と処置が急性過量投与後の血中濃度と関係する場合：アセトアミノフェン，バルビツール酸塩，エタノール。

⑦患者が投与法どおりに服用していない（コンプライアンスが悪い）ことが疑われる場合。

⑧薬物相互作用（☞Q34）が疑われる場合。

◆血中薬物濃度測定は，患者の適切な臨床的評価，疾患状態の十分な知識，その重症度，期待される反応と関連づけることが必要である。血液サンプルを採取する場合は，治療の期間，投与量・投与間隔，剤形，投与経路，最終投与からの時間などを考慮し，以下の条件を満たしていなければならない。

1）分布相が完了していること。

2）定常状態に達していること。

3）点滴中は反対側の四肢から血液を採取すること。

◆薬物が長期投与されすでに定常状態に達していれば，その血中濃度（Css）を測定し，下式により投与量を調節することができる。

$$\frac{Css\ 測定値}{Css\ 希望値} = \frac{投与量（旧）}{投与量（新）}$$

Q22 薬物と生体成分との相互作用

◉多くの薬物は，受容体や酵素をはじめとする生体の機能性高分子成分と結合して薬理効果を発現する。

◆多くの薬物の効果は，生体の機能性高分子成分と薬物との間の相互作用の結果生じる。薬物と結合する高分子成分には，細胞膜に存在する**薬物受容体**（drug receptor）や**輸送系に関与する酵素**（Na^+, K^+-ATPase など），**生体成分の合成・分解酵素**（HMG-CoA 合成酵素，アンジオテンシン変換酵素など）あるいは核・ミトコンドリア・リボソームなどの**細胞内成分**などがある。

◆特に薬物受容体との結合は，膜の透過性の変化や細胞内情報伝達系を介して種々の連鎖反応が誘発され，細胞機能の変化を引き起こす。

◆また薬物の中には，生体の代謝に必須な物質と拮抗することによりその利用を阻害したり，キレート化薬・塩類下剤・浸透圧利尿薬などのように物理化学的性質そのものが薬理作用に関与するものもある。

Q23 薬物と受容体との結合〈受容体の基本的性質〉

◉受容体は細胞内情報伝達系を始動させる窓口である。

◉受容体の基本的性質は 4 つ。

◆**受容体**（receptor）は細胞外情報伝達物質（神経伝達物質，ホルモン，薬物など）と結合することにより**細胞内情報伝達系**を始動させ，一連の生化学的・生理学的変動を誘発する窓口である。受容体は特定の情報伝達物質のみを識別し結合することによって，**特異性**を保つ。薬物と受容体の結合には，イオン結合，水素結合，van der Waals 結合，共有結合が関与している。

◆受容体の基本的性質は次の 4 つである。

①**特定の化学物質のみと結合する。**

②**結合は高親和性**（high affinity）**である。**

③**結合部位数は一定**（low capacity）**である。**

④**標的細胞に局在する**（target cell localization）。

◆通常，受容体とそれに結合する情報伝達物質は 1：1 に対応しているが，これは 1 つの情報伝達物質が 1 つの受容体としか結合しないということではない。たとえば，アセチルコリンはアセチルコリン受容体の中のムスカリン受容体ともニコチン受容体とも結合するし，ムスカリン受容体はカルバコールとも結合する。また，ノルアドレナリンは α_1，α_2，β_1，β_2 の 4 種のアドレナリン受容体に結合する。これは情報伝達物質の三次元構造が，それを受け入れる受容体の形にうまくフィットした場合に起こりうる。したがって，薬物の化学構造と活性の間には密接な関係がある。これを**構造-活性相関**と呼び，価値ある治療薬の合成に利用されている。

Q24 アゴニスト，アンタゴニストの意味

◉薬物の受容体との結合力を親和性という。

◉親和性のあるすべての薬物が受容体を介して薬理効果を発揮するわけではない。

◆受容体は特定の化合物の構造を認識し結合するが，その認識は厳密なものではなく，ある程度異なった構造を持つ化合物とも結合できる。受容体との結合力を親和性（affinity）といい，受容体に親和性を持つ物質をリガンド（ligand）という。

◆受容体と結合し，受容体の機能的特性を直接変化させて効果を現す薬物をアゴニスト（agonist；作用薬）と呼ぶ。受容体と結合するが，それ自体は固有の薬理作用を有せず，結合部位の競合により他の薬物の作用を抑制する薬物をアンタゴニスト（antagonist；拮抗薬）と呼ぶ。

◆アゴニストの化学構造を少しずつ変えていくと，アゴニストの作用は弱くなり部分アゴニストとなる。化合物によっては部分アンタゴニストとして，他のアゴニストの結合を阻害するものもある。受容体に結合するが全く薬理作用を発現しないものを完全アンタゴニストと呼ぶ。

◆アンタゴニストの分類には上記のほか，競合的アンタゴニストと非競合的アンタゴニストがある。前者は受容体の結合部位をアゴニストと競り合う。後者は受容体の結合部位以外の場所に作用して受容体の構造を変化させ，アゴニストの結合を妨げたり，アゴニストが受容体と結合してもその作用を減弱させたりする。

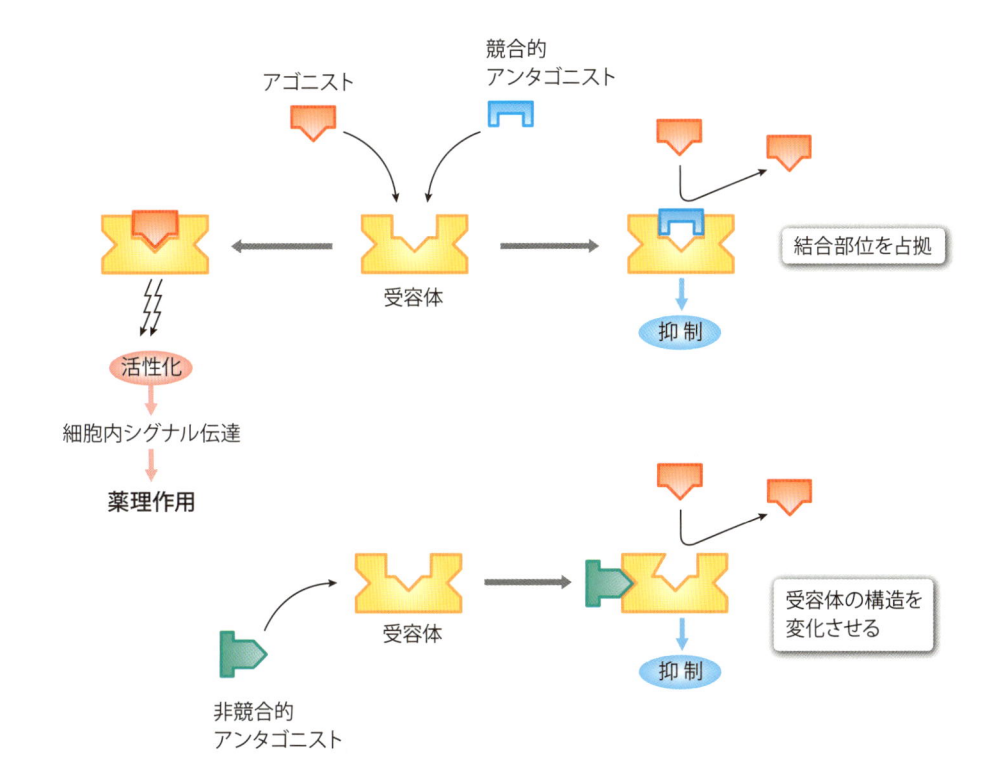

Q25 GTP 結合蛋白質の役割

◎G 蛋白質は受容体と効果器を仲介する伝達器。

◎G 蛋白質の種類により効果器の反応は制御される。

◆薬物などの細胞外情報伝達物質が受容体と結合しこれを刺激すると，細胞内に向けて第 2 の情報シグナル（**セカンドメッセンジャー** ☞**Q28**）が送られる。セカンドメッセンジャーを生成する**効果器**（effector）と受容体の間を仲介するのが，**伝達器**（transducer）と呼ばれる GTP 結合蛋白質（**G 蛋白質**）である。

◆G 蛋白質は $\alpha\beta\gamma$ の三量体構造を持ち，不活性の状態では α サブユニットに GDP が結合している。アゴニスト（ファーストメッセンジャー）が受容体を刺激すると α サブユニットの GDP に代わって GTP が結合し，GTP 結合 α と $\beta\gamma$ に解離する。この状態で効果器に促進または抑制の情報を伝達する。

◆効果器は G 蛋白質の種類により，活性化されたり抑制されたりしてセカンドメッセンジャーの生成を制御する。効果器としては，**アデニル酸シクラーゼ**，**ホスホリパーゼ C**，**cGMP ホスホジエステラーゼ**，**イオンチャネル**（K^+，Ca^{2+}）などがある。

◆アデニル酸シクラーゼを活性化・抑制する G 蛋白質をそれぞれ **Gs・Gi** と呼び，ホスホリパーゼ C・cGMP ホスホジエステラーゼを活性化する G 蛋白質をそれぞれ **Gq・Gt** と名づけている。各 G 蛋白質の $\beta\gamma$ サブユニットは同一で，α の違いによって区別されている。

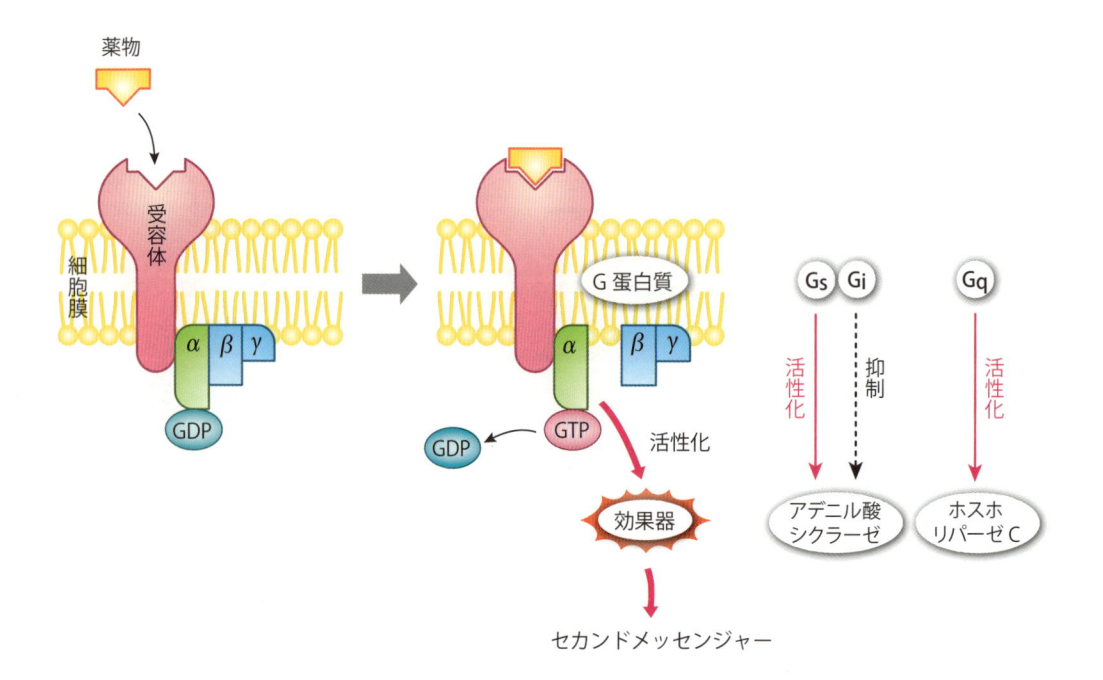

Q26 細胞膜受容体の分類とそれぞれの特徴

◉ 細胞膜受容体は 3 種類ある。

◉ アドレナリンをはじめとする情報伝達物質の受容体の多くは G 蛋白質共役型。

◆ 現在までに一次構造が決定されている細胞膜受容体は 3 種類である。今後さらに研究が進み，新たな型の受容体が発見される可能性もあるが，その構造は比較的類似したものと予測されている。

① **イオンチャネル型受容体**：ニコチン受容体が代表的である。ニコチン受容体は 4 種（$\alpha \beta \gamma \delta$）のペプチド鎖が形づくる五量体である。各サブユニットは細胞膜を 5 回貫通し，5 個のサブユニットが花弁状に集まり，その中央部がイオンチャネルを形成する。α サブユニットの N 末端部の結合部位にアセチルコリンが結合するとチャネルが開き，Na^+ が細胞内に流入して活動電位が発生する。大脳の $GABA_A$ 受容体，脊髄のグリシン受容体もこのタイプで，Na^+ の代わりに Cl^- が流入して過分極を起こし，神経細胞の活動を抑制する。このタイプの受容体は，アゴニストの結合が G 蛋白質の仲介なしに直接イオンチャネルという効果器の役割を併せ持っていることが特徴である。

② **G 蛋白質共役型受容体**：情報伝達物質の受容体の多くはこのタイプに属する。各種のアドレナリン受容体（α_1，α_2，β_1，β_2），ムスカリン受容体（M_1，M_2），ドパミン D_2 受容体などがこのタイプである。これらの受容体はすべて分子量 6 万〜8 万の単量体蛋白で，細胞膜を 7 回貫通する。このタイプの受容体では，**Q25** で述べた G 蛋白質が伝達器として効果器との間に介在する。

③ **チロシンキナーゼ活性型受容体**：単量体あるいは多量体であるが，1 本のペプチドは 1 回だけ細胞膜を貫通するという特徴がある。さらに，細胞膜貫通部のすぐ内側に蛋白のチロシン残基をリン酸化するチロシンキナーゼ活性部位を持っている。受容体刺激はチロシンキナーゼ活性化により機能すると考えられているが，どのような細胞内情報伝達系を作動させるかは不明な点が多い。インスリン受容体，細胞増殖因子受容体，IgE-Fc 受容体，IL-2 受容体などがこのタイプである。

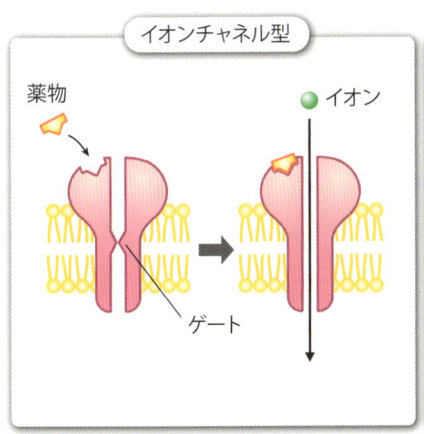

イオンチャネル型

薬物 / イオン / ゲート

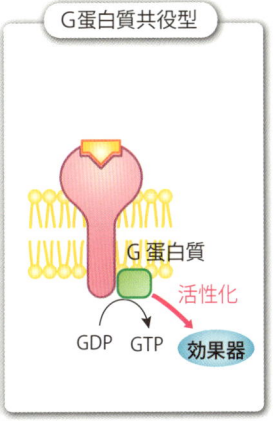

G蛋白質共役型

G 蛋白質 / 活性化 / GDP GTP / 効果器

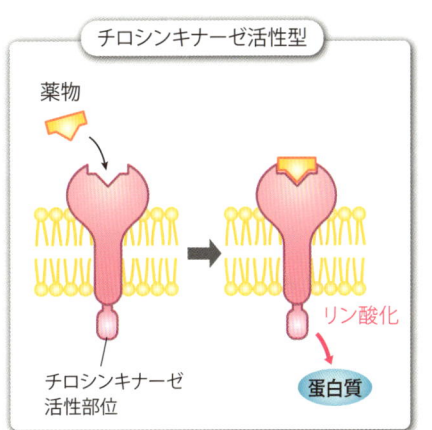

チロシンキナーゼ活性型

薬物 / リン酸化 / チロシンキナーゼ活性部位 / 蛋白質

Q27 細胞質(核)受容体の構造と機能

◉ 細胞膜のみならず細胞質中にも受容体がある。

◉ 細胞質受容体は蛋白合成に関与している。

◆ 細胞質(核)受容体は，細胞膜のG蛋白質共役型受容体と同様一本鎖ペプチドである。プロゲステロン，アルドステロンなどの**ステロイドホルモン受容体**やヨードサイロニン受容体が知られている。

◆ 細胞質(核)受容体は**N末端，C末端**，および真中の**DNA結合領域**から成り立っている。アゴニストがC末端領域に結合してはじめてDNA結合部位が露出し，受容体がDNA二本鎖に結合できるようになっている。N末端領域の機能はまだ明らかでない。

◆ 細胞質(核)受容体が刺激されると，DNAの転写が促進または抑制される。生成されたmRNAの翻訳により蛋白が合成され，それぞれのホルモンの作用を発揮すると考えられている。

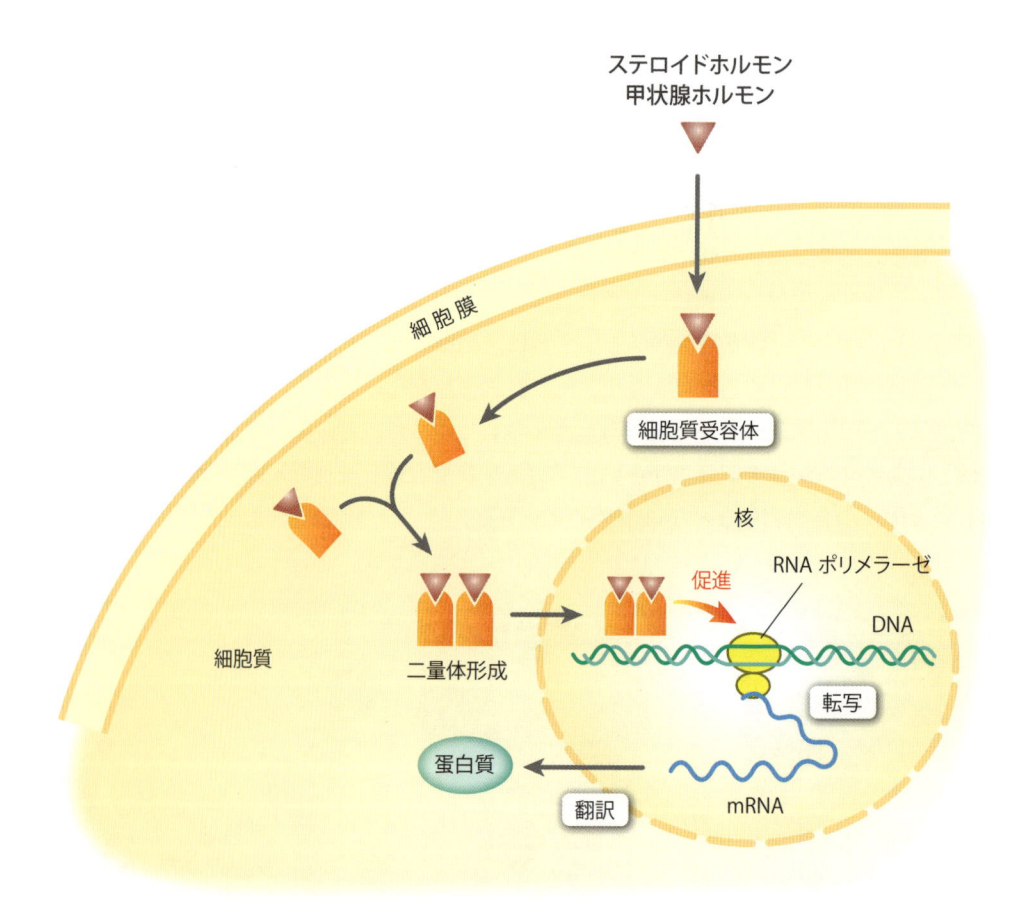

Q28 受容体，伝達器，効果器の関係 〈セカンドメッセンジャーとは〉

◉ セカンドメッセンジャーは細胞内情報伝達物質である。

◉ セカンドメッセンジャーは効果器により生成される。

◉ cAMP，Ca^{2+}，イノシトール三リン酸が重要。

◆ ①ファーストメッセンジャーである細胞外情報伝達物質が受容器である細胞膜の G 蛋白質共役型受容体（☞**Q26**）に結合すると，②伝達器である G 蛋白質（☞**Q25**）が活性化され，細胞膜に存在する効果器に作用する。③効果器は細胞内情報伝達物質であるセカンドメッセンジャーを生成する。

◆ セカンドメッセンジャーとしては，効果器であるアデニル酸シクラーゼの活性化により細胞内の ATP を基質として生成されるサイクリック AMP（cAMP）がまずあげられる。cAMP は細胞内できわめて多岐にわたる細胞機能の変化・調節に関与する。しかしながら，cAMP の直接の標的は蛋白質リン酸化酵素〔cAMP 依存性プロテインキナーゼ＝プロテインキナーゼ A（PKA）〕のみである。PKA が cAMP により活性化されると，連鎖反応が進行してホスホリラーゼが活性化されることが一部証明されているが，詳細な情報の流れは解明されていない。

◆ 他の重要なセカンドメッセンジャーとしては，効果器であるホスホリパーゼ C の活性化によるイノシトールリン脂質代謝回転～ Ca^{2+} 動員があげられる。ホスホリパーゼ C は，細胞膜を構成する微量成分であるホスファチジルイノシトール -4, 5- 二リン酸（PIP_2）を選択的に分解し，イノシトール -1, 4, 5- 三リン酸（IP_3）とジアシルグリセロール（DAG）を生成する。IP_3 は水溶性で細胞質内へ移動し，小胞体に働きかけ，貯蔵されている Ca^{2+} を細胞質へ遊離させる。一方，ジアシルグリセロールは脂溶性で細胞膜内にとどまり，細胞膜内側のホスファチジルセリンと会合しているプロテインキナーゼを，Ca^{2+} と協力して活性化させる。このプロテインキナーゼはプロテインキナーゼ C（PKC）と呼ばれ，cAMP 依存性プロテインキナーゼとは異なる。

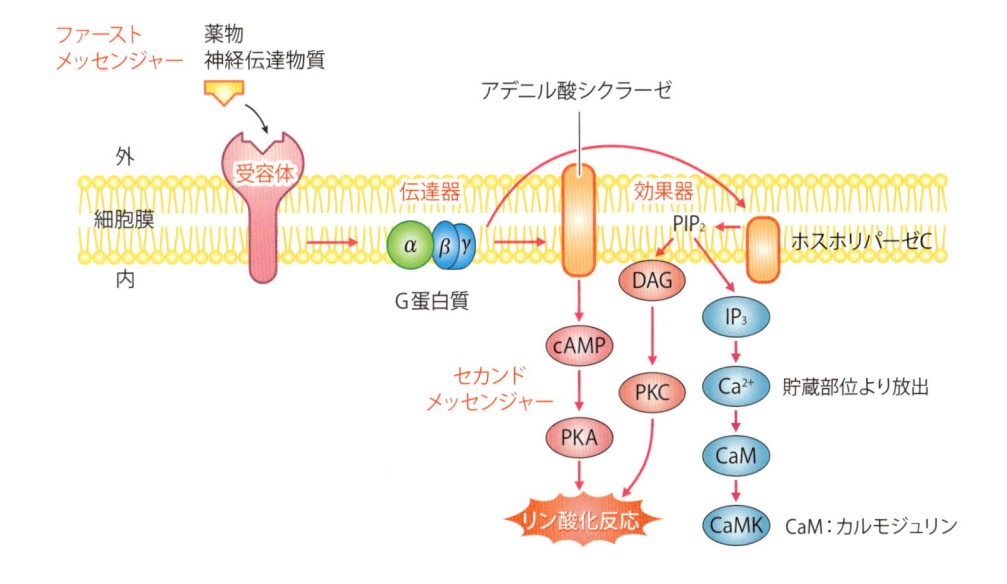

Q29 細胞内情報伝達系におけるカルシウムの役割

◉ 細胞内の遊離 Ca^{2+} はきわめて多彩な役割を持つ。

◉ Ca^{2+} はアラキドン酸カスケードを開始させ，cGMP を生成させる。

◆ **Q28** に述べたように，ホスホリパーゼ C の活性化によりイノシトール -1, 4, 5- 三リン酸（IP_3）が生成され，小胞体から細胞質に Ca^{2+} が動員される。この Ca^{2+} は量的には微量であるが，何らかの機構で細胞膜の Ca^{2+} チャネルを開口させ，細胞外から Ca^{2+} を流入させる。流入した Ca^{2+} によってホスホリパーゼ A_2 が活性化され，細胞膜のリン脂質からアラキドン酸を切り出し，アラキドン酸カスケード（☞**Q121**）を始動させる。

◆ Ca^{2+} は，アラキドン酸あるいはアラキドン酸からの生成物とともにグアニル酸シクラーゼを活性化させ，サイクリック GMP（cGMP）を生成させる。cGMP は cGMP 依存性プロテインキナーゼを介して機能する。Ca^{2+} はまた，ジアシルグリセロールとともに C キナーゼを活性化させる。

◆ 骨格筋では Ca^{2+} はトロポニンと結合してアクトミオシンを活性化させ，筋の収縮に関与する。カルシウム受容蛋白質であるカルモジュリンと Ca^{2+} が結合すれば，さらに多くの酵素や蛋白質の機能が活性化されると考えられる。

◆ このように細胞外情報伝達物質から受容体→伝達器→効果器→セカンドメッセンジャーを介して細胞内に遊離した Ca^{2+} は，細胞機能を修飾する上で多彩な役割を演じている。

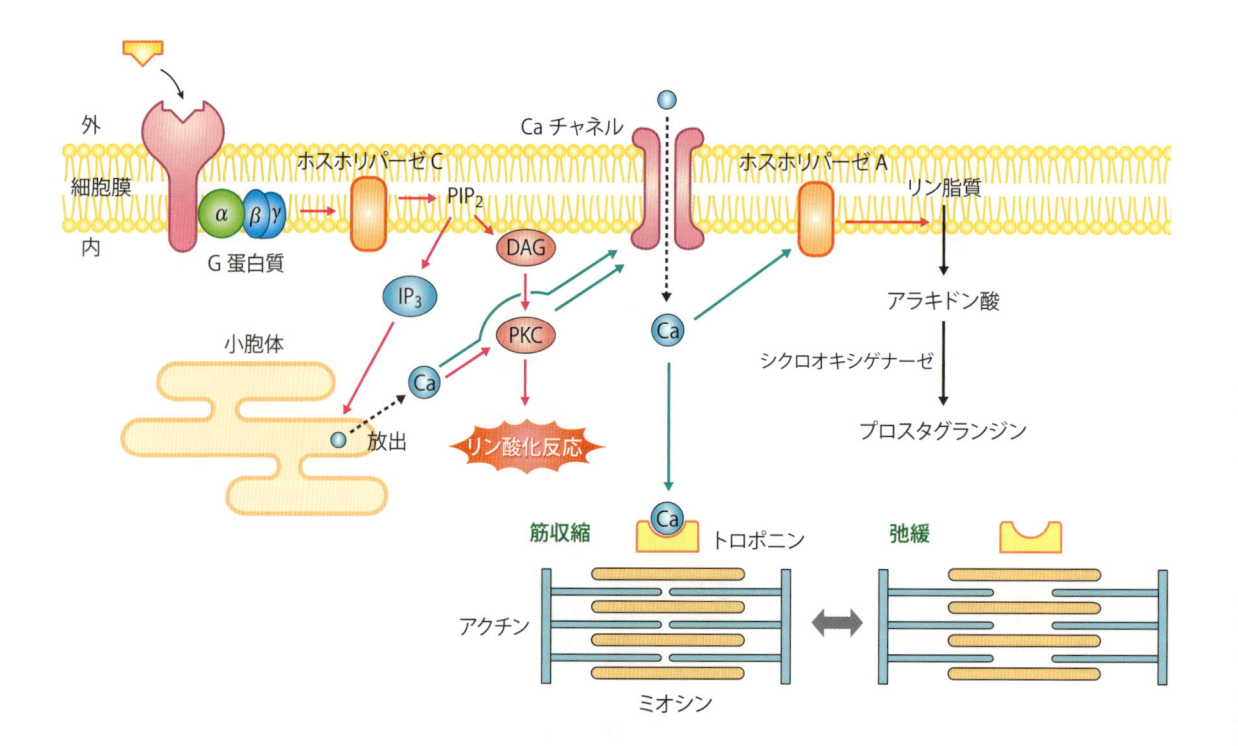

Q30 薬物作用の定量化 〈治療係数，LD_{50}，ED_{50} の意味〉

◉ 薬理作用の判定には薬物作用の定量化が必要である。

◉ 治療係数が大きいほどその薬物は安全である。

◆ 薬物は受容体と結合して効果を生じる。このとき，生じる効果は受容体の数に比例すると考えると，次の反応式が得られる。

$$薬物 [D] + 受容体 [R] \rightleftharpoons DR \longrightarrow 効果$$

効果と遊離薬物濃度との関係は下の式で表せる。

$$効果 = \frac{最大効果 \cdot [D]}{K_D + [D]}$$

ここで $[D]$ は遊離薬物濃度，$K_D (k_2/k_1)$ は薬物・受容体複合体の解離定数である。薬物に占有される受容体の数は $[D]/(K_D + [D])$ に等しい。$[D] = 0$ のときは効果はなく，$[D] = K_D$，すなわち受容体の $1/2$ が薬物に占められているときは最大効果の $1/2$ となる。このように，薬物濃度と効果の関係を曲線あるいは直線で表現できる。

◆ 薬物が患者にとって有効であるか否かは，薬物の用量と個体によって異なる。薬物用量を横軸に，反応する個体の割合（％）を縦軸にとるとほぼ S 字状となるが，その母集団の 50％の個体が反応する用量を中央有効量 ED_{50}（median effective dose）と呼ぶ。また，薬物の非臨床研究で半数の動物を死亡させる用量を中央致死量 LD_{50}（median lethal dose）と呼ぶ。50％に中毒作用が現れる用量を中央中毒量 TD_{50}（median toxic dose）と呼ぶ。

◆ 薬物の治療係数は，歴史的には LD_{50}/ED_{50} が用いられたが，現在は TD_{50}/ED_{50} が用いられる。この値が大きいほどその薬物は安全性が高いといえる。

$$治療係数 = \frac{中央中毒量 (TD_{50})}{中央有効量 (ED_{50})}$$

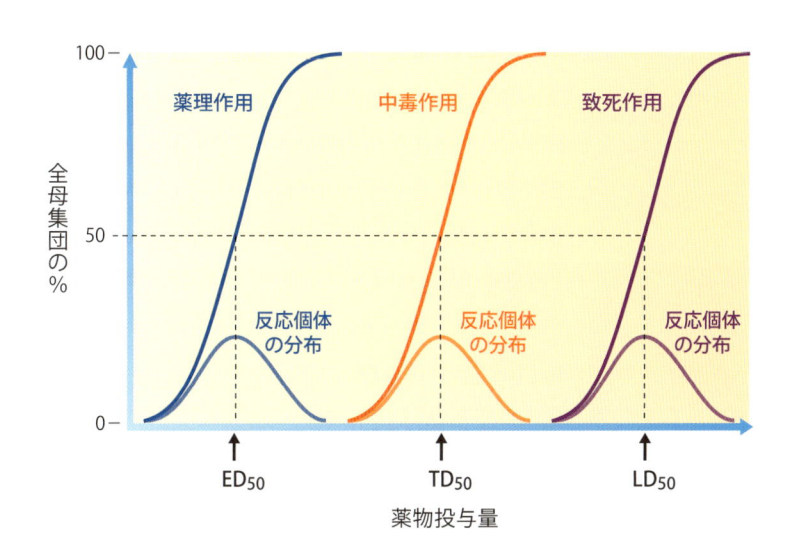

Q31 薬物に対する生体の感受性〈薬理効果を左右する生体側の因子〉

◉ 薬物に対する個体の反応の程度は予測しにくい。

◉ 薬理効果を左右する生体側因子には種々のものがある。

◆ 同じ薬物の同じ濃度に対する反応の大きさは個体によって異なるし，同じ個体でも同一濃度の薬物にいつも同じように反応するとは限らない。きわめて低用量の薬物に個体が反応するとき，その個体は過反応性（hyperreactive）といわれ，逆に薬物効果に抵抗性がある個体は低反応性（hyporeactive）といわれる。薬物に対する生体の反応の程度を，個々の患者で正確に予測することはきわめて難しい。

◆ 薬物の効果発現に関係する要因の１つは，薬物の薬物動態学的特性（ADME ☞Q2）の個体間変動である。薬理効果を左右する生体側の因子には次のようなものがある。
① 性別・年齢・体重などの生理学的変化
② 薬物除去に関連する肝臓・腎臓・その他の臓器の病理学的変化
③ ある種の代謝酵素欠損などの遺伝的要因
④ 他の薬物との相互作用
⑤ 薬物に曝露された結果獲得される耐性の進展

◆ これらの種々の要因が重なり合って薬物の吸収・分布・消失に影響を及ぼし，また薬物-受容体相互作用の結果生じる細胞内情報伝達機構の機能を変化させ，薬理効果の強さを変動させる。したがって，ひとりひとりの患者の背景を常に考慮し，薬物治療の個別化を図ることが臨床の場では重要となる。

Q32 小児の薬物療法

◉ 小児に対する適応をもつ医薬品の数は限られている。

◉ 小児では薬物動態や感受性が成人と異なる。

◉ 小児患者には，小児のために適切に評価された医薬品が用いられるべきである。

◆ 小児に対する適応をもつ医薬品の数は限られており，約70％は適応外使用といわれている。適応外使用は"オフラベルユース"ともいわれる。オフラベルユースとは，投与量・適応症など，薬物の有効性または安全性に関する情報がない，またはまだ十分に蓄積していないが，特定の患者に，研究計画の一部としてでなく，治療目的でその医薬品を使用することである。小児では次の場合が当てはまる。

参考🗐 服薬コンプライアンス

患者が薬物を処方どおりに服用するかどうかをいう。社会・経済的要因，医師と患者の信頼関係などにより服薬コンプライアンスは良くも悪くもなる。最近はアドヒアランスという言葉も用いられる。

①疾患あるいは症状自体に適応がない

②成人に対してのみ適応が記載されている

③小児に対する用法，用量が記載されていない

④小児に対して，使用上の注意または禁忌の記載

⑤処方形態の変更「院内製剤」

⑥認可されていない医薬品，試薬などの使用

◆小児の薬物療法の特殊性として，薬物動態や感受性が成人と異なること，服薬への協力が得にくいことがあげられる。小児での薬物動態の特徴は次のとおりである。

①**吸収**：新生児では消化管機能が未熟であり（胃内 pH 中性，胆汁分泌未熟），脂溶性薬剤の吸収は低下する。筋肉および血行の発達が不十分なため，筋肉内投与より静脈内投与が望ましい。

②**分布**：体液区分（水分量，脂肪，血漿蛋白濃度）が成人と異なる。小児では細胞外液区分が大きい（80 〜 45％）。年齢とともに水分量が減少し，脂肪量が増加，蛋白結合率が低下する。

③**代謝**：新生児・乳児は薬物代謝能（酸化・還元・加水分解・抱合）が低い。

④**排泄**：腎機能低下に注意する。GFR，尿細管分泌能は 6 ヵ月〜 1 歳で成人と同等になる。

◆小児の薬用量は通常，成人の薬用量から年齢・体重・体表面積を基準にして算出するか，または**体表面積法**（細胞外液，GFR，RBF と相関）から算出される。

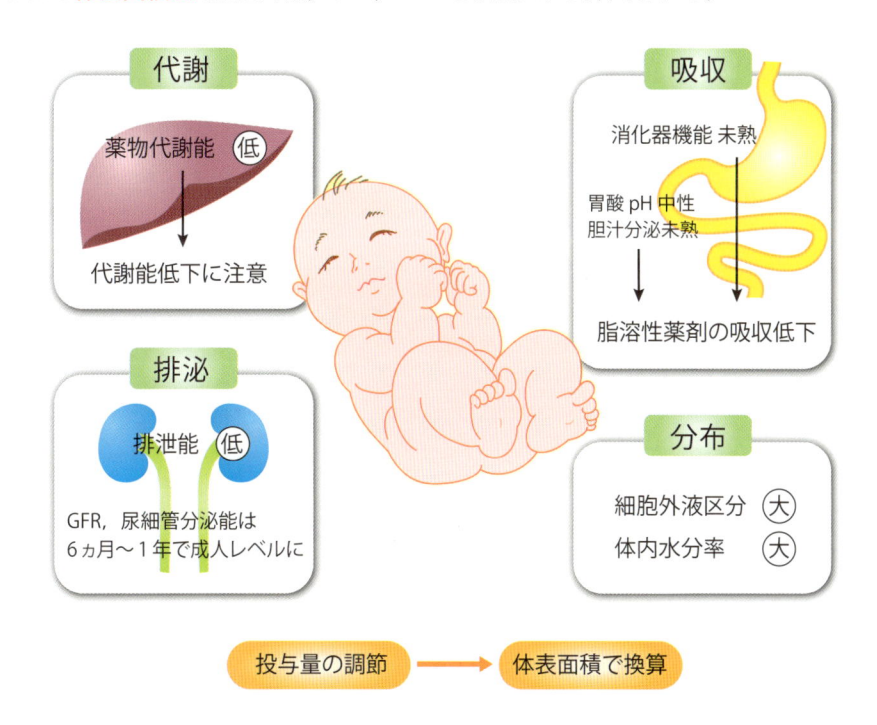

参考 **"許可"と"アセント"**

小児の治療にあたっては"許可"（permission，医療行為への参加を認める両親の同意）が必要であり，臨床研究には許可に加え"アセント"（未成年者が与える積極的同意 active agreement（consent と同格ではない），一般に知的に 7 歳またはそれ以上に達した小児が対象となる）が必要である。

Q33 妊婦の薬物療法

- ◉ 妊婦に対する医薬品の有効性・安全性を科学的に評価したデータはきわめて少ない。
- ◉ リスク・ベネフィットの評価が重要。
- ◉ 長年使用され安全性に問題がないとされる医薬品を選択すべき。

◆ 臨床試験（治験）では，特殊なケースを除いて妊婦は対象から除外される。したがって，妊婦に対する医薬品の有効性・安全性を科学的に評価したデータはきわめて少ない。しかし，現実には妊婦に薬物療法が必要とされる場合がある。その際の原則は次のとおりである。

①妊娠12週（特に9週）までは可能な限り使用は避ける

②リスク・ベネフィットを評価する

③胎児に対して安全とされている薬物の最小有効量を選択する

④インフォームド・コンセントを得る

◆ 妊娠により，母体には生理的変化が起こる。糸球体濾過率（GFR）は著しく増加し，循環血漿量の増加と相まって，薬物の血中濃度を低下させる。また胎児への栄養供給のために代謝に変化が起こり，薬物代謝に影響を与える。

◆ 薬物の胎盤通過性は薬物により全く異なるが，多くは単純拡散によって胎盤を通過する。一般に，母体の治療には胎盤通過性の少ない薬物を選択し，胎児の治療には胎盤通過性の良い薬物を選択することになる。科学的データが少ないことから，新医薬品の使用は控えるべきで，長年使用され安全性に問題がないとされる医薬品を選択すべきである。

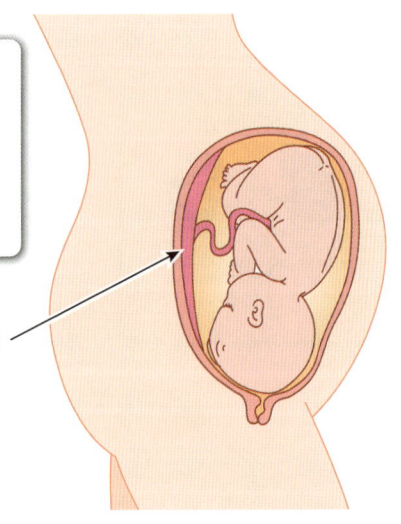

原則

- ● 妊娠12週（特に9週）までの使用は避ける
- ● リスク・ベネフィット評価
- ● 胎児に安全な薬物の最小有効量
- ● インフォームド・コンセント

単純拡散による胎盤通過
（通過の少ない薬物を選ぶ）

Q34 薬物の併用と薬物相互作用

◉ 臨床では薬物の併用は必須のものである。

◉ 薬物動態学的相互作用と薬力学的相互作用がある。

◆ 臨床においては治療目標を達成するため，あるいは併発した疾病を治療するために，いくつかの薬物を併用することが絶対に必要となる。たとえば心不全では，強心配糖体と利尿薬の併用が必須になることが多い。たいていの入院患者は5〜6剤の薬剤を服用しており，臨床の場での**薬物相互作用**の発生推定値は3〜5％と考えられている。したがって，潜在的薬物相互作用はかなり存在すると考えられるので，医師は薬物の効果についての綿密な知識と，患者に対する的確な観察，異常を疾病よりは薬物に起因すると考える配慮を持つことが要求される。

◆ 薬物相互作用は，①**薬物動態学的**または②**薬力学的**どちらの場合にも起こりうる。

1) 薬物動態学的相互作用

◆ 吸収，分布，代謝，排泄のどの場面でも相互作用は起こりうる。たとえば，制酸薬に含まれる金属性陽イオンはテトラサイクリンとキレートを作り，その吸収を阻害する。コレスチラミンはサイロキシン，強心配糖体，ワルファリン，ステロイド類を吸着し吸収を阻止する。

◆ 多くの薬物は血漿アルブミン（酸性薬物）やα_1-アシドグリコプロテイン（塩基性薬物）と結合するが，結合部位を共有する薬物同士が存在すると競合が起こり，遊離型薬物の割合が多くなる。遊離型薬物は組織により多く分布するが，同時に肝臓や腎臓での除去も増加するので，臨床的に問題となることは少ない。

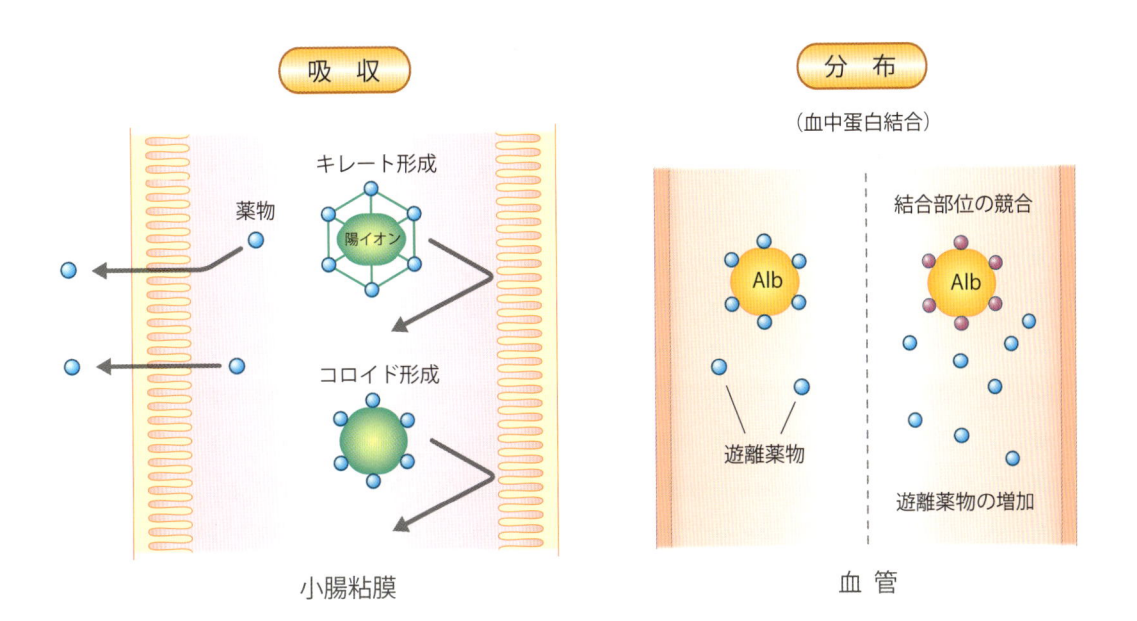

吸収 キレート形成 陽イオン コロイド形成 薬物 小腸粘膜

分布 （血中蛋白結合） 結合部位の競合 Alb Alb 遊離薬物 遊離薬物の増加 血管

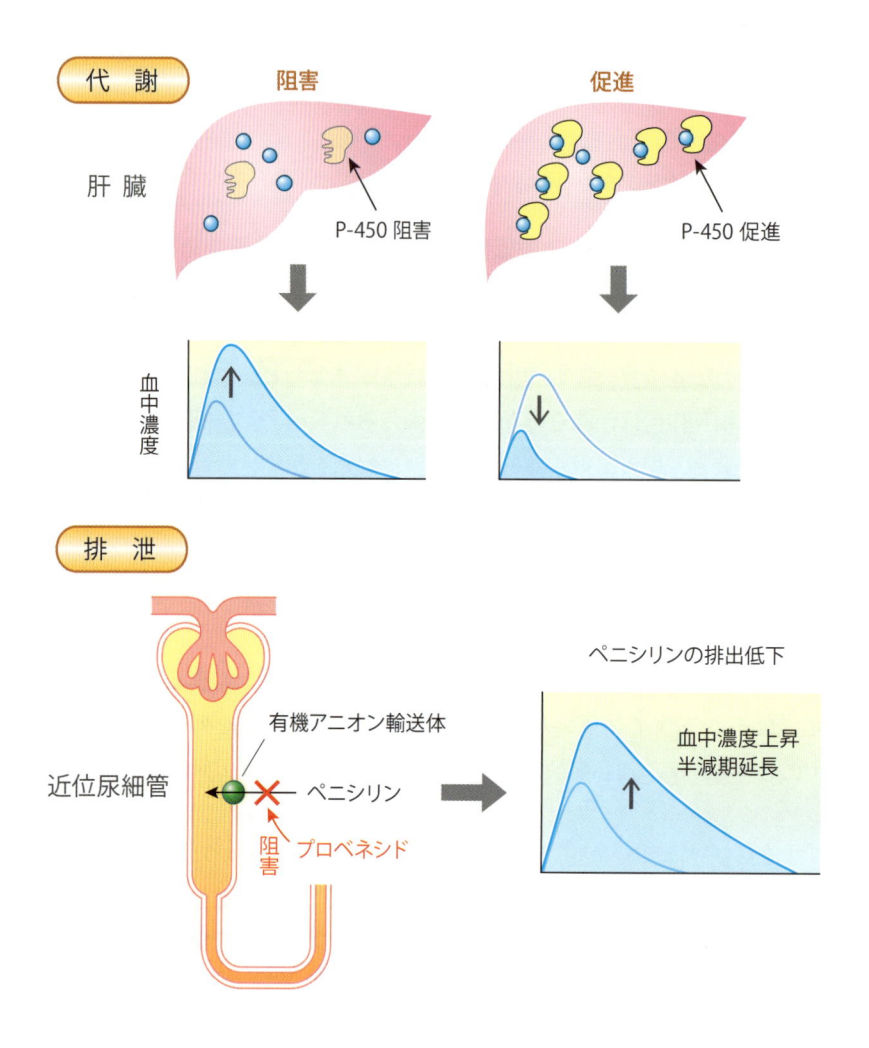

◆他の薬物の代謝を阻害するものとしてチトクローム P-450 の阻害薬であるシメチジン，アミオダロン，フェニルブタゾン，バルプロ酸，エリスロマイシン，エノキサシンなどが知られており，他の薬物の代謝を促進するものとしてバルビツール酸塩，リファンピシン，フェニトイン，カルバマゼピン，喫煙などがあげられる。

◆腎排泄では，近位尿細管での能動輸送部位における相互作用が問題となる。プロベネシドはペニシリンの排泄を阻害し血中濃度を上げ，半減期を延長させ作用の持続を長くする。メトトレキサートの排泄はプロベネシド，サリチル酸塩，フェニルブタゾンにより阻害されるが，この場合はメトトレキサートの毒性が発現する。

2) 薬力学的相互作用

◆全身麻酔薬が心筋のカテコラミン感受性を増大させ不整脈発現作用を起こすこと，メペリジンとモノアミン酸化酵素（MAO）阻害薬による痙攣と高熱の誘発，利尿薬による低カリウム血症の結果ジゴキシンの中毒効果が増強されることなどが知られている。

Q35　臨床的に重要な薬物相互作用

◉ 薬物動態学的相互作用の報告が多い（6〜7 割）。

◉ 薬物の消失（代謝・排泄）過程での相互作用の理解が必要。

◉ 年齢や病態も関係することが多い。

◆ Q34 で薬物相互作用の種類を述べた。薬物相互作用の報告はきわめて多いので，他書を参考にしてほしい。社会的に問題となった薬物相互作用に抗ウイルス薬のソリブジンと抗癌剤の 5-FU がある。治験および市販後に死亡例が報告されたが，これはソリブジンの代謝物が 5-FU の代謝酵素であるジヒドロピリミジンジヒドロゲナーゼを不可逆的に阻害したために 5-FU の血中濃度が極端に上昇し，骨髄抑制を起こしたためであった。

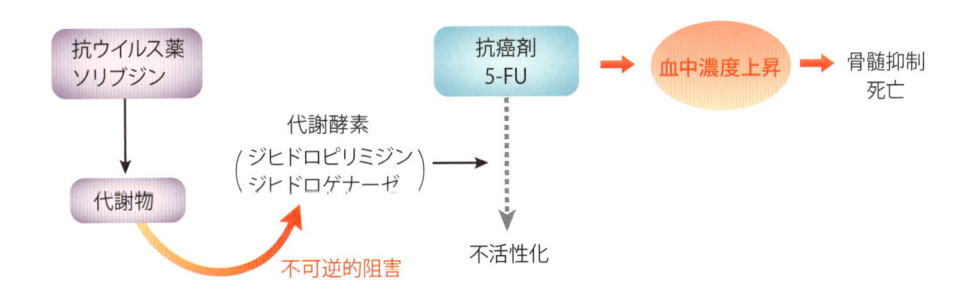

◆ 他の薬物の代謝酵素を阻害する薬物は近年かなり報告されている。たとえば CYP3A4（☞Q14）を阻害する薬物として，エリスロマイシン，イトラコナゾールなどはテルフェナジンの代謝を阻害するために QT の延長をきたし，重症では心室性不整脈（torsades de pointes）を起こす。

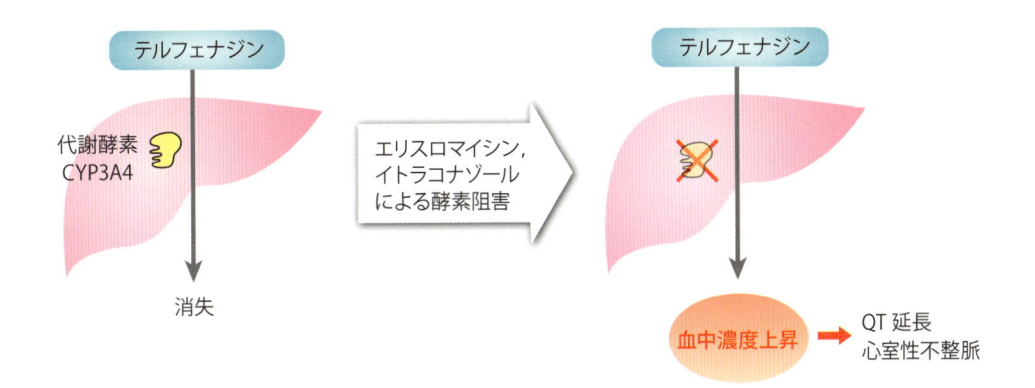

◆ リファンピシンは CYP3A4 を誘導し，ミダゾラム，トリアゾラムの AUC（☞**Q16**）を 90％以上減少させる。使用する薬物の代謝に関与する代謝酵素，および他の薬物の代謝酵素への影響を知ることが，このような薬物相互作用を回避する上できわめて重要である。

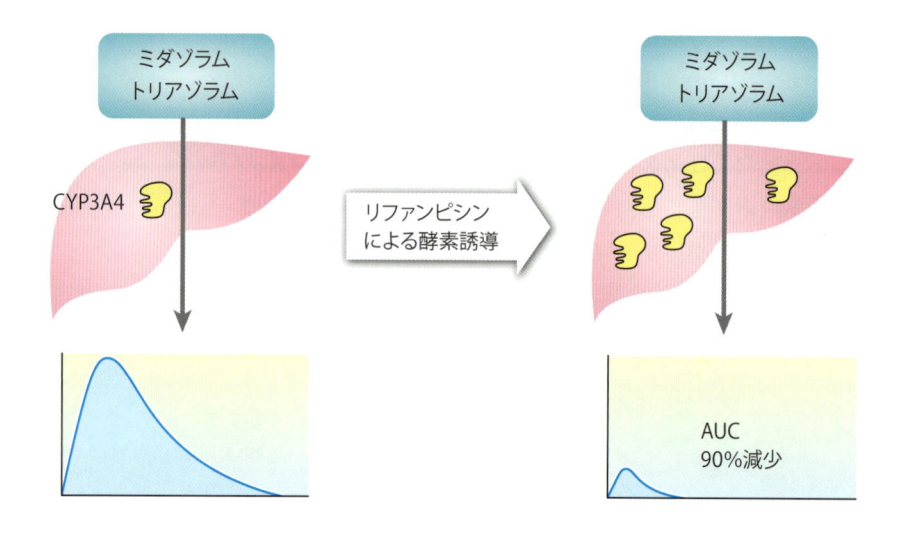

◆ そのほか，シクロスポリンはジゴキシンの血中濃度を 3 倍に上昇させる。ニューキノロン系抗菌薬（エノキサシンなど）はテオフィリンの血中濃度を上昇させ，頭痛や動悸などを起こすことが報告されている。ST 合剤はメトトレキサートの腎排泄を減少させ，骨髄毒性を増強する。特に有効治療域（☞**Q21**）の狭い薬剤を使用するときには注意が必要である。

◆ 薬物代謝酵素と同様に薬物トランスポーターも薬物相互作用に関与する。薬物トランスポーターは小腸，肝臓，腎臓などの上皮細胞に発現し，薬物や異物を細胞の内外へと輸送する。たとえば近位尿細管の有機アニオン輸送体（OAT3；organic anion transporter 3）はプロベネシドによって阻害され，ペニシリンの尿中排泄が減少する（☞**Q34**）。トランスポーターによる薬物相互作用では，トランスポーターの発現部位，輸送方向性（細胞内への取り込み，細胞外への排出），基質となる薬物が重要である。さらに代謝酵素の阻害が加わると，AUC や最高血中濃度 C_{max} が 10 倍近くなる場合もあり（シクロスポリンとスタチン類など），添付文書や最新の研究報告に留意する必要がある。

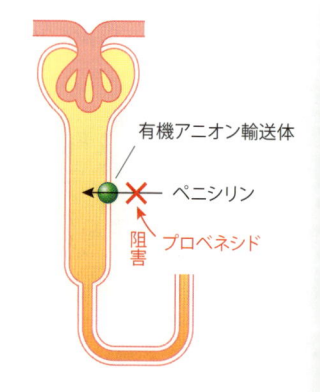

◆ 薬力学的には，高齢者に多くみられた相互作用としてエノキサシンとフェンブフェンの併用による痙攣がある（他のニューキノロン系抗菌薬でも NSAIDs との併用で痙攣が報告されたため，併用禁忌または併用注意となっている）。抗高脂血症薬の HMG-CoA 還元酵素阻害薬は，シクロスポリン，フィブラート系薬剤，ニコチン酸の併用で横紋筋融解症の発現頻度が上昇する。糖質コルチコイドと免疫抑制薬の併用は重症感染症を起こす危険がある。抗凝固薬と NSAID の併用は重症消化管出血の危

険がある。漢方薬でも相互作用は報告されている。C型肝炎の治療でインターフェロンと小柴胡湯（しょうさいことう）の併用により間質性肺炎の発症が多数報告された。

◆ 臨床上薬剤を併用することは避けられないことであるが，薬物相互作用の確率は高くなる。患者の愁訴（しゅうそ）により薬物を追加するのではなく，患者の理解を得て極力最小限の薬物投与にすべきである。また，個々の薬剤の特徴（効能・効果）を知るだけでなく，多剤併用の場合には薬剤間の相互作用に常に細心の注意を払い，薬害を未然に防ぐ努力をすべきである。

Q36 プラセボ効果とは

◉ プラセボ効果は薬物療法時には常に起こりうる。

◉ プラセボはプラスにもマイナス（ノセボ効果）にも働く。

◆ プラセボとは，患者の心理的欲求を満たすために与えられる効力のない物質または薬剤のことである。プラセボによって生じた望ましい変化をプラセボ効果という。逆にプラセボによりマイナスの変化（ノセボ効果）が現れることもある。

◆ 薬物療法における治療効果は，薬物自身のもつ薬理効果と非特異的なプラセボ効果の和である。プラセボ効果は，投薬されている薬物が活性なものでも不活性なものでも起こりうる。医師と患者の折り合い，治療努力と治療環境，患者が医師から受ける精神的態度などによりプラセボ効果が発生する。したがって，患者により，また同じ患者でも時によりプラセボ効果は著しく変化する。

◆ プラセボ効果は，気分や自覚症状，自律的あるいは随意的機能の客観的変化として現れる。プラセボ効果をうまく利用すれば，治療目的に照らした薬物本来の薬理学的効果をかなり補足することができる。

◆ 薬効評価のための臨床試験におけるプラセボとは，薬剤と見かけ上区別できず，かつ薬理効果のある薬物を含まないものをいい，薬物自身の効果を判定するための対照薬として用いられる。

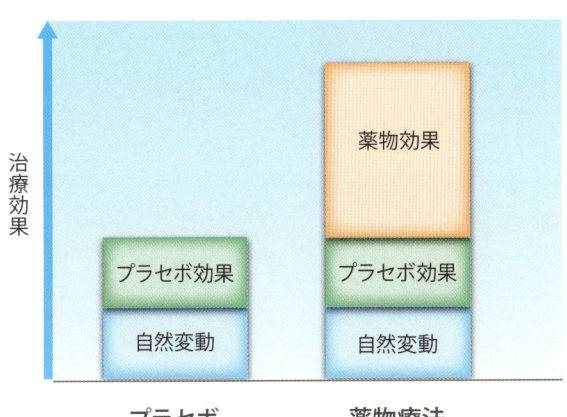

Q37　薬物治療における耐性の問題

◉耐性が生じると投与量の増加が必要となる。

◉ある薬物に耐性が形成されると，他の薬物にも耐性を生じることがある。

◆耐性（tolerance）とは，繰り返し薬物を投与するとある一定の投与量で次第に効果が減弱する状態，言い換えると最初に投与した場合に認められたのと同じ効果を得るためには，投与量を次第に増加させていかなければならない状態をいう。麻薬性鎮痛薬（オピオイド類），種々の中枢神経抑制薬，有機硝酸塩類に対して耐性が獲得されることがある。

◆ある薬物に耐性が獲得されると，薬理学的に類似した薬物，特に同一の受容体に作用する薬物の効果に対しても耐性が生じることがある。これを交叉耐性（cross-tolerance）という。耐性はまた急速に生じる場合もあり，タキフィラキシー（tachyphylaxis）と呼ばれる。

◆耐性の形成機序は部分的にしか解明されていない。動物では代謝に関わる肝ミクロソーム酵素が誘導された結果起こることが多い。これは薬物代謝的耐性と呼ばれるが，さらに重要な因子は薬力学的耐性であり，一定の薬物濃度に対する標的細胞あるいは組織の反応性が変化し，効果が減弱すると考えられている。

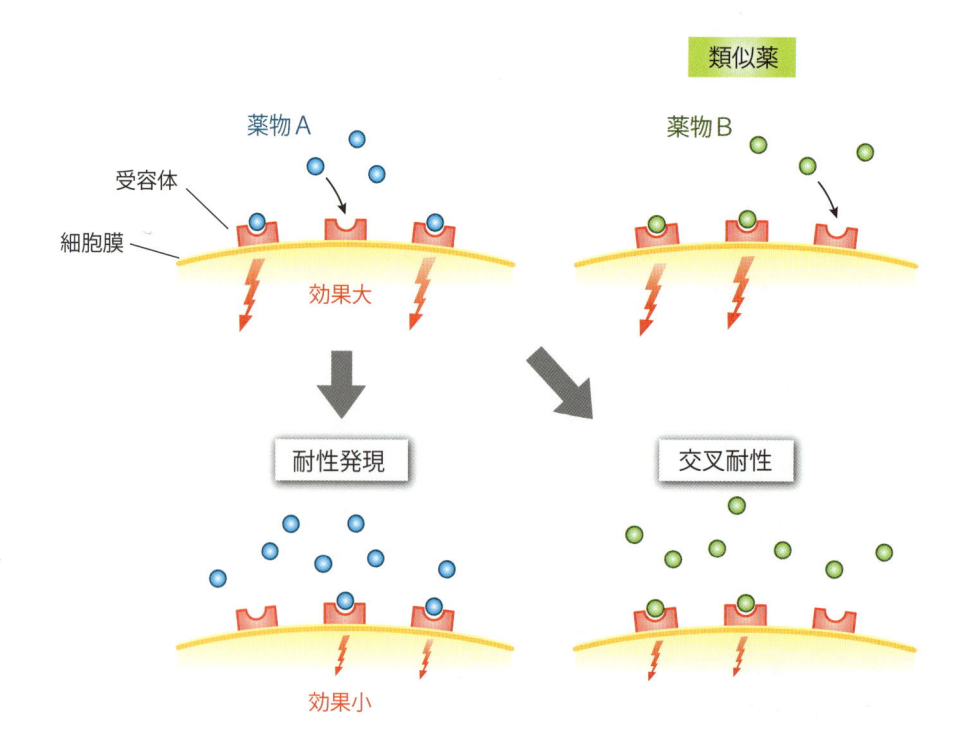

Q38　副作用と有害作用の違い

◉ 薬物の副作用がいつも生体にとって有害作用であるとは限らない。

◆ 一般に薬物の投与量を増加してゆくと，生体にとって好ましくない作用＝有害作用（adverse drug reaction）を示してくる。したがって，薬物を治療に用いるときは，その投与量が重要となる。

◆ いかなる薬物も投与量によっては生体に対して好ましい作用と好ましくない作用を引き起こす可能性があり，薬物治療の際には好ましい作用を最大限に，好ましくない作用を最小限にするよう努めなければならない。薬理学の金言に "No drug has a single action" という言葉があり，これは「どんな薬物でも唯一の作用だけを示すことはなく，複数の作用を生じうる」という意味である。

◆ わが国では，薬物の好ましくない作用（有害作用）を副作用と呼ぶことが多い。しかし，副作用（side effects）とは主作用に対する言葉であり，副作用がいつも生体にとって有害なものであるとは限らない。たとえば，抗ヒスタミン薬を服用した感冒の患者が，その中枢作用（副作用）により眠気を催すことがある。これは自動車の運転にとっては有害であろうが，感冒の患者が熟睡して身体を休めるためには好ましい作用と考えられる。つまり，副作用が必ず有害作用と考えるのは間違いなことがある。

◆ WHO（世界保健機関）の定義によると，有害作用とは「予防，診断，治療あるいは生理機能の調節のために使用される用量で起こる，身体にとって意図しない有害な反応」である。☞Q215

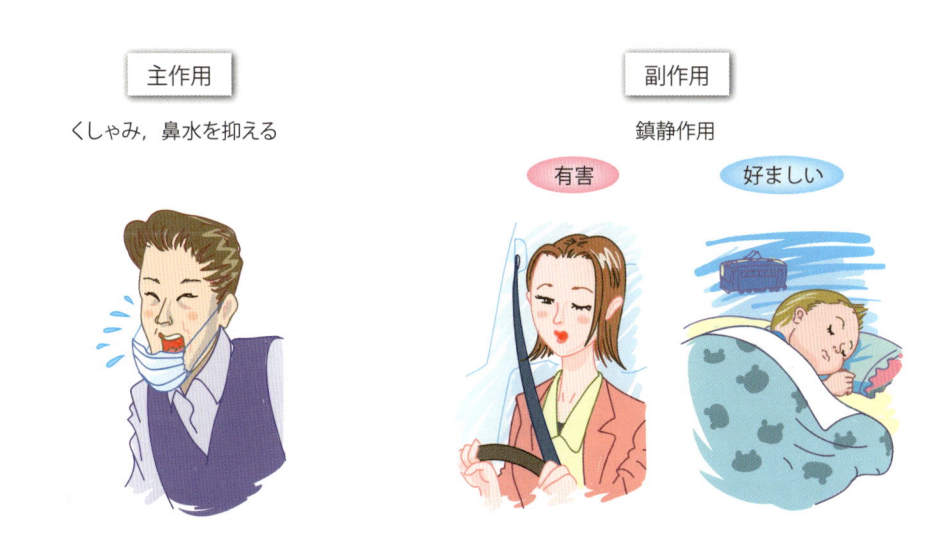

主作用	副作用
くしゃみ，鼻水を抑える	鎮静作用

有害　　好ましい

Q39 有害事象と有害作用の違い

◉ 有害事象とは医薬品を使用された患者に生じたあらゆる好ましくない医療上のできごと。

◉ 有害作用とは有害事象のうち医薬品との因果関係が否定できないできごと。

◆ 医薬品が使用された患者に生じた好ましくない反応（有害事象）と医薬品との因果関係を結論づけることは思ったほど簡単ではない。従来，副作用報告として集計される医薬品安全性情報は，因果関係が否定できないものに限られている。

◆「因果関係が否定できない」という判断を行うためには，医師あるいは製薬企業はすべての事象をまずとりあげて，その後に科学的・合理的な判断を下す必要がある。まず有害事象としてとりあげ，その後に有害作用であるか否かの判断を行う，ということである。「因果関係があるらしい」，「因果関係が疑われる」または「因果関係は否定できない」のような用語は，有害作用を示唆していると考えられる。

◆ 治験中，医師は患者に生じたすべての有害事象を記録し，因果関係の判断をしなければならない。重篤な有害事象，すなわち

①死に至るもの

②生命を脅かすもの

③治療のため入院または入院期間の延長が必要となるもの

④永続的または顕著な障害・機能不全に陥るもの

⑤先天異常をきたすもの

に関しては，その医薬品を製造販売している製薬企業に対し緊急報告の義務がある。

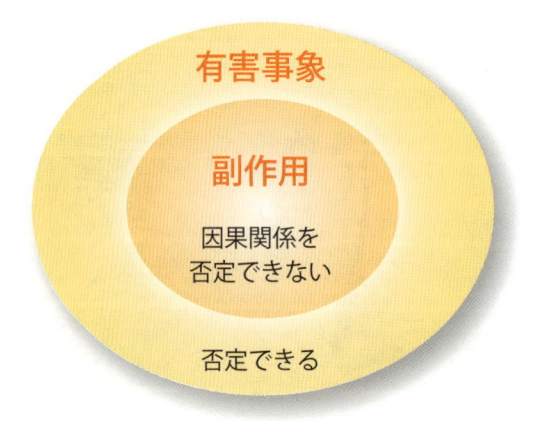

Q40 医薬品の開発から市販までの過程

◉ 医薬品の開発は大きく分けて 3 段階が存在する。

◉ 医薬品の開発は規則を遵守して行うことが義務づけられ，長い年月を必要とする。

◉ 市販されてから有害作用が判明することもある。

◆ 臨床医が薬物の利点と危険の比率を評価し，有効性と安全性の評価の限界を知ろうとするなら，医薬品開発の手順を知ることは重要である。医薬品開発の手順は大きく分けると，①薬物が合成され種々の動物実験を行う非臨床試験，②ヒトでの安全性と有効性を探索・検証する臨床試験（治験），③市販後の安全性を調査する製造販売後調査（製造販売後臨床試験，特別調査，使用成績調査）の 3 段階に分けられる。各段階に要する期間は薬物により異なるが，非臨床試験はおよそ 1 ～ 3 年，臨床試験は 2 ～ 10 年かかり，製造販売後調査は 4 ～ 6 年の調査が義務づけられている。

◆ 各段階は厚生省の指導で作成された基準に従って行うことが要求され，GMP（good manufacturing practice；医薬品の製造管理および品質管理に関する基準），GLP（good laboratory practice；動物での医薬品の安全性試験の実施に関する基準）が通知され，平成 2 年 10 月に GCP（good clinical practice；医薬品の臨床試験の実施に関する基準）が通知された。GCP は改訂され，平成 9 年 4 月より法制化された。

1) 非臨床試験（動物実験）

◆ 薬効薬理：薬物の主作用の作用機序の解明，動物種差の比較，用法・用量の検討。

◆ 毒性試験：単回・反復投与による致死率，各臓器の異常の検出などを広範囲に検査，観察する一般毒性試験。催奇形性，発癌性，依存性，抗原性，局所毒性を検討する特殊毒性試験。

◆ 一般薬理：主作用以外の中枢神経系，循環器系，神経機能，自律神経系などへの影響の検討。副作用の予測に役立つ。

◆ 薬物動態：動物での吸収，分布，代謝，排泄の検討。ヒトへの外挿。

◆ 物性，製剤：適切な製剤の調製。安定性，吸収性の検討。

2) 臨床試験（ヒトでの試験）

◆ プロトコール：ヒトを対象とした臨床試験はヘルシンキ宣言の精神に基づき，倫理的な配慮のもとに科学的に実施されなければならない。プロトコール（実施計画書）には被験者に対する倫理的配慮および試験の目的達成のための科学的な方法・評価項目・解析法などが詳細にかつ明確に記載され，第三者からなる委員会で審議・承認されなければ臨床試験を実施することはできない。新医薬品を開発するために行う臨床試験を治験という。

◆ 第Ⅰ相：健康成人ボランティアあるいは抗癌剤のような場合は患者で，薬物動態と初期安全性を検討する。初めてヒトに投与される試験であり，臨床薬理学の知識が必要とされる。

化学合成

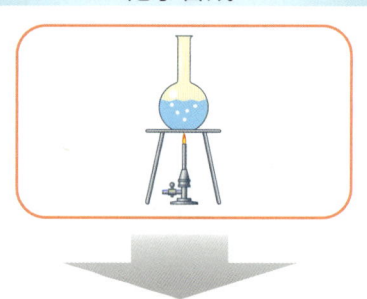

非臨床試験

毒性試験
一般薬理試験
薬物動態試験

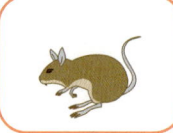 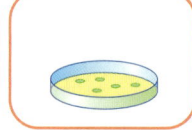 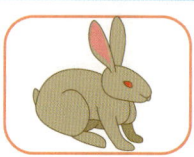 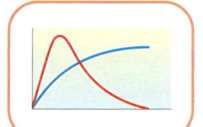

臨床試験

第Ⅰ相（健康成人）　　第Ⅱ相（少数患者）　　第Ⅲ相（多くの患者）

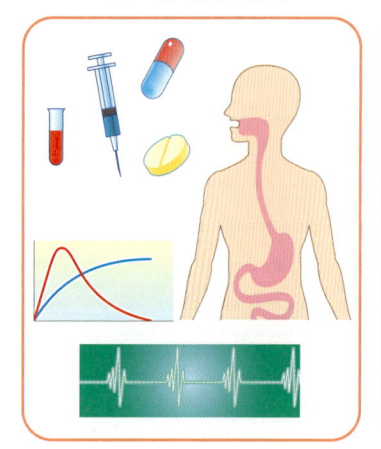 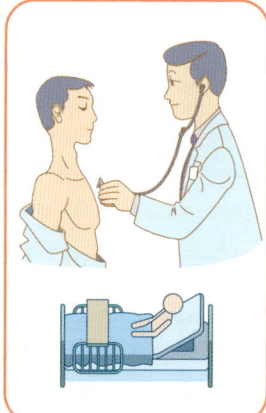 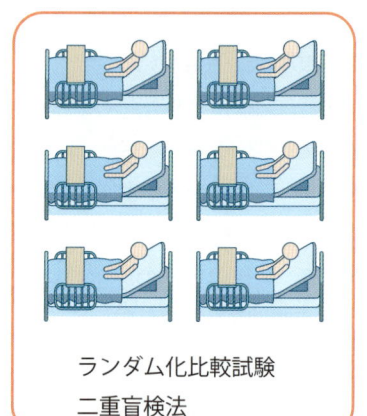

ランダム化比較試験
二重盲検法

承認

製造販売後調査

使用成績調査
製造販売後臨床試験（肝障害・腎障害・心疾患・高齢者など）
安全性情報の収集（自発報告など）

- ◆ **第Ⅱ相**：選定された少数の患者で，用法・用量の検討を行う初期第Ⅱ相試験。安全性・有効性を検討する後期第Ⅱ相試験。

- ◆ **第Ⅲ相**：さらに多くの患者で有効性と安全性を検証する。試験法は**比較試験**を用い，既存の薬物あるいは不活性のプラセボと被験薬の有効性・安全性を統計学的に比較する。実施法としては，医師だけが投与薬物がわかっている単盲検法，医師も患者もわからない**二重盲検法**がある。被験者の割り付けはバイアスを避けるために，通常ランダムに行われる（**ランダム化比較試験**）。

- ◆ この臨床試験に参加する人数は通常 500 〜 3,000 人ぐらいで，薬物を 3 〜 6 ヵ月以上にわたり投与される人数はせいぜい数百人程度である。したがって，比較的短期間に発現する有害作用は第Ⅲ相試験で検出できるが，遅発性の有害作用や頻度が 1,000 人に 1 人以下の有害作用は市販前には現れない可能性がある。いくつかの予期しない有害作用や有益な作用は，薬物が広く使用される市販後に初めて検出しうるものである。

3）製造販売後調査

- ◆ 第Ⅲ相試験までの治験データで薬剤が承認されると，多くの患者に適用される。しかし，薬剤の長期的な有効性・安全性，あるいは治験で対象にならなかった集団（高齢者，妊婦，重篤な肝障害・腎障害・心疾患，薬剤併用など）における有効性と安全性については未知のことが多い。そのために，市販後に臨床比較試験を行う場合がある（**製造販売後臨床試験**）。

- ◆ また，厚生省は医薬品が承認・販売されてから 4 〜 6 年間，**使用成績調査**を製薬企業に義務づけている。企業は自発報告として，未知あるいは重篤な有害作用が発見された場合に届出を行う義務がある。薬物の真の有効性・安全性を確認する上で製造販売後調査はきわめて重要であるが，臨床第Ⅳ相試験としての立場を確立するには試験方法，情報収集法，データの評価法，信頼性の確立などがさらに改善される必要がある。

NOTE IRB；Institutional Review Board（臨床試験審査委員会）

- 各医療機関あるいは大学などに設置され，臨床試験の実施の可否を決定する機関。IRB の責務は，すべての被験者の人権，安全および福祉の保護にある。IRB の審査対象は以下の通りである。
  - ①治験実施計画書
  - ②症例報告書
  - ③同意文書およびその他の説明文書
  - ④被験者の募集手順
  - ⑤治験薬概要書
  - ⑥被験者の安全等に関わる報告
  - ⑦被験者への支払（支払がある場合）および健康被害に対する補償に関する資料
  - ⑧治験責任医師の履歴書および治験責任医師が規定の要件を満たすことを証明したその他の資料，ならびに治験分担医師の履歴書
  - ⑨予定される治験費用に関する資料
  - ⑩治験の現況の概要に関する資料
  - ⑪その他治験審査委員会が必要と認める資料

Q41 医薬品開発の倫理的側面 〈ヘルシンキ宣言と臨床試験〉

◉ 医薬品の開発には科学性と倫理性の調和が必要。

◉ ヘルシンキ宣言は臨床試験の基本理念である。

◉ 臨床試験は GCP を遵守して実施することが法律で義務づけられた。

◆ 医薬品の開発においてヒトを対象とした試験が必須なことは **Q40** で述べた。医薬品の安全性・有効性を科学的に検証することは，医薬品開発にとって根本の問題である。しかし，科学性だけを追求すると，対象となるヒトに対して不快感や危険性を強いることになる。ヒトを対象とした試験で最も重要なことは，科学性と倫理性の調和である。

◆ 日本ではヒトを対象とした臨床試験（治験）は，平成 2 年 10 月に厚生省が通知した **GCP**（good clinical practice；医薬品の臨床試験の実施に関する基準）に基づいて行われてきた。しかし，日米欧の三極での医薬品規制のハーモナイゼーション（International Conference on Harmonization of Technical Requirements for Registration of Pharmaceuticals for Human Use；ICH）に基づき ICH-GCP が作成され，日本の GCP も大幅に改訂されて平成 9 年 4 月 1 日より法制化された。GCP は臨床試験における被験者の保護とその科学的な実施を定めたものである。

◆ 世界各国あるいは地域で臨床試験の実施に関する基準が確立されつつあるが，その基本理念を支えているのが**ヘルシンキ宣言**である。日本の GCP もヘルシンキ宣言をもとにして作成されている。ヘルシンキ宣言では被験者に対する倫理的配慮として，特に**インフォームド・コンセント**（informed consent；十分な説明を受けたあとの同意）の重要性を掲げている。ヒトを対象とする医学研究には，個人を特定できるヒト由来の材料および個人を特定できるデータの研究を含む。

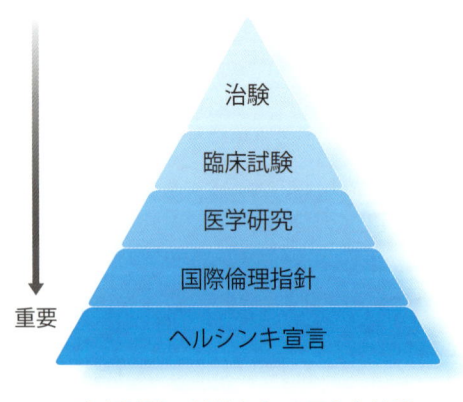

臨床試験の基盤となる理念と治験

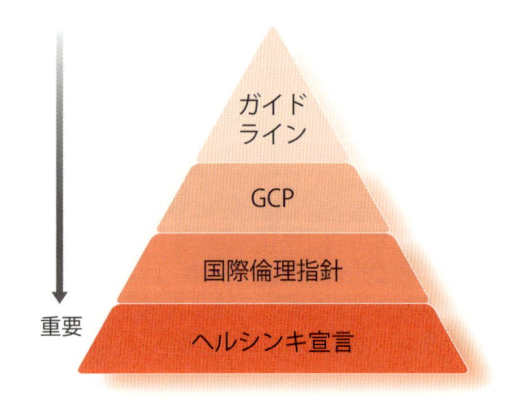

治験の基盤となる理念・規制要件

◆ ヘルシンキ宣言の基本原則を以下に述べる。

① 臨床試験は基礎実験および動物実験に基づき，科学的に実施されなければならない。

② 臨床試験は，実施計画書に基づいて実施されなければならない。

③臨床試験実施計画書は，臨床試験審査委員会で審査されなければならない。

④被験者の利益を他の利益よりも優先させなければならない。

⑤被験者のプライバシーを尊重しなければならない。

⑥被験者のインフォームド・コンセントを得なければならない。

⑦この同意のための説明には次のものを含まなければならない。臨床試験の目的，治験の方法，予想される利益と可能性のある危険，臨床試験参加の自発性，いつでも同意撤回ができること。

⑧この同意はできるだけ文書として取得しなければならない。

⑨被験者が精神障害者または未成年者の場合は，法定代理人から許可を得なければならない。

⑩被験者が未成年の場合でも，本人から同意が得られる状況では上記のほかに本人からも同意を得なければならない。

⑪人間を対象とする医学研究は，適切な倫理的および科学的な教育と訓練を受けた有資格者によってのみ行われなければならない。

◆以上がヘルシンキ宣言の基本原則であり，臨床試験を担当する医師はたとえ同意があっても臨床試験の責任を担うこと，この基本原則を無視した臨床試験は学会誌などへの公表が受け入れられないことを付け加えている。

NOTE 疫学研究・臨床研究に関する倫理指針の見直し

• 研究対象となる個人の尊厳および人権を尊重し，社会の利益となる研究を円滑・適正に行うために指針が定められている。「疫学研究に関する倫理指針」は 2002 年に，「臨床研究に関する倫理指針」は 2003 年に初版が公布され，それぞれ数回の改正が行われてきた。しかし，研究の多様化に伴い，2 つの指針の適用範囲が不明確となってきた。

• また，2013 年には降圧薬ディオバンの市販後大規模臨床研究において不正事案が発覚した。製薬企業の社員が統計解析に関与し，研究データの人為的な操作により事実と異なる結論が導き出されたことが判明したのである。その結果，複数の論文が著名な医学雑誌から撤回されるなど，研究の質が大きな問題となった。

• これらを受けて，厚生労働省と文部科学省は指針の見直しを行い，両指針を統合させた「人を対象とする医学系研究に関する指針」(2015 年 4 月 1 日施行) を策定した。研究の信頼性確保の章を新たに設け，科学性・倫理性・信頼性を 3 本の柱としている。

• 研究に関する各指針の内容は，厚生労働省のホームページ「研究に関する指針について」を参照のこと。

NOTE 臨床研究法の成立

• 2017 年に臨床研究法が成立し，翌年 4 月 1 日より施行された。ディオバンに関わる不正事案に対する調査・対応の限界から，被験者リスクと社会的リスクを勘案し，下記の 2 種類の臨床研究を「特定臨床研究」として法規制の下に置くことになった。

①医薬品等製造販売業者から研究資金等の提供を受けて実施する臨床研究

②未承認または適応外の医薬品・医療機器等を用いた臨床研究

• 特定臨床研究は厚生労働大臣が認定した認定臨床研究審査委員会で審議・承認されなければならず，厚生労働大臣は委員会の認定取り消しや実施されている研究の停止を命じることができるようになり，また法には罰則規定 (第 39 ～ 43 条) が盛り込まれた。

Q42 臨床試験は何のために必要か？

◉ エビデンスには"つくる", "つたえる", "つかう"の3つの"つ"がある。

◉ 臨床試験はエビデンスを"つくる"ために重要である。

◉ 臨床試験は国際的な取り決めに従って実施される。

◆ **EBM**（Evidence Based Medicine，根拠に基づく医療）とは，外部エビデンス，自己の臨床的専門技量および患者の価値観を統合することによって，目の前の患者に最も適切と思われる医療を行うことである。臨床試験は外部エビデンスを"つくる"ための1つの手法である。臨床試験の種類は数多くあるが，外部エビデンスの質を高めるためには共通したいくつかの要素がある。すなわち

①比較試験であること

②ランダム化されていること（各群の特性が均一）

③盲検化されていること（観察・評価のバイアスを減少）

④解析方法が前もって規定されていること（解析バイアスの減少）

⑤十分な被験者数が確保されていること

⑥実施計画書を遵守して試験が行われていること

◆ 臨床試験はヘルシンキ宣言（☞**Q41**）を遵守して実施されなければならず，これに従わない臨床試験はエビデンスとして認められない。

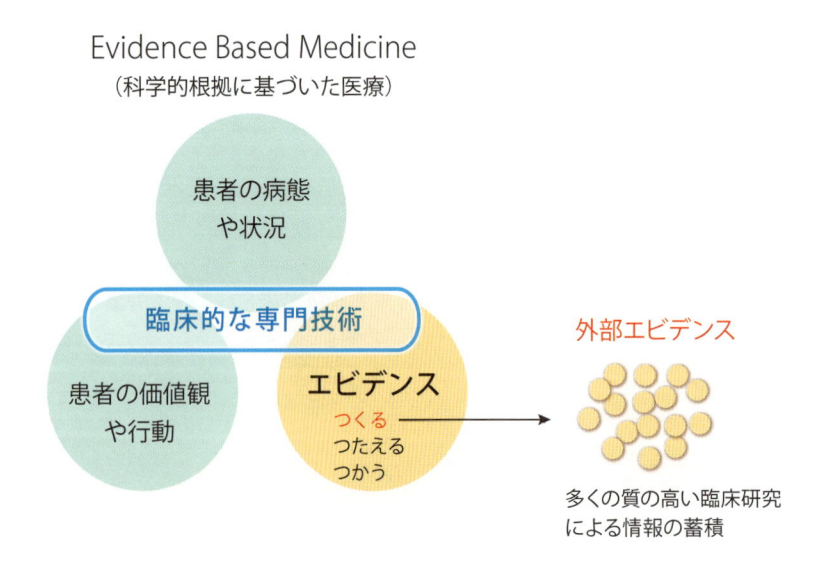

Evidence Based Medicine
（科学的根拠に基づいた医療）

患者の病態や状況

臨床的な専門技術

外部エビデンス

患者の価値観や行動

エビデンス
つくる
つたえる
つかう

多くの質の高い臨床研究による情報の蓄積

Q43　エビデンスに基づいた適正な薬物療法の考え方〈パーソナルドラッグとは〉

◉ 治療に用いる薬剤の選択は個々の医師の責任である。

◉ 自分の第一選択の薬剤リストをクライテリアに沿って形成する。

◉ 有効性，安全性，適合性，費用を考慮する。

◆ **personal drug**（**P-drug**）とは WHO によって提唱された薬物療法の論理であり，「自家薬籠中の薬」の意味である。患者に処方を出す際に選択する医薬品に関して，あらかじめクライテリア（有効性，安全性，適合性，費用）に沿った吟味を行い，自分の薬籠（リスト）に置いて使用する医薬品のことである。

◆ P-drug リスト作成のための下記のステップは，一般的な疾患を対象として個々の患者の治療の前に行っておく。

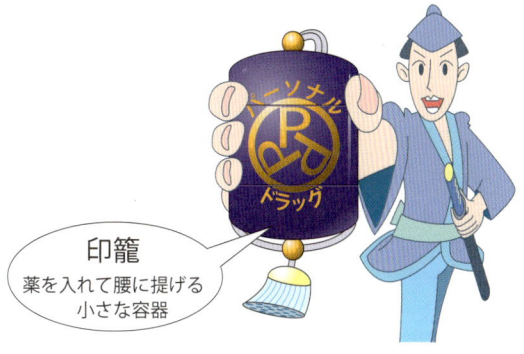

印籠
薬を入れて腰に提げる小さな容器

じ か やく ろうちゅう
自家薬籠中の物

出典：唐書
意味：必要に応じて自分の思うままに
　　　使える物，または人

Step ⅰ．診断を定義する。

Step ⅱ．治療目標を特定する。

Step ⅲ．有効な薬物群の目録を作成する。

Step ⅳ．クライテリアに従って有効な薬物群を選択する。

①**有効性**：臨床試験のデータおよび薬力学と薬物動態学（吸収，分布，代謝，排泄）のデータを比較する。

②**安全性**：可能性のある副作用，毒作用をまとめて比較する。

③**適合性**：扱いやすい剤形（錠剤，液剤，散剤など）や服用法を考慮する。最終的なチェックは個々の患者について行われる。禁忌，生理的状態（妊婦，小児，高齢者，授乳期など），合併症，食物や他の薬物の影響など，各種の側面を考慮して P-drug を選択することになる。

④**費用**：処方単位の費用というよりは，常に総額を考える。

Step ⅴ．P-drug を選択する。

①活性物質とその剤形を選択する。

②標準用量計画を選択する。

③標準治療期間を選択する。

Step ⅵ．患者に伝える情報（薬物の効果，副作用，指示，注意，次回予約など）および上記 **Step ⅰ**，**ⅱ**，**ⅴ** を 1 枚の用紙にまとめ記載しておく。

文献

『P-drug マニュアル—WHO の進める医薬品適正使用』（医学書院），http://p-drug.umin.ac.jp

Q44 添付文書の読み方

◉ 添付文書は医薬品使用時の唯一の公的基準。

◉ 添付文書に従わず医療事故が発生したときには医師の過失が問われる。

◉ 薬剤使用に際して医師は添付文書を理解しておくことが必須。

◆ 添付文書は医薬品を使用する際の公的な基準と認められる唯一のものであり，適正な薬物療法を行う際に必要な，医薬品の基本的情報源である。添付文書に記載されている主な項目は以下の通りである。①組成，②効能・効果，③用法・用量，④使用上の注意（一般的注意，禁忌，慎重投与，副作用，高齢者への投与，相互作用など），⑤薬理効果（非臨床），⑥体内薬物動態，⑦臨床適用（臨床効果，副作用，検査値変動など），⑧非臨床試験（毒性），⑨参考文献など。

◆ 添付文書は，市販後に得られた情報により頻繁に改訂されるため，「作成または改訂年月日」を見て最新の情報であるかどうかを確認する必要がある。

◆ 従来の添付文書は，記載の重要度に関する問題，内容の不明確さ，作成・配列の問題など，現場で理解・活用しにくい点があった。そのため厚生省は平成9年から添付文書の記載要領を改正した。主な改正点は以下の通りである。

①特に重要な記載はゴシック体を用い，添付文書の前段に配列する。

②「警告」や「禁忌（きんき）」は添付文書の冒頭に記載する。警告が記載された添付文書は右肩に赤色を付す。

③承認番号，販売開始，再審査・再評価などの年月を記載する。

④「開発の経緯および特徴」などの項目を削り，「薬効薬理」などの項目を充実させる。

⑤市販後対策のため「承認条件」の項目を追加する。

⑥「効能・効果」「用法・用量」に重要な使用上の注意情報を併記する。

⑦副作用の発現率の表現を可能な限り数値化する。

◆ 平成29年6月8日に厚生労働省は，添付文書をさらに理解しやすく活用しやすい内容にするため，20年ぶりに「医療用医薬品の添付文書等の記載要領について」を改正した。下記の3点が変更点である。

①「原則禁忌」および「慎重投与」の廃止

②「特定の背景を有する患者に関する注意」の新設

③「警告」以降の全項目に通し番号をつけ，該当がない項目は欠番とする。

新しい通知は平成31年4月1日から適用された。平成31年4月1日時点ですでに承認されている医薬品の添付文書（約15,000件）については，令和6年3月31日までに改訂を行うこととされている。

◆ 医薬品の適正使用に関しては医療従事者の理解がまず必要であり，添付文書を見ることなく医薬品を患者に処方する医師になってはならない。

2 中枢神経系に作用する薬物

Q45 全身麻酔薬の分類と特徴

◎ 全身麻酔薬には吸入麻酔薬（揮発性麻酔薬とガス性麻酔薬）と静脈麻酔薬がある。

◎ 吸入麻酔薬は調節性に優れている。

◆ 全身麻酔薬は可逆的に意識を喪失させ，すべての感覚・知覚を抑制する薬物である。主として無痛的に外科手術を行うために用いられる。

◆ 全身麻酔薬は，①ガスとして気道から肺へ適用する吸入麻酔薬と，②静脈内投与される静脈麻酔薬とに分けられ，さらに①は常温で液体の揮発性麻酔薬と気体のガス性麻酔薬に分けられる。吸入麻酔薬のほうが投与量の調節による麻酔深度の調節が容易であるため広く用いられているが，静脈麻酔薬も空気汚染の危険なく容易に麻酔がかけられるなどの利点がある。

◆ 全身麻酔薬は中枢神経系に非特異的に広範囲に作用するが，覚醒状態を維持する上行性網様体賦活系の抑制により意識レベルを低下させ，さらに感受性に従って大脳皮質→大脳基底核→小脳→脊髄→延髄の順に抑制するため，まず知覚機能，続いて運動機能が抑制される。さらに麻酔が深くなると，最後には延髄麻痺のため呼吸麻痺，血圧低下により死亡する。

NOTE 全身麻酔の麻酔深度

- 全身麻酔薬の種類により麻酔の進行は必ずしも同一ではないが，エーテル麻酔時の徴候に基づいて通常4期に区分される。

吸入麻酔時の麻酔深度と症候

麻酔深度		麻痺部位	症候
第1期	導入期	大脳皮質（感覚野）	意識消失までの時期，痛覚減弱〜消失
第2期	発揚期	大脳皮質（全域）	高位中枢からの抑制消失，うわ言や体動など見かけの興奮状態
第3期	手術期	視床，基底核，脊髄	熟睡状態，骨格筋弛緩，反射消失，呼吸・循環状態は安定，手術に最適
第4期	中毒期	延髄	血圧著明低下，呼吸不整〜停止，瞳孔散大

Q46 吸入麻酔薬の種類と特徴

◉代表的な揮発性麻酔薬はイソフルラン，セボフルラン，デスフルラン，ガス性麻酔薬は亜酸化窒素（笑気）である。

◉亜酸化窒素，揮発性麻酔薬，酸素を併用して麻酔を維持する。

◆現在臨床的に使用されている主な吸入麻酔薬は，揮発性麻酔薬では**イソフルラン，セボフルラン，デスフルラン**，ガス性麻酔薬では**亜酸化窒素（笑気）**である。従来頻用されたハロタンは現在国内では販売されていない。

◆イソフルラン，セボフルラン，デスフルランはハロタンに比べ鎮痛作用，筋弛緩作用が強く，ハロタンに認められる心筋の被刺激性亢進作用はない。

◆亜酸化窒素は**血液／ガス分配係数**（☞ 参考）が小さく，導入が速やかである。副作用が少なく鎮痛作用は強いが，筋弛緩作用がなく麻酔作用が弱いため，通常は揮発性麻酔薬，酸素と併用して用いる。

◆吸入麻酔薬の作用機序は未だ確定的でないが，神経細胞に存在するイオンチャネルなどの蛋白質に作用して，興奮性伝達の抑制と抑制性伝達の促進をもたらすものと考えられる。

吸入麻酔薬の性質

	揮発性				ガス性
	ハロタン	イソフルラン	セボフルラン	デスフルラン	亜酸化窒素（笑気）
血液／ガス分配係数	2.3	1.4	0.66	0.42	0.47
導入・覚醒	速	速	きわめて速	きわめて速	きわめて速
MAC（%）	0.78	1.4	1.7	6.0	105
鎮痛作用	+	++	++	++	++
筋弛緩作用	+	++	++	++	－
呼吸抑制作用	+	+	+	+	－
血圧降下作用	+	+	+	+	－

風間富栄：標準麻酔科学. 第6版, p.26, 医学書院, 2011；植田弘師：NEW 薬理学. 第6版, p.359, 南江堂, 2011 より改変

参考 ❷ 血液／ガス分配係数

血液への溶解度を示す。この値が小さいほど血液に溶けにくく（すなわち飽和しやすく），麻酔の導入・覚醒が速い。

参考 ❷ MAC（minimum alveolar concentration；最小肺胞内濃度）

皮膚切開を加えたときに50%の患者が体動を示さない肺胞内濃度。麻酔作用（眠らせる作用）の強さを示す指標で，鎮痛作用の強さを示すものではない。MAC の小さいものほど麻酔作用が強い（ハロタンが0.78で最も小さい）。笑気のMACは105と大きく，単独では十分な麻酔作用が得られない。

参考 ❷ 悪性高熱症

揮発性麻酔薬やスキサメトニウム投与時に，筋強直を伴う急速な体温上昇が生じる，まれだが致死率の高い副作用。筋小胞体膜のリアノジン受容体（Ca^{2+}放出チャネル）の遺伝的異常による細胞内Ca^{2+}濃度上昇が原因と考えられる。末梢性筋弛緩薬ダントロレンが特異的治療薬である。ダントロレンは抗精神病薬などによって発症する悪性症候群にも用いられる。

Q47 静脈麻酔薬の種類と特徴

- ●バルビツール酸誘導体，ケタミン，プロポフォール，ミダゾラム，デクスメデトミジン，レミフェンタニルなどの鎮静薬，鎮痛薬が含まれる。
- ●長所：簡便，速やかな導入，空気汚染がない。
- ●短所：調節性に乏しい。

◆静脈麻酔薬は，吸入麻酔薬に比べ比較的簡便な器具で速やかに全身麻酔状態を得ることができ，手術室内の空気汚染もない。しかし，いったん静注すると麻酔の深度を調節することが困難な薬物も多く，また筋弛緩作用も少ない。そこで，麻酔の導入や小手術に用いられることが多い。

①バルビツール酸誘導体：超短時間作用型のチアミラール，チオペンタールが代表的（☞Q49）。鎮痛作用はなく，他の麻酔薬と併用されることが多い。

②ケタミン：NMDA 受容体（グルタミン酸受容体の 1 つ）の非競合的遮断作用を示す。周囲との接触を失ったかのような意識の解離状態，脳波上での新皮質の抑制と大脳辺縁系の賦活を示し，解離性麻酔薬といわれる。鎮痛作用は強い。血圧上昇作用がみられ，回復期に悪夢をみることがある。

③プロポフォール：GABA$_A$ 受容体に作用し，GABA の神経抑制作用を促進する。催眠導入，覚醒とも非常に速い。麻酔の導入と持続点滴による睡眠の維持のいずれにも用いられる。小児に対しては，集中治療における人工呼吸中の鎮静目的では投与しない（禁忌）。

④ミダゾラム：強力な鎮静，催眠作用を示すベンゾジアゼピン誘導体。作用発現が非常に速く（1 ～ 2 分），体内に蓄積しない。集中治療における鎮静や人工呼吸管理を目的に持続投与されることも多い。

⑤レミフェンタニル：オピオイド μ 受容体に作用する。超短時間型の麻薬性鎮痛薬。作用発現が非常に速く（約 1 分），体内に蓄積しないため，作用を調整しやすい。

⑥デクスメデトミジン：中枢性 α$_2$ 受容体刺激作用により，鎮静作用と鎮痛作用を示すが，呼吸抑制が少ない。集中治療における人工呼吸中および離脱後の鎮静，局所麻酔下における非挿管での手術および処置時の鎮静に用いられる。

代表的な静脈麻酔薬の比較

静脈麻酔薬	持続時間	特　徴
チオペンタール	10 ～ 15 分	超短時間型バルビツール酸誘導体
ケタミン	10 ～ 15 分	解離性麻酔薬：悪夢生じる，鎮静作用強い
プロポフォール	5 分	白色懸濁液：導入・覚醒とも非常に速い
ミダゾラム	10 ～ 60 分	ベンゾジアゼピン誘導体：作用発現が非常に速い
レミフェンタニル	1 分	超短時間型麻薬性鎮痛薬

安原一・小口勝司 編：わかりやすい薬理学，第 2 版，ヌーヴェルヒロカワ，2008

Q48　麻酔前投薬の目的と種類

◉ 鎮静，気道内分泌の抑制，迷走神経反射の抑制，疼痛閾値の上昇が目的。

◉ 催眠鎮静薬，鎮痛薬，抗コリン薬などが用いられる。

◆ 麻酔の導入，維持を円滑にし，副作用を軽減するために，麻酔前に投与される。その目的は，①患者の不安の除去，②唾液・気道内分泌の抑制，③麻酔導入時や手術操作時の迷走神経反射による徐脈，血圧低下の抑制，④疼痛閾値の上昇などである。①には催眠鎮静薬，②と③には抗コリン薬，④には鎮痛薬が用いられる。

◆ 催眠鎮静薬：ベンゾジアゼピン誘導体。NLA（☞ 参考）には制吐作用も強いブチロフェノン誘導体（ドロペリドール）が用いられる。

◆ 抗コリン薬：アトロピン，スコポラミン。後者は鎮静作用があるが，老人では不穏状態を誘発することもある。

◆ 鎮痛薬：モルヒネ，ペンタゾシン。特に術前に疼痛を有する患者に用いる。NLAにはフェンタニルが多用される。

麻酔前投薬に使用される代表的な薬物

分　類	薬　物	目　的
ベンゾジアゼピン誘導体	ジアゼパム，ミダゾラム	鎮静（不安の除去）・催眠
抗コリン薬	アトロピン，スコポラミン	唾液・気道内分泌の抑制，手術中の迷走神経反射の抑制
麻薬	モルヒネ	鎮痛，疼痛閾値の上昇
非麻薬性鎮痛薬	ペンタゾシン	鎮痛，疼痛閾値の上昇

参考 ❷　神経遮断性鎮痛（neuroleptanalgesia ; NLA）

強力な鎮痛薬と神経遮断薬を併用し，意識はあるが周囲に対し無関心な鎮静状態と無痛状態を得る麻酔法。原法は鎮痛薬としてフェンタニル，神経遮断薬としてドロペリドールを用いるが，ペンタゾシンとミダゾラムなどを用いるNLA変法が内視鏡検査で広く使われている。

参考 ❷　全静脈麻酔（total intravenous anesthesia ; TIVA）

薬物の静脈内投与のみで行う全身麻酔法で，吸入麻酔薬による手術室内の空気汚染が生じないため，多用されるようになった。鎮痛にフェンタニルやレミフェンタニル，鎮静にプロポフォール，筋弛緩にロクロニウムなどの筋弛緩薬を組み合わせて投与する。

Q49 バルビツール酸誘導体の分類

◉ 作用時間に従って長時間型，中間型，短時間型，超短時間型に分けられる。

◆ バルビツール酸は，マロン酸と尿素が結合したマロニル尿素である。それ自身には中枢作用はないが，種々の置換基を入れたバルビツール酸誘導体は中枢抑制作用を持つ。また，尿素の代わりにチオ尿素が入ったチオバルビツール酸誘導体は脂溶性が増す。

◆ バルビツール酸誘導体の吸収，分布，蛋白結合，代謝，作用持続時間，腎排泄などはその脂溶性に影響され，一般に脂溶性の高いものほど吸収，脳への分布が速いため作用の発現が速く，次いで他組織への再分布が生じるため作用の持続が短い。

◆ バルビツール酸誘導体は作用の持続時間から下表のように分類される。

バルビツール酸誘導体

バルビツール酸誘導体の化学構造と分類

		X	R_1	R_2	R_3	臨床応用
長時間型 (6 時間以上)	フェノバルビタール	O	H	C_2H_5	phenyl	抗痙攣薬
中間型 (3～6 時間)	アモバルビタール	O	H	C_2H_5	C_5H_{11}	熟眠薬
短時間型 (3 時間以下)	ペントバルビタール	O	H	C_2H_5	C_5H_{11}	入眠薬
	セコバルビタール	O	H	$CH_2CH=CH_2$	C_5H_{11}	
超短時間型	チオペンタール	S	H	C_2H_5	C_5H_{11}	静脈麻酔薬
	チアミラール	S	H	$CH_2CH=CH_2$	C_5H_{11}	

Q50 バルビツール酸誘導体の薬理作用

◎鎮静・抗不安作用，催眠作用，麻酔作用，抗痙攣作用を示すが，鎮痛効果はない。

◎連用により耐性，依存性を生じる。

◆バルビツール酸誘導体は中枢神経系の一般的抑制をもたらす（作用機序は Q51 参照）。服用量に従って，鎮静・抗不安作用，催眠作用（REM 睡眠を抑制する），麻酔作用（刺激によっても覚醒しない）が生じる。単独では鎮痛作用はない。抗痙攣作用は上記の作用とは独立の作用と考えられ，特に長時間型は選択的抗痙攣作用を持つ。

◆大量あるいは急速投与時の副作用として，呼吸抑制（呼吸中枢の CO_2 に対する感受性低下），血圧低下（血管運動中枢の抑制，末梢血管の拡張）が生じ，麻酔薬としての治療係数は低く，急性中毒が生じやすい。

◆バルビツール酸誘導体は連用により耐性が生じる。これは肝ミクロソーム薬物代謝酵素（☞Q14）の誘導による代謝の亢進が原因と考えられているが，神経細胞の感受性低下も生じている可能性もある。また，連用により精神的・身体的依存が生じ，服用の中断により不安，振戦，痙攣などの禁断症状が出現する。

◆バルビツール酸誘導体はこれらの欠点を持つため，現在は主として静脈麻酔薬（超短時間型），抗痙攣薬（長時間型）として使用される。

バルビツール酸誘導体の有害作用

有害作用	症状など
副作用	頭痛，めまい，脱力感，hangover（翌日まで残る眠気）など
急性中毒	呼吸抑制，血圧低下，昏睡，呼吸麻痺など
相互作用	連用により肝薬物代謝酵素 CYP450 を誘導し，他の薬物の代謝を促進して効果が減弱
耐性	連用で耐性が形成，同じ効果を得るには多量の薬が必要
依存	連用により精神的依存，身体的依存を形成
退薬症状	身体的依存の形成後，服薬中止 24 時間以内に発症 不安，不眠，嘔吐，振戦，けいれん，せん妄など

田中千賀子・加藤隆一編：NEW 薬理学，第 7 版，p.329，南江堂，2017 より改変

Q51 ベンゾジアゼピン誘導体の薬理作用〈GABA 受容体との相互作用〉

◎ベンゾジアゼピン誘導体は GABA 受容体機能を亢進させ，神経の過剰活動を抑制する。

◎抗不安，催眠，抗痙攣，筋弛緩作用を示す。

◆**ジアゼパム**，**トリアゾラム**などのベンゾジアゼピン誘導体は，脳内のベンゾジアゼピン結合部位（受容体）に結合して作用を発揮する。ベンゾジアゼピン結合部位は，γ-アミノ酪酸（γ-aminobutyric acid；GABA）の受容体である **GABA$_A$ 受容体**に存在する。GABA$_A$ 受容体は複数の膜 4 回貫通型のサブユニットで構成され，その中心が Cl$^-$ チャネルとなっている。

◆ベンゾジアゼピン誘導体が結合すると GABA による Cl$^-$ イオンの細胞内流入が増加し，細胞膜が過分極する。これにより他の神経伝達物質（セロトニン，ノルアドレナリンなど）の放出を抑制し（**シナプス前抑制**），神経の過剰活動を減弱させる。バルビツール酸誘導体も GABA$_A$ 受容体上に結合部位を持ち，同様の作用を示すと考えられている。

◆上記の結果としてベンゾジアゼピン誘導体は投与量を増し薬物血中濃度が上昇するに従い次のような薬理作用が順に出現する。

①**抗不安作用**：意識や高次精神機能への影響がない量で，不安，緊張を緩和する。

②**抗痙攣作用**：痙攣閾値を上昇させ，痙攣発作を抑制する。

③**催眠作用**：REM 睡眠の抑制が少ない。

④**筋弛緩作用**：脊髄のシナプス前抑制を増強し，脊髄反射を抑制。

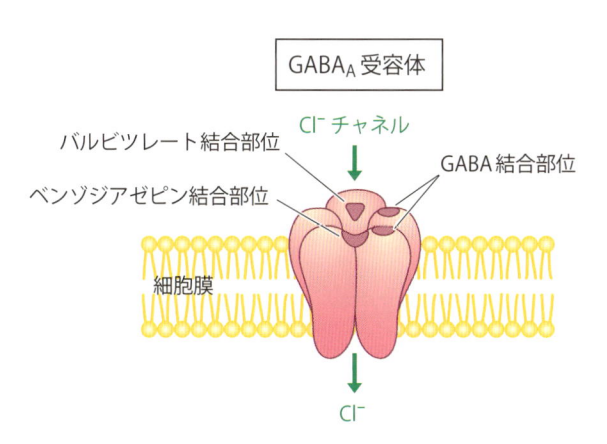

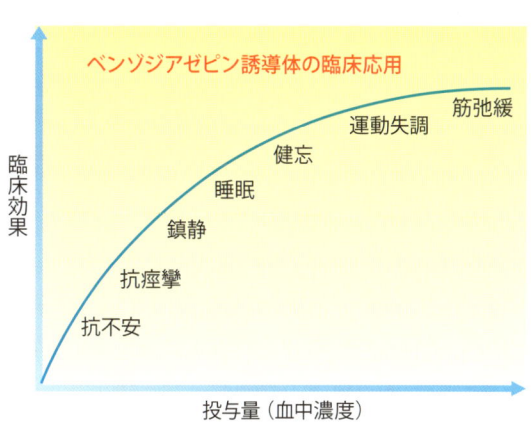

✏️ NOTE ベンゾジアゼピン受容体に作用する化合物

• ベンゾジアゼピン受容体の作用薬には，ベンゾジアゼピン誘導体のようなアゴニスト以外に，単独では無作用だがアゴニストに拮抗するアンタゴニストもある。アンタゴニストのフルマゼニルはベンゾジアゼピン誘導体の急性中毒に対して用いられる。

Q52 ベンゾジアゼピン誘導体の臨床応用と副作用

◉ 神経症，睡眠障害，痙攣性疾患の治療や麻酔前投薬などに広く用いられる。

◉ バルビツール酸誘導体に比べ安全性が高い。

◆ ①**神経症**：特に全般性不安障害に有効。ジアゼパム，エチゾラムなど多くの薬物が用いられる。②**睡眠障害**：超短時間作用型のトリアゾラム，短時間作用型のブロチゾラムをはじめ，催眠薬として頻用されている。③**痙攣性疾患**：ジアゼパム，クロナゼパム，ニトラゼパムは抗痙攣作用が強く，てんかんの治療にも用いられる。④**麻酔前投薬**（☞**Q48**）。⑤胃十二指腸潰瘍，本態性高血圧，気管支喘息などストレスの悪影響が認められる疾患や，アルコール依存症の離脱症状の予防・治療薬として用いられる。

◆ ベンゾジアゼピン誘導体は治療係数が高く，バルビツール酸誘導体に比べ安全な薬である。一般的な副作用として翌日の眠気，判断力の低下，運動失調，筋弛緩作用などがある。不安や興奮が強まる逆説反応，前向健忘（薬物服用後の記憶喪失）を認めることもある。バルビツール酸誘導体に比べ頻度は少ないが，連用により精神的・身体的依存，耐性を生じることがあり，急な服用中止で反跳的な不眠，不安などの禁断症状が認められる。

ベンゾジアゼピン誘導体の臨床応用

適応	主なベンゾジアゼピン誘導体
神経症（不安）	ジアゼパム，エチゾラム，ロラゼパム
睡眠障害	トリアゾラム，ブロチゾラム，エスタゾラム
筋固縮	ジアゼパム
てんかん	クロナゼパム，クロバザム ロラゼパムとジアゼパムはてんかん重積状態に静注
麻酔前投薬	ジアゼパム，ミダゾラム

睡眠薬として使用される主なベンゾジアゼピン系薬物

作用時間	応用	薬物名
超短時間型	就眠	トリアゾラム，ミダゾラム[1]，ゾピクロン[2]，エスゾピクロン[2]，ゾルピデム[2]
短時間型	就眠	エチゾラム，ブロチゾラム，リルマザホン
中間型	熟眠	フルニトラゼパム，ニトラゼパム，エスタゾラム
長時間型	熟眠	フルラゼパム，クアゼパム

[1] 麻酔前投薬として筋注，全身麻酔の導入・維持や人工呼吸中の鎮静のために静注

[2] 非ベンゾジアゼピン系化合物だがベンゾジアゼピン受容体に作用

NOTE ✏ ベンゾジアゼピン受容体の分類と新たな作用機序の睡眠薬

- ベンゾジアゼピン受容体は，サブユニットの種類により ω_1（オメガ），ω_2 に分類される。従来のベンゾジアゼピン誘導体は ω_1，ω_2 受容体を区別せずに結合し，抗不安，抗痙攣，睡眠，筋弛緩など多様な作用を示す。
- 非ベンゾジアゼピン誘導体のゾルピデムは ω_1 受容体に選択的に結合して主に睡眠作用を示し，耐性や依存性は弱いとされるため，頻用されている。
- ラメルテオンは視床下部のメラトニン受容体を刺激し睡眠覚醒リズムを正常化する睡眠薬である。スボレキサントは覚醒の保持に関与する視床下部のオレキシン受容体の遮断作用により睡眠をもたらす。いずれも筋弛緩，記憶障害などの副作用や依存性，耐性がない。

Q53 抗不安薬の種類と使い方

◉ 神経症性障害に用いる抗不安薬にはベンゾジアゼピン誘導体のほか，選択的セロトニン再取り込み阻害薬（SSRI），$5\text{-}HT_{1A}$ 受容体作用薬などがある。

◉ 神経症性障害の類型，重症度，年齢などに応じて，薬物を選択する。

◆ 神経症性障害に対する抗不安薬は，副作用や依存性が少ない**ベンゾジアゼピン誘導体**が中心である。ほかにセロトニン $5\text{-}HT_{1A}$ **受容体作用薬**のタンドスピロン，抗うつ薬の**選択的セロトニン再取り込み阻害薬（SSRI）**も用いられる。

◆ ベンゾジアゼピン誘導体は神経症性障害のうち，慢性的に持続する不安，緊張（全般性不安障害など）には有効である。強迫性障害，パニック障害，社会（社交）不安障害など性格要因の強いものには有効性が低い。

◆ SSRI（フルボキサミン，パロキセチン，セルトラリン，エスシタロプラム）は強迫性障害，パニック障害，社会不安障害，外傷後ストレス障害（PTSD）に有効である。

◆ タンドスピロンは催眠，筋弛緩，健忘作用がないが，重症例には効果が低く，比較的軽症に用いる。

◆ ベンゾジアゼピン誘導体は，高齢者では肝代謝能低下により体内に蓄積し作用が増強しやすいため，健忘，意識障害，筋弛緩作用による転倒が生じやすい。力価の低い薬物を少量投与するようにする。

主な抗不安薬の分類

ベンゾジアゼピン系	作用時間	抗不安作用	催眠作用
クロチアゼパム	短時間	＋	±
エチゾラム		＋＋＋	＋＋
アルプラゾラム	中間型	＋＋＋	＋
ロラゼパム		＋＋＋	＋
オキサゾラム	長時間	＋	＋
ジアゼパム		＋＋	＋＋
フルジアゼパム		＋＋	＋
クロキサゾラム		＋＋＋	＋
フルトプラゼパム	超長時間	＋＋	＋
ロフラゼプ酸エチル		＋＋	＋

$5\text{-}HT_{1A}$ 受容体作動薬	作用時間	抗不安作用	催眠作用
クエン酸タンドスピロン	短時間	＋＋	±

SSRI（選択的セロトニン再取り込み阻害薬）	作用時間	抗不安作用	催眠作用
フルボキサミン		a，c	±
パロキセチン		a, b, c, d	±
セルトラリン		b, d	±
エスシタロプラム		c	±

適応　a：強迫性障害，b：パニック障害，c：社会不安障害，d：外傷後ストレス障害（PTSD）

平井みどり・三木知博 編：薬物治療学，第2版，p.53，化学同人，2019

Q54 エタノールの薬理作用

◉主な薬理作用は中枢神経系全般の抑制，末梢血管拡張，胃酸分泌，利尿作用など。
◉肝臓のアルコールデヒドロゲナーゼ，アルデヒドデヒドロゲナーゼで代謝される。

◆局所作用として蛋白凝固作用，脱水作用，殺菌作用（70％溶液が最も強い）を持つ。全身麻酔薬と同様に中枢神経系に対しては全般的な抑制作用を示し，見かけ上の興奮は高次中枢の脱抑制（抑制性機序の抑制）によるものである（全身麻酔薬の第2期に相当 ☞Q45）。抑制は大脳皮質→小脳→脊髄→延髄の順に進行する。血管運動中枢の抑制により末梢血管拡張が生じる。

◆少量のエタノールは胃酸分泌を亢進させ，食欲や消化を促進する。また，脳下垂体後葉の抗利尿ホルモン分泌の抑制により利尿作用を示す。

◆エタノールは胃，小腸から急速に吸収され，大部分は肝臓のアルコールデヒドロゲナーゼ（ADH）によりアセトアルデヒドとなる。さらにアルデヒドデヒドロゲナーゼ（ALDH）により酢酸またはアセチル CoA となり，TCA 回路を経て CO_2 と水に酸化される。

◆ヒトの両酵素にはアイソザイムが知られている。ALDH には ALDH1 と ALDH2 があるが，日本人の約50％は主要な ALDH2 の活性が低く，そのため飲酒後血中アセトアルデヒドが著増し，悪心，嘔吐，顔面紅潮，頭痛などを生じやすい。（アルコール代謝と中毒については Q218 参照）

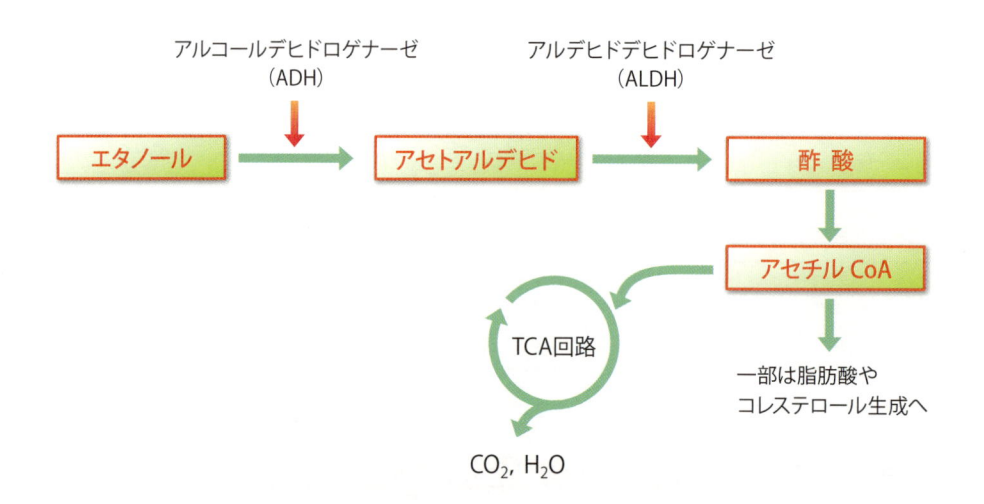

NOTE🖍 慢性アルコール中毒患者の飲酒抑制に用いる薬物

• シアナミドとジスルフィラムは，ALDH の阻害作用によりアセトアルデヒドが蓄積し，悪心，頭痛などの不快な症状を引き起こすことで，慢性アルコール中毒患者の酒量を減らす酒量抑制薬（嫌酒薬）である。

• アカンプロサートは NMDA 受容体の部分アゴニストで，飲酒欲求を抑制し断酒維持を補助する。
• ナルメフェンはオピオイド受容体調節作用により飲酒欲求を抑制し，飲酒量を低減させる。

Q55 抗精神病薬の種類と特徴

◉定型抗精神病薬はクロルプロマジン，ハロペリドールなど。

◉非定型抗精神病薬はセロトニン・ドパミン拮抗薬（リスペリドンなど），MARTA（オランザピンなど），アリピプラゾール。

◆抗精神病薬は統合失調症の陽性症状である幻覚，妄想や精神運動興奮に特異的な抑制効果を示す。種々の化学構造を持つ薬物を含むが，共通して中枢ドパミン受容体の1つであるD_2受容体遮断作用を有する。

①**定型抗精神病薬**：従来から頻用された抗精神病薬で，代表的なものにクロルプロマジンなどのフェノチアジン誘導体，ハロペリドールなどのブチロフェノン誘導体がある。クロルプロマジンはD_2以外にD_1，H_1，$5\text{-}HT_2$，ムスカリン受容体にも比較的強い遮断作用を有するのに対し，ハロペリドールはD_2受容体に選択性の強い遮断作用を示す。

②**非定型抗精神病薬**：リスペリドン，ペロスピロン，パリペリドン，ブロナンセリンはD_2受容体遮断作用に加えて強力な$5\text{-}HT_2$受容体遮断作用も併せ持ち，セロトニン・ドパミン拮抗薬（serotonin-dopamine antagonist；SDA）とも呼ばれる。オランザピン，クエチアピン，アセナピン，クロザピンはD_2，$5\text{-}HT_2$受容体に加え，H_1，α_1，ムスカリン受容体などの多様な受容体に同程度の遮断作用を示すためMARTA（multi-acting receptor targeted antipsychotics，多元受容体標的化抗精神病薬）ともいわれる。アリピプラゾールはD_2受容体部分作動作用を持ち，ドパミン神経系を安定させる。ブレクスピラゾールはD_2および$5\text{-}HT_{1A}$受容体部分作動作用と$5\text{-}HT_2$受容体遮断作用を持つ。

◆非定型抗精神病薬は定型抗精神病薬に比較して錐体外路症状（☞Q57）の副作用発現が少なく，陰性症状（☞Q56）の改善もある程度期待できるため，統合失調症の第一選択薬となっている。

主な抗精神病薬の各種受容体に対する作用の比較

		特色	受容体					
			D_1	D_2	$5\text{-}HT_2$	α_1	ムスカリン	H_1
定型抗精神病薬	クロルプロマジン	フェノチアジン誘導体	○	○	○	◎	○	◎
	ハロペリドール	ブチロフェノン誘導体	△	◎	○	○	△	△
非定型抗精神病薬	リスペリドン	セロトニン・ドパミン拮抗薬	△	◎	●	○	△	○
	オランザピン	MARTA[1]	△	○	◎	○	◎	◎
	アリピプラゾール	ドパミン受容体部分作動薬	△	◎[2]	○	△	△	△

受容体遮断作用　●最強，◎強力，○中等度強力，△弱いまたは作用なし

[1] MARTA：多元受容体標的化抗精神病薬
[2] アリピプラゾールはD_2受容体に対しては遮断作用でなく部分作動作用を示す

上島国利編著：精神科治療薬ハンドブック，第5版，p.22，中外医学社，2007 より改変

Q56 抗精神病薬の薬理作用

◉ 統合失調症の幻覚，妄想を改善（抗精神病作用）。

◉ D_2，$5\text{-}HT_2$，α，ムスカリン受容体遮断による多彩な薬理作用。

◆ 抗精神病薬に共通する中核的な薬理作用は，中枢神経系の D_2 受容体遮断作用である。急性の統合失調症に特徴的な幻覚，妄想，思考障害といった陽性症状に対する抗精神病作用は，脳ドパミン神経系のうち中脳−辺縁系の D_2 遮断作用による。

◆ 一方，黒質−線条体系，隆起−漏斗系の D_2 遮断作用により，それぞれ錐体外路症状（☞Q57），乳汁分泌が生じる。制吐作用は延髄最後野の化学受容器（CTZ）の D_2 遮断作用による（☞Q146）。

◆ 非定型抗精神病薬に特徴的な $5\text{-}HT_2$ 受容体遮断作用により，陽性症状に加え陰性症状（無為，自閉）に対してもある程度の改善効果を示す。陰性症状には中脳−皮質系のドパミン系の機能低下が関与し，$5\text{-}HT_2$ 受容体遮断によりドパミン系機能が回復すると考えられる。

◆ α受容体遮断作用の強い薬（クロルプロマジンなど）は，鎮静，血圧低下作用（起立性低血圧）を示す。また，抗コリン作用により末梢性の多くの副作用が生じるが，錐体外路症状には拮抗する。ブチロフェノン誘導体はα遮断作用，抗コリン作用が弱い。

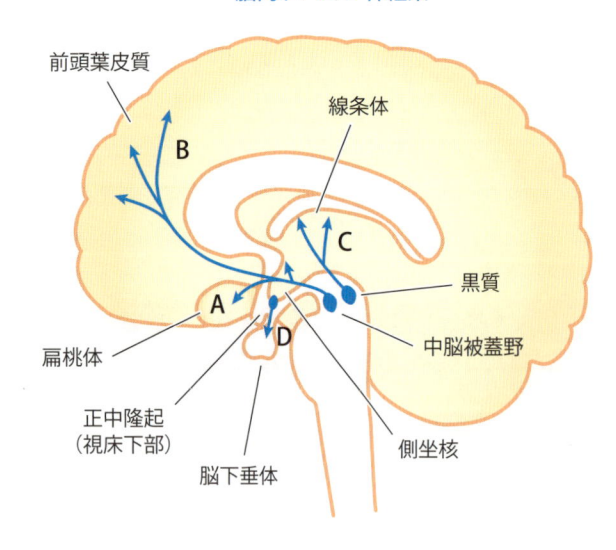

脳内ドパミン神経系

前頭葉皮質
線条体
B
C
黒質
A
D
中脳被蓋野
扁桃体
正中隆起
（視床下部）
脳下垂体
側坐核

抗精神病薬の薬理作用

投射経路	薬理作用
A 中脳−辺縁系	陽性症状の抑制
B 中脳−皮質系	陰性症状の改善
C 黒質−線条体系	錐体外路症状
D 隆起−漏斗系	乳汁分泌（プロラクチン分泌促進）

Q57 抗精神病薬の副作用 〈薬物性パーキンソン症候群，悪性症候群とは〉

◉ パーキンソン症候群など錐体外路系副作用を生じやすい。

◉ 悪性症候群は最も重篤な副作用。

◆ 中枢性の副作用は過剰鎮静，眠気などの中枢抑制作用に加え，各種の錐体外路症状（すいたいがいろ）が生じやすい。

◆ 投薬開始初期には急性ジストニア（舌，顔面，背部のスパスム），パーキンソン症候群（無動，筋強直，振戦），アカシジア（静坐不能）が認められる。パーキンソン症候群は線条体のD_2受容体遮断により生じ，抗コリン作用で拮抗されるため，前者の強いハロペリドールで起こりやすく，後者の強いクロルプロマジンでは起こりにくい。

◆ 非定型抗精神病薬は錐体外路症状が生じにくい。黒質−線条体系のD_2受容体遮断が$5-HT_2$受容体遮断作用により軽減するためと考えられる。錐体外路系副作用に対しては，いずれも抗コリン性パーキンソン病治療薬が有効である。

◆ 抗精神病薬の長期投与後に現れる遅発性ジスキネジア（口・顔面の不随意運動）は，D_2受容体の過感受性が原因と考えられ，難治性である。

◆ 最も重篤な悪性症候群は比較的早期に発症し，高熱，筋強直，無動，昏迷などを示し，痙攣，呼吸不全を起こし死亡することもある。脳下垂体のD_2受容体遮断による高プロラクチン血症のため乳汁分泌も認められる。抗アドレナリン作用，抗コリン作用は自律神経系副作用の原因となり，前者により低血圧，起立性低血圧，後者により口渇，便秘，排尿障害，緑内障悪化などが起こる。

◆ 非定型抗精神病薬では，オランザピンやクエチアピンなどに高血糖の副作用があり，糖尿病患者への投与は禁忌である。クロザピンは重篤な副作用に無顆粒球症があるため，厳しい管理下で治療を行う。

抗精神病薬の代表的な副作用

		作用機序	対応
中枢性副作用	眠気，過剰鎮静	中枢αアドレナリン受容体遮断	減量
	錐体外路症状　急性ジストニア　パーキンソン症候群　アカシジア（静坐不能）　遅発性ジストニア	不明　線条体ドパミン受容体遮断　不明　線条体ドパミン受容体感受性亢進？	抗パーキンソン病薬投与　抗パーキンソン病薬投与　減量，抗パーキンソン病薬投与　対応困難
	乳汁分泌，乳房肥大	脳下垂体ドパミン受容体遮断（プロラクチン分泌亢進）	減量
	悪性症候群	中枢ドパミン受容体遮断？	投薬中止　ブロモクリプチン，ダントロレン投与
末梢性副作用	抗コリン性副作用	末梢ムスカリン受容体遮断	自律神経症状の少ない非定型薬に変更
	起立性低血圧	末梢αアドレナリン受容体遮断	自律神経症状の少ない非定型薬に変更
	高血糖	不明	投薬中止し他薬に変更

Q58 抗うつ薬の種類と特徴

◉三環系抗うつ薬，四環系抗うつ薬，SSRI，SNRI，NaSSA がある。
◉抗うつ薬は脳内モノアミン神経系に作用する。

◆従来広く用いられてきた**イミプラミン，アミトリプチリン**や類似物質は，その化学構造から**三環系抗うつ薬**と呼ばれる。**四環系抗うつ薬**としてはマプロチリン，ミアンセリンなどがある。

◆三環系，四環系抗うつ薬の多くは<u>ノルアドレナリンあるいはセロトニン（5-HT）の神経終末への再取り込み阻害作用を持つ</u>。抗うつ作用の機序は明らかではないが，取り込み阻害によるシナプス間隙のアミン濃度上昇により，モノアミン神経のシナプス後膜などで機能の変化が生じると推測されている。

◆**フルボキサミン，パロキセチン**，セルトラリン，エスシタロプラムなどは化学構造に共通性は少ないが，いずれもセロトニン再取り込みを選択的に阻害するため **SSRI**（selective serotonin reuptake inhibitor,**選択的セロトニン再取り込み阻害薬**）と呼ばれる。**ミルナシプラン**，デュロキセチン，ベンラファキシンはセロトニンとノルアドレナリンの両者の再取り込みを阻害し，**SNRI**（serotonin-noradrenaline reuptake inhibitor, **セロトニン・ノルアドレナリン再取り込み阻害薬**）に分類される。

◆SSRI と SNRI は，従来の抗うつ薬のような伝達物質受容体遮断作用とそれに基づく副作用（☞**Q59**）が少ないため，うつ病治療の第一選択薬となっている。

◆**ミルタザピン**は，シナプス前 α_2 受容体を遮断し，セロトニンとノルアドレナリンの遊離を促進するとともに，5-HT$_2$ および 5-HT$_3$ 受容体を遮断するため主に 5-HT$_1$ 受容体を活性化する。こうした薬理特性から **NaSSA**（noradrenergic and specific serotonergic antidepressant, **ノルアドレナリン作動性・特異的セロトニン作動性抗うつ薬**）と呼ばれる。非定型抗精神病薬のアリピプラゾールも難治のうつ病に用いられる。

代表的な抗うつ薬の種類

分類	薬物名
三環系	イミプラミン アミトリプチリン ノルトリプチリン アモキサピン
四環系	マプロチリン ミアンセリン ミルタザピン
その他	トラゾドン スルピリド
SSRI	フルボキサミン パロキセチン セルトラリン エスシタロプラム
SNRI	ミルナシプラン デュロキセチン ベンラファキシン
NaSSA	ミルタザピン
非定型抗精神病薬	アリピプラゾール

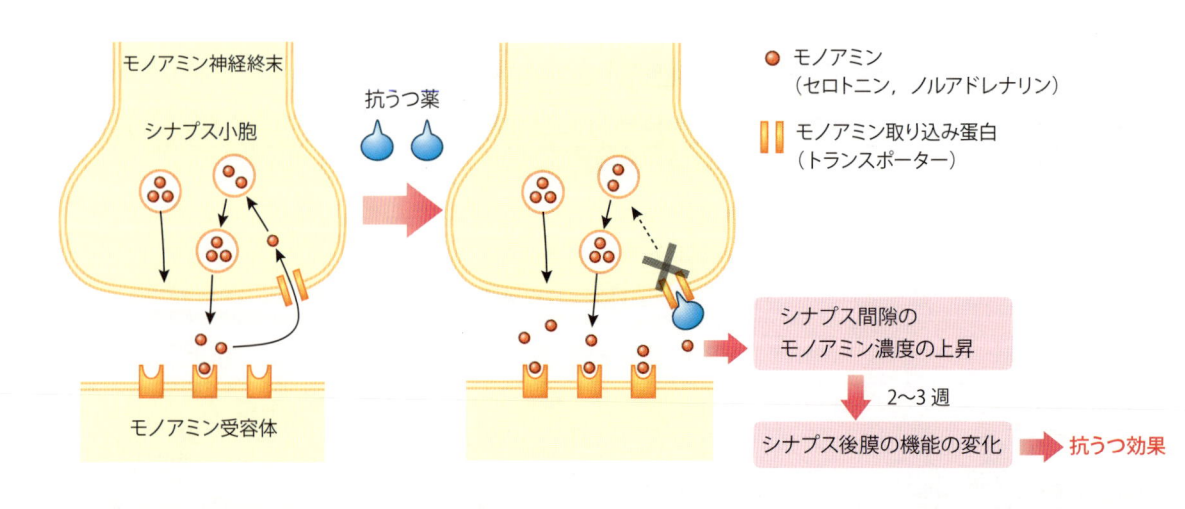

Q59 抗うつ薬の薬理作用と副作用

◉ 抗うつ作用の発現には 2 〜 3 週間の投与が必要。

◉ 抗コリン作用や心毒性など，伝達物質受容体遮断作用が関与する副作用があるが，SSRI，SNRI，NaSSA では副作用が少ない。

◆ 三環系抗うつ薬はうつ病の 60 〜 70％に有効であるが，その作用発現には 2 〜 3 週の投与が必要である。モノアミン再取り込み阻害は直ちに生じるので，この作用だけで抗うつ作用を説明することはできない。

◆ うつ病患者に対して，気分高揚作用，意欲亢進作用，抗不安・焦躁作用を示す。SSRIはうつ病に加えてパニック障害，強迫障害，社会不安障害や心的外傷後ストレス障害（PTSD）にも用いられる。SNRI のデュロキセチンは糖尿病神経障害に伴う疼痛などの慢性疼痛にも有効である。

◆ 三環系抗うつ薬の副作用には過度の鎮静，眠気のほか，抗コリン作用による口渇，便秘，排尿障害，視調節障害，眼圧亢進や，α遮断作用による起立性低血圧も認められる。心毒性による突然死も知られている。

◆ 四環系のミアンセリンは抗コリン性の副作用や心毒性は少ない。

◆ SSRI，SNRI は再取り込み阻害以外の作用が弱いため，三環系抗うつ薬のような副作用は少なく安全性が高い。しかし，SSRI は消化管のセロトニン機能も亢進するため，投与初期に悪心・嘔吐を生じやすい。また，SSRI ではセロトニン症候群（焦燥・興奮などの精神症状，振戦などの神経症状，発熱・下痢などの自律神経症状）が生じることがある。

◆ 抗うつ薬の中断や急な減量後，胃腸症状，不安，不眠，めまいや耳鳴りなどの離脱症状が生じることがある。半減期の短い SSRI で認めやすい。

◆ 抗うつ薬の投与開始時や増量時に不安，易刺激性，衝動性，不眠などを生じ，賦活症候群と呼ばれ，自殺の要因となりうる。すべての抗うつ薬で青少年の自殺の頻度が増加する可能性があり，24 歳以下には慎重な投与が求められている。

三環系抗うつ薬と SSRI の副作用の比較

抗うつ薬	副作用
三環系抗うつ薬	過度の鎮静・眠気
	抗コリン作用（口渇，便秘，排尿障害，視調節障害など）
	起立性低血圧
	心毒性
	賦活症候群（若年者の自殺）
SSRI	消化器症状（悪心・嘔吐）
	セロトニン症候群（焦燥・興奮，振戦，発熱，下痢など）
	離脱症候群
	賦活症候群（若年者の自殺）

SSRI の特徴

抗うつ効果	臨床効果や効果発現時期は三環系抗うつ薬とほぼ同じ
副作用	抗コリン性副作用や循環系への影響がなく，過剰投与でも安全 消化器症状の頻度が高い セロトニン症候群を生じることあり
適応	強迫障害，パニック障害，社会不安障害などの神経症領域にも有効

Q60 炭酸リチウムの薬理作用

◉炭酸リチウムは双極性障害の躁症状，うつ症状の改善と再発防止に有効で，気分安定薬と呼ばれる。

◉治療域が狭いため，血中濃度のモニタリングが必要。

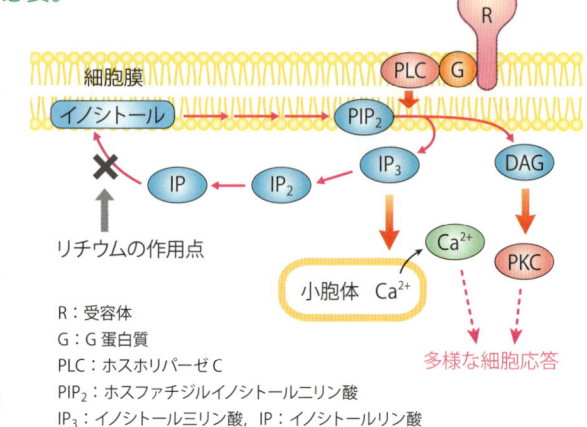

R：受容体
G：G蛋白質
PLC：ホスホリパーゼ C
PIP$_2$：ホスファチジルイノシトール二リン酸
IP$_3$：イノシトール三リン酸，IP：イノシトールリン酸
DAG：ジアシルグリセロール，PKC：プロテインキナーゼ C

◆炭酸リチウムは正常人にはほとんど中枢作用を持たないが，双極性障害の躁病相の 70 ～ 80％に抗躁作用を示す。また，双極性障害のうつ病相の改善効果や躁・うつ病相の再発予防効果も持つ。セカンドメッセンジャーの 1 つであるイノシトール三リン酸（IP$_3$）の代謝経路の阻害作用などが知られているが，詳細な作用機序は不明である。

◆炭酸リチウムのように抗躁作用のみならず，躁・うつ病相の予防効果を併せ持つ薬物を気分安定薬と呼ぶ。抗てんかん薬であるカルバマゼピン，バルプロ酸やラモトリギンも気分安定薬である。

◆リチウムは治療域が狭い，すなわち有効血中濃度と中毒濃度の差が少ないため，血中濃度の定期的なモニタリングが必要である。リチウム中毒では振戦，痙攣，意識障害などがみられ，致命的なこともある。リチウムは主に尿中へ排泄されるが，ナトリウム低下時（利尿薬，発汗，減塩食）には近位尿細管での再吸収が増加し，中毒を生じやすい。中毒濃度以下でも長期投与で皮膚症状や，心臓，甲状腺，腎臓に障害が出現することがある。

主な気分安定薬と有効血中濃度

薬物	有効性			有効血中濃度
	躁病相	うつ病相	再発予防	
炭酸リチウム	○	○	○	0.6 ～ 1.2 mEq/L
カルバマゼピン	○		○	6 ～ 10 μg/mL
バルプロ酸ナトリウム	○		○	50 ～ 100 μg/mL
ラモトリギン		○	○	

Q61 抗てんかん薬の選択

◉てんかんの種類により選択される抗てんかん薬が異なる。

◉抗てんかん薬は興奮性神経を抑制，あるいは抑制性神経を亢進させる。

◆抗てんかん薬は興奮性のグルタミン酸神経系の機能抑制，あるいは抑制性の GABA 神経系の機能亢進により抗痙攣作用を示す。代表的な抗てんかん薬のフェニトイン，カルバマゼピンは Na$^+$ チャネルの抑制，エトスクシミドは T 型 Ca^{2+} チャネルの抑制，

ゾニサミドは両チャネルの抑制，**フェノバルビタール**，ベンゾジアゼピン系薬（**ジアゼパム**，**クロナゼパム**，クロバザムなど）は GABA_A 受容体の機能促進，**バルプロ酸**は GABA 代謝酵素の GABA トランスアミナーゼの阻害が関与する。

◆ 新世代の抗てんかん薬には，**ガバペンチン**（L 型 Ca^{2+} チャネルの抑制と GABA 濃度増加），**ラモトリギン**（Na^+ チャネルと L 型 Ca^{2+} チャネルの抑制），ラコサミド（Na^+ チャネルの不活性化の促進），トピラマート（Na^+ チャネルと L 型 Ca^{2+} チャネルの抑制，AMPA/ カイニン酸型グルタミン酸受容体の機能抑制，GABA_A 受容体の機能促進など），ペランパネル（AMPA 型グルタミン酸受容体の拮抗），レベチラセタム（シナプス小胞蛋白質 SV2A に結合）などがあり，多様な作用で興奮性神経機能を抑制する。

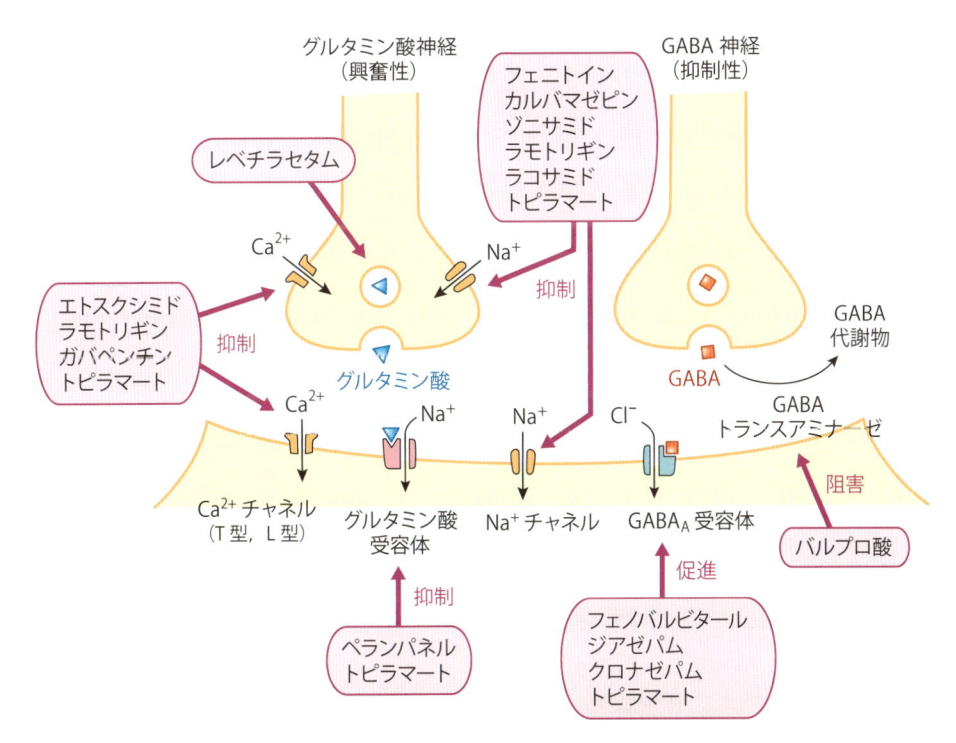

主な抗てんかん薬の作用機序と適応

薬物名	作用機序	有効なてんかん	主な副作用
フェニトイン	Na^+ チャネル抑制	強直間代発作，部分発作	眼振，複視，運動失調，歯肉増殖，多毛
カルバマゼピン	Na^+ チャネル抑制	部分発作	眠気，複視，運動失調
ラモトリギン	Na^+ チャネル・L 型 Ca^{2+} チャネル抑制	強直間代発作，欠神発作，部分発作，Lennox-Gastaut 症候群	眠気，めまい
フェノバルビタール	GABA_A 受容体活性化（ピクロトキシン結合部位）	強直間代発作，部分発作	眠気，禁断症状（不安，不眠，けいれん発作）
クロナゼパム	GABA_A 受容体活性化（ベンゾジアゼピン受容体）	部分発作，ミオクロニー発作	眠気，筋力低下
ジアゼパム		てんかん重積状態	眠気，筋力低下
エトスクシミド	T 型 Ca^{2+} チャネル抑制	欠神発作	眠気，胃腸症状
バルプロ酸ナトリウム	GABA トランスアミナーゼ阻害	すべてのてんかん	胃腸症状，運動失調
ガバペンチン	L 型 Ca^{2+} チャネル抑制 GABA 濃度増加	部分発作	腎障害，眠気，めまい
レベチラセタム	グルタミン酸遊離抑制（シナプス小胞蛋白質に結合）	部分発作，強直間代発作	眠気，めまい，攻撃性

◆ てんかん発作は，脳の局所にとどまる部分発作と，脳全体を巻き込む全般発作に大別される。全般発作では**強直間代発作**（大発作，意識消失を伴う強直間代痙攣），**欠神発作**（小発作，数秒間の意識消失），部分発作では**複雑部分発作**（精神運動発作，数分の意識障害と認識障害，幻覚，自動症などを伴う側頭葉てんかん）などがあり，それぞれ選択される薬物が異なる。

◆ フェノバルビタール，フェニトインは欠神発作以外に有効で，部分発作にはカルバマゼピンが第一選択薬である。一方，エトスクシミドは欠神発作の第一選択薬である。バルプロ酸はすべてのてんかんに有効であるが，特に全般発作に効力が高い。てんかん重積状態の第一選択はジアゼパムやロラゼパムの静注である。

◆ 新世代の抗てんかん薬の多くは従来薬で効果不十分な場合に併用されるが，ラモトリギンは単独でも使用され，双極性障害にも用いられる。

◆ 鎮静，失調などの一般的な副作用以外に，多くの抗てんかん薬で催奇形性が知られ，フェニトインでは眼症状（眼振，複視），歯肉増殖，異所性発毛など特異な副作用もみられる。抗てんかん薬は一般に中毒症状の予防のため血中濃度のモニタリングが必要である。

Q62 パーキンソン病の治療薬と誘発薬

◎ドパミン作用薬と中枢性抗コリン薬が代表的な治療薬。

◎ドパミン受容体遮断作用の強い抗精神病薬により薬物性パーキンソン症候群がみられる。

1) パーキンソン病治療薬

◆ **Parkinson**（パーキンソン）病は無動症，振戦，筋強直を主症状とする原因不明の疾患であり，二次性のものはパーキンソン症候群と呼ばれる。パーキンソン病では黒質-線条体ドパミン神経路の変性による線条体のドパミンの減少と，アセチルコリン神経の相対的機能亢進により錐体外路症状が生じると考えられている。したがって，ドパミン作用薬と抗コリン薬が代表的な治療薬となっている。

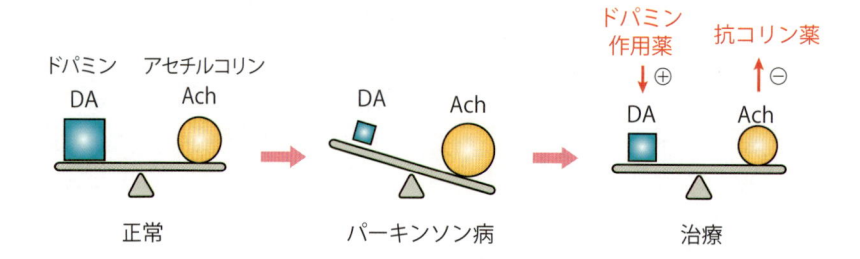

◆ **レボドパ**（**L-ドパ**）はドパミンの前駆物質であり，脳内でドパ脱炭酸酵素によってドパミンとなる（ドパミン自体は血液-脳関門を通過できない）。末梢臓器でのドパミンの生成とそれによる副作用（悪心，嘔吐，不整脈）を抑制し，脳内へのレボドパの移行性（通常は服薬量の1%以下）を高めるため，末梢性ドパ脱炭酸酵素阻害薬（DCI）である

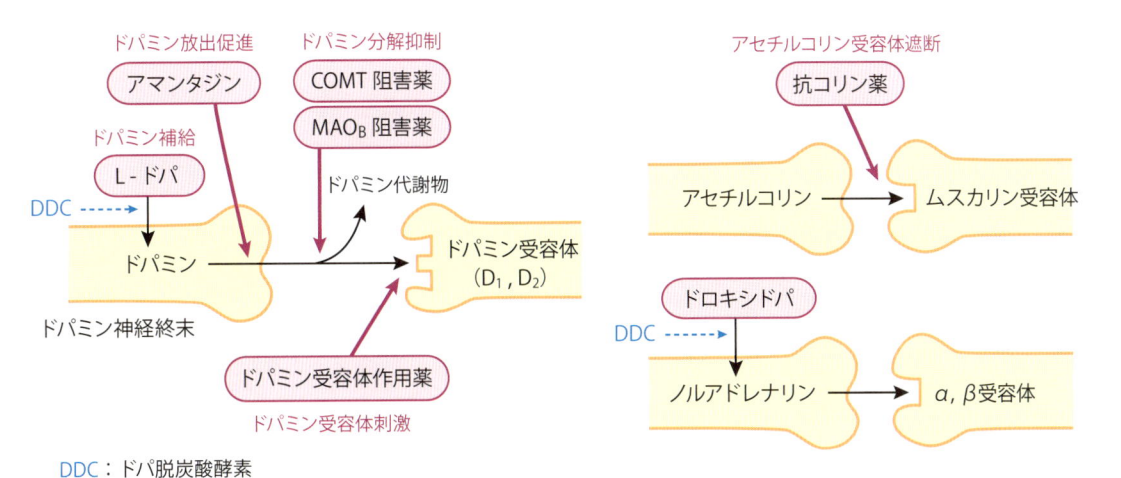

DDC：ドパ脱炭酸酵素

水島裕 編：今日の治療薬，南江堂，2009 より改変

カルビドパ，ベンセラジドを併用することもある。これによりレボドパの投与量を減量できる。レボドパは無動症，筋強直には有効であるが，振戦には効果が劣る。中枢性副作用として興奮，不穏，舞踏病・アテトーゼ様不随意運動などが生じる。

◆ ドパミン受容体作用薬の**ブロモクリプチン**，ペルゴリド，カベルゴリン（麦角系），タリペキソール，**プラミペキソール**，ロピニロール，ロチゴチン，アポモルヒネ（非麦角系）もドパミン機能を刺激するために用いられる。麦角系のドパミン受容体作用薬の長期使用患者では心臓弁膜症の合併が多い。ドパミン遊離作用を持つアマンタジンが用いられることもある。

◆ **ドロキシドパ**は生体内でドパ脱炭酸酵素によりノルアドレナリンとなり，ドパミンとともに欠乏するノルアドレナリンを補充することができ，無動症（すくみ現象など）に有効とされる。ドパミンの分解酵素であるB型モノアミン酸化酵素（MAO$_B$）阻害薬**セレギリン**，ラサギリンやカテコール–O–メチルトランスフェラーゼ（COMT）阻害薬**エンタカポン**は，レボドパの効果を増強・延長するために，レボドパに併用投与される。

◆ 中枢性抗コリン薬の**トリヘキシフェニジル**，ビペリデンはパーキンソン病には補助的に用いられることが多い。

◆ 抗てんかん薬のゾニサミドはレボドパの作用を増強し（レボドパ賦活薬），イストラデフィリンはアデノシンA$_{2A}$受容体拮抗作用によりパーキンソン病に効果を示す。いずれも進行例にレボドパと併用して用いる。

パーキンソン病治療薬の特徴

一般名	特徴
レボドパ	ドパミン前駆物質
レボドパ・カルビドパ レボドパ・ベンセラジド	末梢でのレボドパからドパミンへの代謝を阻害するカルビドパやベンセラジドとの併用薬
ブロモクリプチン ペルゴリド カベルゴリン	ドパミン受容体作用薬（麦角系）
タリペキソール プラミペキソール ロピニロール ロチゴチン	ドパミン受容体作用薬（非麦角系）
セレギリン	ドパミン分解酵素のMAO$_B$阻害薬
エンタカポン	ドパミン分解酵素のCOMT阻害薬
トリヘキシフェニジル	中枢性抗コリン作用薬
アマンタジン	ドパミン放出促進薬
ドロキシドパ	ノルエピネフリン前駆物質

MAO$_B$：B型モノアミンオキシダーゼ，COMT：カテコール -O- メチルトランスフェラーゼ

> **NOTE** 🖊 **レボドパ長期使用の問題点とパーキンソン病治療ガイドライン**
>
> - レボドパは生理的で最も有効な薬物であるが，長期使用により，症状の日内変動，ジスキネジア，精神症状が出現しやすい。
> - 日内変動には wearing off 現象（効果持続時間が短縮し，服用後数時間経過すると効果が消退する），on-off 現象（服用時間に関係なく，症状が良くなったり突然悪くなったりする）などがある。
> - ガイドラインではこうした問題点も考慮して，初期（未治療患者）の治療法と，レボドパ長期使用による
>
> 問題が出現した場合の治療法も提示している。
> - 初期のパーキンソン病に対しては，レボドパによる問題の発生を遅らせるため，ドパミンアゴニストで治療を始め，満足な改善が得られない場合，レボドパを上乗せする。
> - ただし，高齢者と認知症などの知的機能の低下した患者（ドパミンアゴニストで精神症状が出やすい）ではレボドパから開始することを推奨している。

2) パーキンソン病誘発薬

◆ 薬物性パーキンソン症候群は，ドパミン遮断作用が強く抗コリン作用の弱い抗精神病薬（ハロペリドールなど）で起こりやすい（☞**Q57**）。その治療には中枢性抗コリン薬が有効である。消化管作用薬のスルピリド，メトクロプラミドで生じることもある。

Q63 キサンチン誘導体の薬理作用

◎ カフェイン，テオフィリン，テオブロミンが代表的なキサンチン誘導体。

◎ 主要な薬理作用は中枢・骨格筋・心筋興奮，平滑筋弛緩，利尿作用。

◆ キサンチンのメチル誘導体であるカフェイン，テオフィリン，テオブロミンは大脳皮質・延髄の興奮作用，骨格筋興奮作用，心筋興奮作用，平滑筋（気管支，末梢血管）弛緩作用，利尿作用などを示す。3 薬物の各作用の強さは臓器により異なる。

◆ キサンチン誘導体はホスホジエステラーゼ（cAMP の分解酵素）阻害作用，アデノシン受容体（cAMP 産生を抑制）のアンタゴニスト作用などにより細胞内 cAMP 濃度を増加させ，β受容体やホルモン受容体刺激と同様の効果を示すと考えられている。

◆ 臨床的には，テオフィリンとその誘導体であるアミノフィリンが喘息発作に有効である。

キサンチン誘導体の作用の比較

	中枢興奮作用	骨格筋興奮作用	心筋興奮作用	平滑筋弛緩作用	利尿作用
カフェイン（コーヒー，茶，ココア）	+++	+++	+	+	+
テオフィリン（茶）	++	++	+++	+++	+++
テオブロミン（ココア）	+	+	++	++	++

Q64 覚せいアミンなどの大脳皮質興奮薬

◉ 神経終末のカテコラミン遊離促進や再取り込み阻害により中枢興奮作用を示す。

◉ 注意欠如多動性障害（ADHD），ナルコレプシーに有効であるが，覚せいアミンは強い精神的依存，精神障害を生じるため厳しく規制されている。

◆ **アンフェタミン**，**メタンフェタミン**は，心刺激，血管収縮などの末梢交感神経刺激作用を示すが，より低用量で覚醒作用，疲労感減退，気分高揚，呼吸刺激などの中枢興奮作用を示し，**覚せいアミン**と総称される。

◆ 覚せいアミンの薬理作用は神経終末からのノルアドレナリン，ドパミンの遊離促進・再取り込み阻害などで，アミン神経機能を亢進させる。

◆ 覚せいアミンは連用により耐性と強い精神的依存を生じ，乱用者では妄想型統合失調症に類似した精神障害（覚せい剤精神病）を呈するため，**覚せい剤取締法**で厳重に規制されている。

◆ **メチルフェニデート**はドパミン，ノルアドレナリン再取り込み阻害により中枢興奮作用を示す。末梢交感神経刺激作用，食欲抑制作用や依存性がほとんどなく，ADHD やナルコレプシー（睡眠発作，情動に伴う脱力発作，入眠幻覚など）に適用される。

◆ アトモキセチンはノルアドレナリン再取り込みの選択的阻害作用によりノルアドレナリン神経系の機能を亢進させる。ADHD に用いられる。

◆ ADHD の治療薬には上記のほか，アドレナリン α_2 受容体刺激薬のグアンファシンや体内でアンフェタミンに代謝されるリスデキサンフェタミンがある。

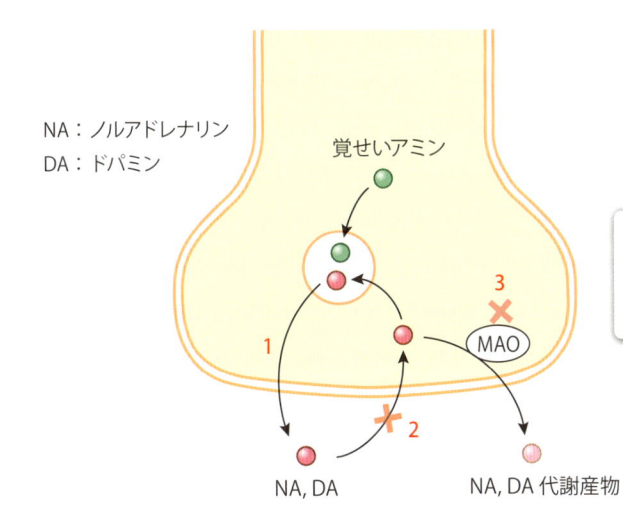

NA：ノルアドレナリン
DA：ドパミン

覚せいアミン

NA, DA

NA, DA 代謝産物

覚せいアミンの作用機序；

1 NA, DA の遊離促進
2 NA, DA の再取り込み阻害
3 MAO（モノアミン酸化酵素）阻害

NOTE 🖊 幻覚発現薬

• 動物では行動異常を生じ，ヒトでは幻覚（主として幻視）を伴う精神異常を発現する薬物をいう。ブホテニン（ガマの皮膚分泌腺），メスカリン（サボテン），プシロシン（毒キノコ）などの天然物質のほかに，LSD（D-lysergic acid diethylamide），フェンシクリジン，MDMA（3,4-methylenedioxymethamphetamine）などが知られている。多くは脳内セロトニン神経系に対する作用がその作用機序と考えられている。

Q65　オピオイド鎮痛薬の種類と作用機序

◉天然アヘンアルカロイドのモルヒネ，コデインと共通した化学構造を持つ。
◉オピオイド受容体の刺激により作用を示す。

◆ケシの種から得られるアヘンには多くのアルカロイドが含まれ，そのうちフェナントレン誘導体のモルヒネ，コデインは強い鎮痛作用と依存性形成を示し，麻薬性鎮痛薬と呼ばれる。また，合成鎮痛薬であるペチジン，フェンタニル（☞Q48 NLA 参照），レミフェンタニルも依存性が知られており，麻薬性鎮痛薬に含まれる。これらの薬物は脳，脊髄，末梢臓器のオピオイド受容体，特にそのサブタイプのうちμ（ミュー）受容体のアゴニストとして作用する。

◆オピオイド受容体に作用する薬物（オピオイド）のうち，ペンタゾシン，ブプレノルフィン，トラマドールは依存性が弱く非麻薬性鎮痛薬と呼ばれ，麻薬には指定されていない。μ受容体への作用はモルヒネに比較して弱いμ受容体部分アゴニスト（部分作動薬）である（モルヒネに拮抗するため麻薬拮抗性鎮痛薬とも称される）。ペンタゾシン，ブプレノルフィンはκ（カッパ）受容体に親和性が高い。トラマドールはノルアドレナリンとセロトニンの再取り込み阻害作用も有し，鎮痛作用に関与している。

◆μ受容体に親和性が高いが，単独では作用を示さず，麻薬性鎮痛薬には拮抗する麻薬拮抗薬にはナロキソン，レバロルファンがある。

オピオイド鎮痛薬および関連薬物

分　類	薬物名	作用機序	鎮痛作用
麻薬性鎮痛薬	モルヒネ	μ受容体アゴニスト	1
	コデイン		1/6
	フェンタニル		80
	レミフェンタニル		80
	ペチジン	μ受容体 + κ受容体アゴニスト	1/10
	オキシコドン		1.5
非麻薬性鎮痛薬	ペンタゾシン	κ受容体アゴニスト（+ μ受容体アンタゴニスト）	1/3
	ブプレノルフィン	μ受容体部分アゴニスト（+ κ受容体アンタゴニスト）	30
	トラマドール	μ受容体部分アゴニスト（+ ノルアドレナリン・セロトニン再取り込み阻害）	1/5
麻薬拮抗薬	ナロキソン	μ受容体アンタゴニスト	0
	レバロルファン		0

> **NOTE　内因性オピオイド物質**
>
> • オピオイド受容体はμ（ミュー），κ（カッパ），δ（デルタ）のサブタイプに分類され，これらに作用する内在性モルヒネ様物質としてメチオニンまたはロイシンエンケファリン，β-エンドルフィン，ダイノルフィンほか数種のペプチドが脳内より発見された。
>
> • いずれも神経細胞体で合成された前駆体ペプチドより限定分解を経て生成される。β-エンドルフィンはμ受容体，ダイノルフィンはκ受容体，エンケファリンはδ受容体に親和性が高く，生体内で痛みの制御をはじめ多くの生理作用に関与している。

Q66　麻薬性鎮痛薬の薬理作用

◎鎮痛作用，多幸感のほかにさまざまな末梢作用を示す。

◎耐性，身体的および精神的依存が問題となる。

◆麻薬性鎮痛薬は中枢，末梢のオピオイド受容体に作用し，種々の薬理作用を示す。

①中枢作用：**強い鎮痛作用**は痛覚求心路の抑制，下行性抑制系の賦活による。鎮痛量で**鎮静作用**，**多幸感**（euphoria）が生じる。呼吸中枢，延髄の CTZ（☞Q146）に作用し，**呼吸抑制**，**催吐作用**を示す。特徴的な**縮瞳**は動眼神経核の刺激による。

②末梢作用：**末梢血管拡張**により心負荷を軽減する。消化管平滑筋の緊張亢進に伴う蠕動運動低下により便秘を起こし，胆道の Oddi 括約筋収縮により胆道内圧が上昇する。また，咳反射の抑制により**鎮咳作用**を示す。

◆麻薬性鎮痛薬は**術後，末期癌，心筋梗塞後の強い疼痛の鎮痛や，中等度から高度の慢性疼痛の治療**に用いられる。上述の諸作用はモルヒネで典型的に認められるが，コデインは鎮痛作用に比して鎮咳作用が強く依存性も低いため，鎮咳薬に用いられる。

◆なお，急性中毒では呼吸抑制により死亡することもあり，麻薬拮抗薬が最も有効な治療薬である。

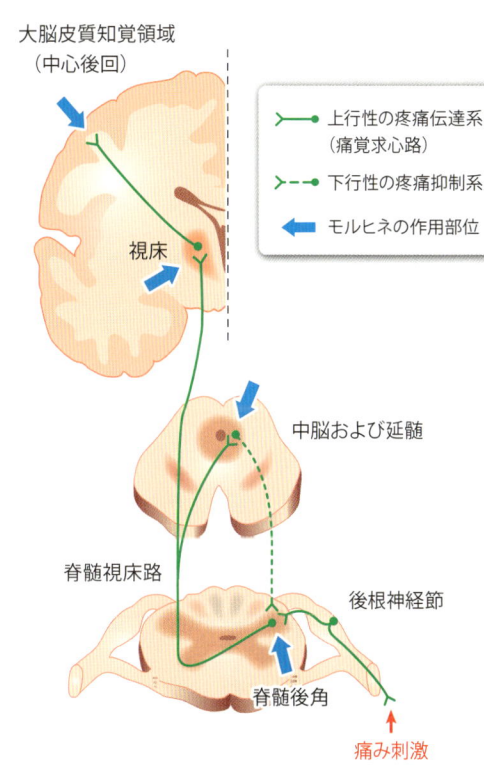

大脳皮質知覚領域
（中心後回）

視床

> ├─●─ 上行性の疼痛伝達系
> 　　　（痛覚求心路）
> ├┈●┈ 下行性の疼痛抑制系
> ⬅ モルヒネの作用部位

中脳および延髄

脊髄視床路

後根神経節

脊髄後角

痛み刺激

安原一・小口勝司 編：わかりやすい薬理学，
第3版，ヌーヴェルヒロカワ，2014

📝 モルヒネの耐性，依存性

• モルヒネは連用によりその鎮痛・呼吸抑制作用に著明な耐性が生じ，同じ鎮痛を得るのにより大量のモルヒネが必要となる。モルヒネの慢性中毒は，この耐性と多幸感および依存性形成によるものである。

• 慢性中毒者では精神的依存，身体的依存がともに認められ，一見普通に見えても，断薬あるいは麻薬拮抗薬投与により不安，不眠，痙攣や著明な自律神経症状を伴う禁断症状が出現する。麻薬性鎮痛薬はこうした依存性のため，その使用，管理は厳重に行わなければならない。

📝 進行癌患者への麻薬投与（WHO 方式）

• WHO は進行癌患者の疼痛に対し，非オピオイド鎮痛薬（NSAIDs，アセトアミノフェン），弱オピオイド鎮痛薬（コデイン，トラマドール），強オピオイド鎮痛薬（モルヒネ，オキシコドン，フェンタニル）を段階的に投与していく 3 段階癌疼痛治療法を提唱している。

• 適正に使用すれば癌患者では依存性は生じにくいこと

から，特に耐性，依存性を恐れて使用がためらわれがちなモルヒネの積極的な投与，すなわち疼痛時の頓用でなく無痛維持のため規則正しく経口投与することを推奨している。

• わが国では投与回数を減らせるモルヒネ徐放剤も用いられている。

Q67 片頭痛の発症機序と治療薬

◉ 頭蓋内外の血管拡張とセロトニンの関与が推測され，しばしば前駆症状を伴う。

◉ 発作時の治療には 5-HT$_{1B/1D}$ 受容体アゴニストのトリプタン系薬物やエルゴタミン，発作予防にはカルシウム拮抗薬のロメリジンなど。

◆ **片頭痛**（migraine）は発作性に起こる片側性の拍動性頭痛で，閃輝暗点（せんき）などの前駆症状を伴うことも多い。正確な発症機序は不明であるが，ストレスも誘因となり，前駆症状期には頭蓋内外の血管収縮が，頭痛時には逆に血管拡張が生じる。この血管の異常反応性にセロトニンが関与していると推測される。

◆ **発作時の治療薬**：**スマトリプタン**，ゾルミトリプタンなどのトリプタン系薬物は，セロトニン受容体のサブタイプ 5-HT$_{1B/1D}$ 受容体のアゴニストで，脳血管を収縮させる。片頭痛発作に対する有効性が高いが，予防効果はない。麦角アルカロイドの**エルゴタミン**は，アドレナリン α$_1$ 受容体，5-HT 受容体のアゴニストで血管収縮作用を示し，発作初期に有効である。

◆ **予防的治療**：カルシウム拮抗薬の**ロメリジン**は脳血管に選択性が高く，前駆症状の引き金となる脳血管の収縮を抑制し，発作予防に有用である。β 遮断薬，抗うつ薬，抗てんかん薬が用いられることもある。

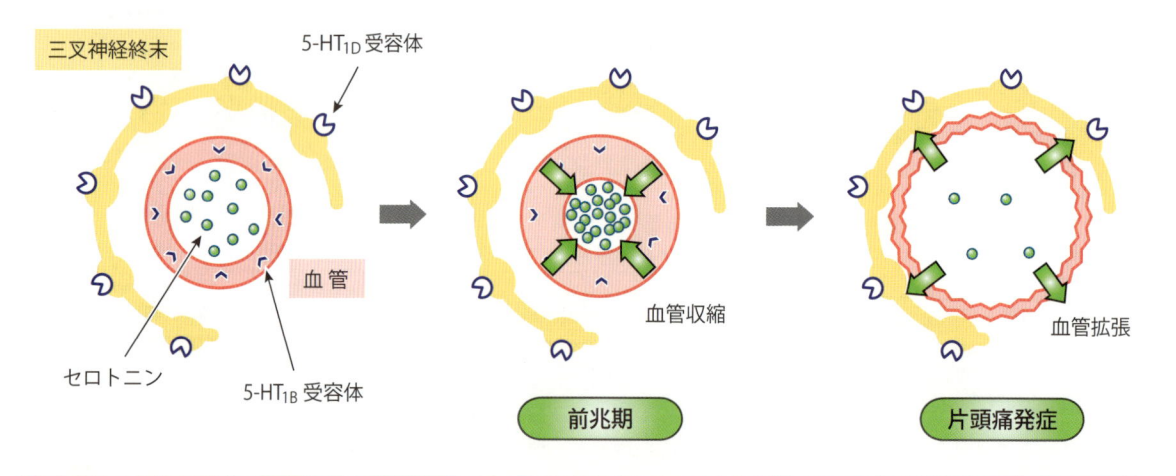

三叉神経終末　5-HT$_{1D}$ 受容体　血管　セロトニン　5-HT$_{1B}$ 受容体　血管収縮　血管拡張　前兆期　片頭痛発症

NOTE🖉 脳血管障害急性期の薬物治療

- 脳血管障害の急性期には，虚血による脳障害の軽減を目的に薬物が投与される。浸透圧利尿薬のグリセオールやマンニトールは，脳浮腫の予防・治療に頻用される。エダラボンは，脳虚血後に生成されるフリーラジカルを消去し，脳保護作用を示す。
- 血液凝固阻害薬のヘパリン（**Q117**）は脳塞栓症の急性期に非経口的に投与される。一方，ワルファリンは経口投与され，作用発現は遅い。
- 組織プラスミノーゲンアクチベーター（t-PA）のアルテプラーゼは，プラスミノーゲンを活性化し，血栓を溶解する。虚血性脳血管障害の急性期に投与される。
- 抗トロンビン作用によりフィブリン生成を抑制するアルガトロバンは，脳血栓症急性期に投与される。
- オザグレルはトロンボキサン A$_2$ 合成酵素阻害により血小板凝集阻害と脳血管攣縮抑制作用を示し，脳血栓症急性期の障害改善とクモ膜下出血後の脳血管攣縮予防のため投与される。（脳血管障害の発症・再発予防に用いられる抗凝固薬，抗血小板薬は第 5 章を参照）

Q68　認知症治療薬と脳循環・代謝改善薬

◉中枢性アセチルコリンエステラーゼ阻害薬，NMDA受容体拮抗薬はアルツハイマー型認知症の進行抑制に有効。

◉脳循環・代謝改善薬は脳血管障害の慢性期の随伴症状改善を目的に投与する。

◆アルツハイマー型認知症では脳内アセチルコリン神経の変性が認められ，記憶・学習とアセチルコリン神経活動の関連が推測されている。

◆中枢性アセチルコリンエステラーゼ阻害薬のドネペジル，ガランタミン，リバスチグミンは，アセチルコリンの分解を阻害してその脳内濃度を高め，記憶障害の進行を抑制することが期待され，アルツハイマー型認知症などの認知症に用いられる。

◆ガランタミンはニコチン性アセチルコリン受容体の活性化作用，リバスチグミンはアセチルコリンを分解する中枢性ブチリルコリンエステラーゼ阻害作用もあわせ持つ。いずれも末梢性コリンエステラーゼ阻害作用は弱いため末梢コリン性副作用は少ない。

◆NMDA受容体（グルタミン酸受容体の1つ）拮抗薬のメマンチンは，中等度から高度のアルツハイマー型認知症に用いられる。グルタミン酸によるNMDA受容体の過剰な活性化による機能異常や神経細胞障害を抑制すると考えられる。

◆脳循環・代謝改善薬であるイフェンプロジル，ニセルゴリン，イブジラストは，脳血管拡張作用に加え，血小板凝集抑制作用などにより脳循環を改善し，二次的に脳代謝賦活作用を示す。脳血管障害に対し，慢性期の随伴症状である頭痛，めまい，手足のしびれ，自発性や意欲の低下などの改善を目的に投与される。

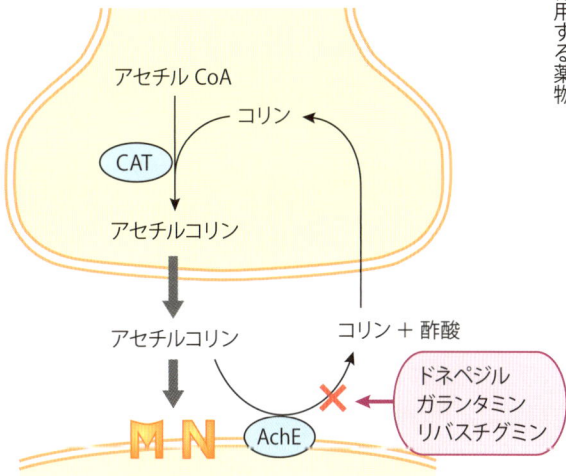

CAT：コリンアセチルトランスフェラーゼ
AchE：アセチルコリンエステラーゼ
M：ムスカリン受容体
N：ニコチン受容体

NOTE　神経難病の治療薬

• 神経難病の多くは有効な治療薬がないが，多発性硬化症では急性期にはステロイドパルス療法，再発予防にはインターフェロンβ，グラチラマー（ミエリン塩基性蛋白を構成するアミノ酸からなるポリペプチド），フィンゴリモド（スフィンゴシン1-リン酸受容体の機能抑制），ナタリズマブ注（α_4インテグリンに対する

モノクローナル抗体）など，免疫系を抑制する多様な薬物が用いられる。

• 筋萎縮性側索硬化症には抗グルタミン酸薬のリルゾール，フリーラジカルを消去するエダラボンが用いられるが，効果は限定的である。

3 末梢神経系に作用する薬物

Q69 末梢神経系の機能的分類

◉ 遠心性の運動神経，自律神経（交感・副交感神経）と，求心性の知覚神経に分類される。

◉ 神経伝達物質，受容体は神経系ごとに異なる。

◆ 末梢神経系は，その機能により大きく**体性神経系**と**自律神経系**に分類される。**運動神経**は前者，**交感・副交感神経**は後者の遠心性神経である。求心性神経は感覚器や内臓からの**知覚神経**である。

◆ 運動神経（下位運動ニューロン）や知覚神経は末梢ではシナプスを形成しないのに対し，自律神経は末梢でシナプスを形成する。交感神経は脊椎の近くの**交感神経節**で，副交感神経は臓器の壁内やその近くにある**副交感神経節**で，それぞれ節前線維と節後神経がシナプスをつくる。そのため，節後線維は交感神経では比較的長く，副交感神経では短い。副腎髄質は交感神経が支配し，アドレナリン，ノルアドレナリンを分泌する副腎髄質細胞は節後神経に相当する。

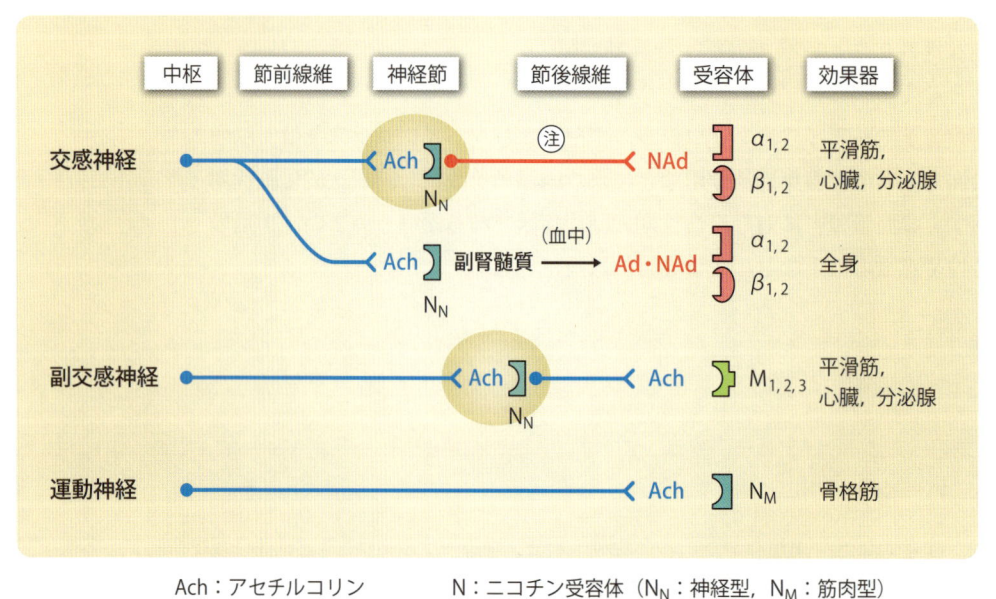

Ach：アセチルコリン　　　N：ニコチン受容体（N_N：神経型，N_M：筋肉型）
NAd：ノルアドレナリン　　M：ムスカリン受容体
Ad：アドレナリン　　　　　$\alpha \cdot \beta$：アドレナリン受容体

●—< コリン作動性神経
●—< アドレナリン作動性神経

（注）例外として，汗腺および一部の骨格筋血管への
　　　交感神経はコリン作動性

◆遠心性神経は，アセチルコリンを伝達物質とする**コリン作動性神経**あるいはノルアドレナリンを伝達物質とする**アドレナリン作動性神経**で，受容体の種類は各神経系で異なっている。

◆交感神経，副交感神経は1つの臓器に同時に線維を送り，ほぼ反対の作用を示す（**相反性二重支配**）。それぞれの節後神経刺激による効果を下表に示す。

自律神経刺激による効果

効果器		アドレナリン作動性		コリン作動性	
		受容体	反 応	受容体	反 応
眼	瞳孔散大筋	α_1	収縮（散瞳）＋		
	瞳孔括約筋			M_3	収縮（縮瞳）＋
肺	気管支平滑筋	β_2	拡張＋	M_3	収縮＋
	気管支分泌	α_1, β_2	抑制，促進	M_3	促進＋＋
心臓		β_1	心拍数，伝導速度，自動能，収縮力の増加＋	M_2	心拍数，伝導速度，収縮力の減少＋
血管		α_1	収縮（皮膚，粘膜，腹部内臓，腎臓で著明）	M_3	拡張（骨格筋血管へはコリン作動性の交感神経節後線維も支配）
		β_2	拡張（冠動脈，骨格筋，腹部内臓で著明）		
胃腸	運動性・緊張	α, β_2	抑制＋	M_3	促進＋＋
	分泌			M_3	促進＋（胃の壁細胞からの分泌は M_1）
腎臓		β_1	レニン分泌促進		
膀胱	排尿筋	β_3	弛緩（蓄尿）	M_3	収縮（排尿）
	内尿道括約筋	α_1	収縮（蓄尿）	M_3	弛緩（排尿）
肝臓		β_2	グリコーゲン分解		
膵臓	腺房	α_2	分泌抑制＋	M_3	分泌促進＋
	島β細胞	α_2	分泌抑制＋＋		
副腎髄質				N_N	アドレナリン，ノルアドレナリンの遊離（交感神経節前線維が支配）
皮膚	汗腺	α_1	局所的分泌促進＋	M_3	全身的分泌促進＋＋
	立毛筋	α_1	収縮＋		
脂肪組織		β_1, β_3	脂肪分解・熱産生促進		

Q70 ノルアドレナリン，アドレナリン，イソプレナリンの薬理作用

◉ ノルアドレナリンはα作用とβ₁作用があり，アドレナリンはα・β作用ともに強く，イソプレナリンはβ作用が強い。

◆ ノルアドレナリン；NAd，アドレナリン；Ad，イソプレナリン；Iso（イソプロテレノール，合成化合物）は代表的なカテコラミン類で，いずれもアドレナリン受容体に直接作用して効果を示すが，受容体に対する選択性は異なる。NAd はαに加えβ₁作用も示すが，β₂作用は弱い。Ad はα，β作用（β₁，β₂）ともに強い。Iso はβ作用（β₁，β₂）の選択性，力価とも最も強い。受容体ごとの力価は次のようになる。

$$\alpha_1, \ \alpha_2 : Ad \geqq NAd \gg Iso$$
$$\beta_1 : \qquad Iso > Ad = NAd$$
$$\beta_2 : \qquad Iso \geqq Ad \gg NAd$$

◆ 静脈注射した場合，NAd はα₁作用により血管が収縮し収縮期圧，拡張期圧ともに上昇し，また迷走神経を介する反射により心拍数が減少する。

◆ Ad，Iso ではβ₂作用により骨格筋や内臓の血管が拡張し末梢血管抵抗が減少するため，拡張期圧が低下し，またβ₁作用により心拍数の増加と収縮期圧の軽度上昇（Ad ではα作用も加わる）が生じる。Ad，Iso はβ₂作用により強い気管支拡張作用やグリコーゲン分解による血糖上昇などの代謝作用を示す。

◆ Ad，NAd は神経終末に取り込まれるほか，モノアミン酸化酵素（MAO），カテコール-O-メチルトランスフェラーゼ（COMT）により代謝，不活性化される。

◆ 臨床応用：ショック，急性低血圧の血圧維持（NAd，Ad），心ブロックなどの心機能低下（Ad，Iso），気管支喘息（Ad，Iso），局所麻酔薬に添加（Ad は血管収縮により吸収を遅らせ，麻酔薬の作用を延長させる），散瞳剤（Ad）。

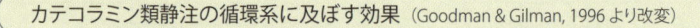

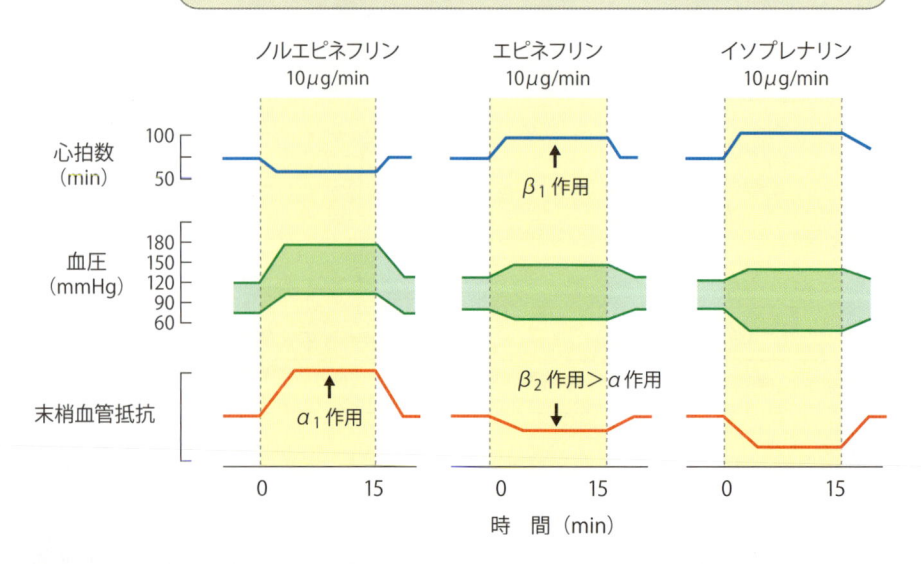

カテコラミン類静注の循環系に及ぼす効果 （Goodman & Gilman, 1996 より改変）

Q71 α，β受容体選択的作動薬とその臨床応用

◎ α_1；昇圧薬，α_2；降圧薬。

◎ β_1；心原性ショック治療薬，β_2；気管支喘息治療薬。

◆ アドレナリン受容体の各サブタイプに特異的な薬理作用のみを得るため，各サブタイプに選択的な作動薬が多数合成されている。

◆ α_1作動薬：フェニレフリン，ミドドリンは昇圧薬として用いられ，血管収縮による昇圧作用を示し，持続時間が長い。フェニレフリンの点眼は散瞳薬（瞳孔散大筋収縮）として，ナファゾリンの点鼻，点眼は鼻充血，結膜充血の除去を目的に使用される。

◆ α_2作動薬：クロニジン，メチルドパ。降圧薬として用いられ，主として中枢 α_2 受容体を刺激して交感神経機能を抑制する。交感神経終末のシナプス前 α_2 受容体刺激によるノルアドレナリン遊離抑制も関与する。

◆ β_1作動薬：ドブタミン。心原性ショック時の循環動態の維持に用いられる。心臓の β_1 受容体を刺激し，心拍数と心拍出量を増加させ，平均血圧も上昇する。

◆ β_2作動薬：サルブタモール，フェノテロール，プロカテロール，長時間作用型のサルメテロール，ツロブテロール，ホルモテロールなど。気管支喘息治療薬として用いられる。β_2 受容体を比較的選択的に刺激して気管支拡張作用を示すが，心悸亢進などの心刺激による副作用もまれならず認められる。リトドリンは子宮筋の弛緩作用により早産予防に用いられる。

◆ β_3作動薬：ミラベクロンは膀胱平滑筋の β_3 受容体に作用して膀胱を弛緩させる。過活動性膀胱による尿意切迫感，頻尿や失禁に用いられる。

α，β受容体サブタイプの主な機能と選択的作動薬

受容体	主な機能	選択的作動薬	
		薬物名	臨床適用
α_1	血管収縮，散瞳	フェニレフリン	昇圧薬
α_2	ノルアドレナリンの遊離抑制 交感神経中枢抑制	クロニジン メチルドパ	降圧薬
β_1	心機能亢進	ドブタミン	心原性ショックの循環管理
β_2	気管支拡張 血管拡張 グリコーゲン分解	サルブタモール プロカテロール サルメテロールなど	気管支喘息治療薬
	子宮筋弛緩	リトドリン	子宮弛緩薬
β_3	膀胱平滑筋弛緩	ミラベクロン	過活動性膀胱治療薬

← 参考❷　ドパミンとエフェドリン

ドパミンは腎血管や内臓血管の末梢型ドパミン受容体に作用し血管を拡張させるとともに，α，β受容体へも直接作用して血管を収縮，心収縮力を増加させる。そのため乏尿を伴わない昇圧薬として，ショック時にしばしば用いられる。漢方薬の麻黄に含まれるエフェドリンは，神経終末からのNAd遊離作用に加え α，β受容体への直接作用を持つ。作用時間が長いため，気管支喘息の予防と持続的治療に用いる。中枢興奮作用がある。

Q72　α受容体遮断薬の種類と薬理作用

◉ 非選択的α遮断薬，α₁遮断薬，α₂遮断薬がある。

◉ α₁遮断薬は降圧薬および前立腺肥大症に伴う排尿障害に用いられる。

◆ 末梢のα受容体のサブタイプには，①交感神経の効果器である血管平滑筋などに分布するα₁受容体と，②主として神経終末に存在しノルアドレナリンの遊離を抑制（シナプス前抑制）しているα₂受容体がある。α遮断薬には両サブタイプを非選択的に遮断する薬物と，どちらかのサブタイプを選択的に遮断する薬物がある。

非選択的α遮断薬

◆ フェントラミンは作用が一過性の非選択的α遮断薬で，血管拡張により血圧低下と四肢の血流量増加を生じる。体位性低血圧や反射性頻脈（α₂受容体遮断によるノルアドレナリン遊離でβ受容体が刺激されるため）が起こりやすく，臨床応用としては褐色細胞腫の診断や血圧管理に限られる。

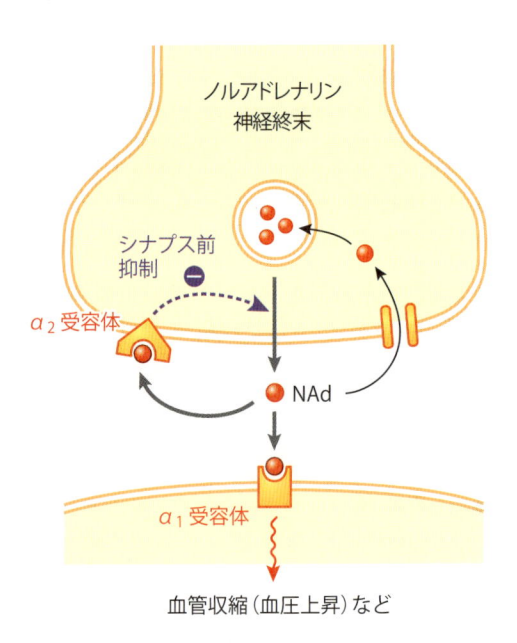

α₁遮断薬

◆ プラゾシン，ブナゾシン，テラゾシン，ドキサゾシンなどのα₁遮断薬は，体位性低血圧やα₂受容体遮断による心臓刺激作用が現れにくく，高血圧症の治療に用いられる。ブナゾシンは緑内障に点眼で用いられる。また，下部尿路平滑筋弛緩作用を示すため，前立腺肥大症に伴う排尿障害にも使用される。血管平滑筋のα₁ᴮ受容体に作用しないタムスロシン，ナフトピジル，シロドシンは前立腺肥大症による排尿障害のみが適応である。

α₂遮断薬

◆ ヨヒンビンはノルアドレナリン遊離を増加させ，頻脈，血圧上昇，発汗などの自律神経症状を生じさせる。臨床的には用いられない。

参考❷　アドレナリン反転

1905年にDaleが示した歴史的な実験で，α遮断薬投与後にはアドレナリンによる血圧上昇が血圧低下に転じる現象。α受容体遮断により，アドレナリンのβ₂作用による血管拡張が優位になるために起こる。

参考❷　アドレナリン受容体の細分類

受容体のクローニングと詳細な薬学的研究により，α，β受容体はさらに細分類されている。α受容体は少なくともα₁ᴬ，α₁ᴮ，α₁ᴰ，α₂ᴬ，α₂ᴮ，α₂ᴄ，β受容体はβ₁，β₂，β₃に分けられる。α₁受容体のサブタイプのうちα₁ᴮは主に血管平滑筋に，α₁ᴬとα₁ᴰは主に泌尿器の平滑筋（前立腺，内尿道括約筋）に分布する。

Q73 β受容体遮断薬の種類と特徴

◉ 非選択的β遮断薬，β₁遮断薬，β₂遮断薬がある。

◉ 部分的β作動作用，膜安定化作用を持つ薬剤もある。

◆ β遮断薬はイソプレナリンの類似構造を持ち，β受容体に結合してβ作用を競合的に阻害する。β受容体のサブタイプには次のものがある。

β₁受容体：心臓に分布し心機能を亢進させる
β₂受容体：気管支，血管などの平滑筋を弛緩させる
β₃受容体：脂肪細胞，膀胱平滑筋に分布し脂肪の分解，膀胱壁の弛緩に関与する

◆ β受容体遮断薬はこれらに対する選択性から，非選択的β遮断薬，β₁遮断薬，β₂遮断薬に分類される。β₂遮断薬は臨床的には用いられない。

◆ また，β受容体遮断作用に加え，単独では逆に部分的β作動作用（内因性交感神経様作用ともいう弱いβ受容体刺激作用）を示したり，膜安定化作用（Na⁺チャネル遮断などによる局所麻酔作用や心筋に対するキニジン様作用）を持つ薬物もある。代表的な薬物であるプロプラノロールは部分的β作動作用はないが，膜安定化作用を持つ非選択的β遮断薬である。

◆ 代表的な非選択的β遮断薬，β₁遮断薬の特徴を表に示す。なお，β受容体遮断作用に加えα受容体遮断作用を併せ持つ薬物にラベタロール，カルベジロールがある。

代表的なβ受容体遮断薬の特徴

		β遮断効力*	部分的β作動作用	膜安定化作用
非選択的（β₁+β₂）遮断薬	アルプレノロール	0.3〜1	++	+
	ピンドロール	5〜10	++	±
	プロプラノロール	1	−	++
	チモロール	5〜10	−	−
心臓選択的（β₁）遮断薬	アセブトロール	0.3	+	+
	アテノロール	1	−	−
	メトプロロール	0.5〜2	−	±

*プロプラノールを1としたときの効力

（田中千賀子ほか編：NEW薬理学，第7版，p.269，南江堂，2017より抜粋）

3

末梢神経系に作用する薬物

Q74 β受容体遮断薬の臨床応用

◉主として不整脈，狭心症，高血圧に用いられる。

◆ β遮断薬は主に循環器疾患の治療に用いられる。

①**不整脈**：β_1受容体遮断作用により心拍数減少，房室伝導抑制，心筋自動能低下が生じるため，交感神経の緊張に由来する発作性上室性頻拍などの上室性頻脈や心室性不整脈（特に期外収縮）に有効である（☞**Q92**）。膜安定化作用の関与は少ないと考えられる。

②**狭心症の予防**：β_1受容体遮断作用により心仕事量が低下し，心筋の酸素消費が減少するため，特に労作狭心症の予防に有効である（☞**Q95**）。

③**高血圧症**：β遮断薬の連続投与により血圧降下が得られる。心拍出量減少に対する代償的な末梢血管抵抗増大が適応現象により徐々に消失する，腎臓からのレニン遊離を抑制するなどの機序による（☞**Q105**）。

◆ このほかβ遮断薬は糖代謝・脂質代謝の抑制，気管支平滑筋の収縮作用を持つが，この目的で臨床応用されることはない。

◆ 気管支喘息患者ではβ_1選択性の高い薬物を用いる。洞性徐脈，心ブロックなどの徐脈性不整脈には禁忌である。心不全患者には病状を増悪させるため一般に禁忌であるが，慢性心不全に対して少量を用いると長期予後が改善する（カルベジロール，ビソプロロールは慢性心不全に適応）。

β受容体遮断薬の薬理作用と臨床応用

	薬理作用	受容体	臨床応用
循環系	抗不整脈作用（心拍数減少，房室伝導抑制，心筋自動能低下など）	β_1	発作性上室性頻拍，心室性期外収縮などの予防
	心機能抑制	β_1	狭心症予防，慢性心不全治療（低用量）
	血圧低下作用	β_1	高血圧症治療
代謝	糖代謝抑制	β_2	臨床応用なし
	脂質代謝抑制	β_1, β_3	臨床応用なし
平滑筋	気管支平滑筋収縮	β_2	臨床応用なし

NOTE ✐ β受容体遮断薬による慢性心不全治療

• 心不全に対してはβ受容体遮断薬は一般に禁忌とされてきた。しかし，拡張型心筋症や心筋梗塞後などの慢性心不全にメトプロロールやカルベジロールなどを少量から慎重に用いることにより心機能，予後を改善することが大規模臨床試験の結果明らかになり，むしろ積極的に用いられるようになった。これらの薬剤は，心不全時に認められる交感神経系の過剰な緊張による心筋の負荷を軽減し，心筋を保護すると考えられる。

Q75 アセチルコリンの神経伝達機構と受容体

◉アセチルコリンはコリン作動性神経終末で合成，貯蔵，放出，分解される。

◉ニコチン受容体，ムスカリン受容体を介して作用を発現する。

◆アセチルコリン（Ach）は末梢神経系では自律神経節前線維，副交感神経節後線維，運動神経の神経伝達物質として働く。Ach は神経終末内でアセチル CoA と能動的に取り込まれたコリンから，コリンアセチルトランスフェラーゼ（CAT）により合成される。合成された Ach の多くはシナプス小胞内に貯蔵され，神経インパルス到達後の終末内への Ca^{2+} 流入が引き金となって，シナプス間隙へ放出される。

◆シナプス間隙に放出された Ach は，受容体に結合して作用を発現するとともに，シナプス膜と結合したアセチルコリンエステラーゼによりコリンと酢酸に速やかに分解される。コリンは神経終末に取り込まれ，再利用される。

◆Ach 受容体には，①神経節，神経筋接合部の終板に存在するニコチン受容体と，②副交感神経効果器に存在する（神経終末のシナプス前膜や神経節にも存在する）ムスカリン受容体があり（☞Q69 図参照），それぞれに親和性の高い薬物が異なる。

◆ニコチン受容体が活性化されると Na^+ を通すイオンチャネルが開き，Na^+ が細胞外から流入して細胞膜の脱分極が生じる。一方，ムスカリン受容体が活性化されると，G 蛋白質を介して PI レスポンスの促進（イノシトール３リン酸とジアシルグリセロールの合成），アデニル酸シクラーゼの抑制（cAMP の合成抑制），細胞膜のイオン（K^+ など）透過性の変化が生じる。

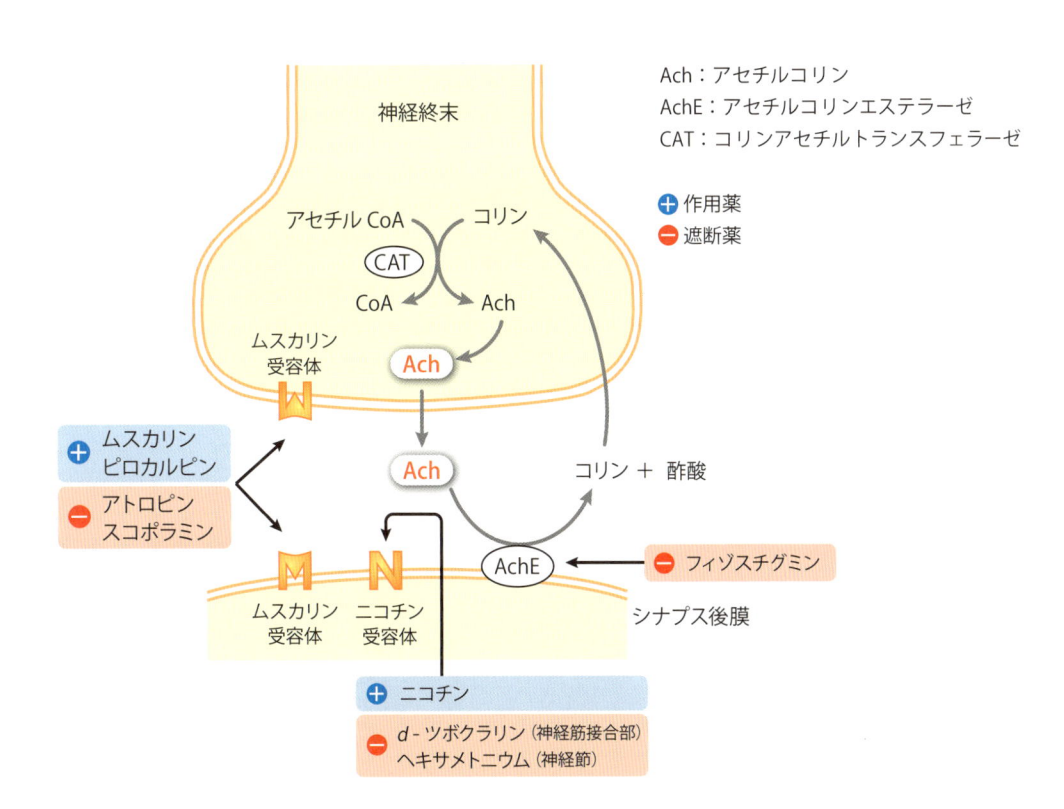

NOTE アセチルコリン受容体の細分類

- 神経筋接合部と神経節に存在するニコチン受容体では薬物感受性が異なる。また，ムスカリン受容体も存在部位により薬物感受性や細胞内情報伝達系が異なる。このような性質の違いから，両受容体は下表のように分類される。

- 受容体のクローニングにより，ニコチン受容体の N_N（神経型）と N_M（筋肉型）はいずれも五量体だがサブユニットの組み合わせが異なること，ムスカリン受容体 M_1，M_2，M_3 は別の分子種 m_1，m_2，m_3 であること，さらに m_4，m_5 の存在も明らかになった。

		分布	反応
ニコチン受容体	N_N	神経節・中枢	Na^+ の透過性増大による膜の脱分極
	N_M	神経筋接合部	
ムスカリン受容体	M_1	神経節・中枢	PI レスポンス促進
	M_2	心臓	アデニル酸シクラーゼ抑制，K^+ 透過性増大
	M_3	その他の副交感神経効果器	PI レスポンス促進

Q76 ムスカリン様作用薬の種類と臨床応用

◎ 合成コリンエステル類と植物由来のアルカロイドがある。

◎ 緑内障，手術後の腸管麻痺などに用いられる。

◆ ムスカリン受容体を刺激して作用を示す薬物には，アセチルコリンのほかに，①カルバコール，ベタネコールなどのコリンエステル類や，②植物由来のムスカリン，ピロカルピンなどのアルカロイドがある。アセチルコリンはアセチルコリンエステラーゼや血清中の非特異的なコリンエステラーゼにより急速に分解されるため作用は一過性であるが，他の薬物はこれらの酵素による分解が遅いか分解されない。

◆ ムスカリン様作用により虹彩括約筋が収縮し縮瞳を起こすとともに，房水の排泄が促進し眼圧が低下するため，点眼薬として緑内障の治療に用いられる。また，消化管や膀胱の平滑筋を収縮させ蠕動を促進するため，胃アトニー，手術後の腸管麻痺と腹部膨満，尿閉などの治療にも使われる。カルバコール，ムスカリンは現在臨床的には用いられていない。

コリンエステル類とアルカロイドの作用の比較

	コリンエステラーゼによる分解	ムスカリン様作用				ニコチン様作用
		心臓	消化管	膀胱	瞳孔	
アセチルコリン	卌	卅	卅	卅	＋	卅
カルバコール	－	＋	卌	卌	卅	卌
ベタネコール	－	±	卌	卌	卅	－
ムスカリン	－	卅	卌	卌	卅	－
ピロカルピン	－	＋	卌	卌	卅	－

田中千賀子ほか編：NEW 薬理学，第 7 版，p.235，南江堂，2017 より改変

Q77　コリンエステラーゼ阻害薬の種類と臨床応用

● 可逆的阻害薬と不可逆的阻害薬がある。

● ムスカリン様作用あるいはニコチン様作用の増強効果を利用して臨床応用される。

◆ コリンエステラーゼ（ChE）阻害薬は神経末端より放出されたアセチルコリンの分解を阻害するため、結果的にアセチルコリンのムスカリン様作用とニコチン様作用を増強する。

◆ 阻害作用の可逆性により、可逆的阻害薬と不可逆的阻害薬に分けられる。可逆的阻害薬にはネオスチグミン、エドロホニウム、ピリドスチグミンなどがある。不可逆的阻害薬は有機リン化合物で、神経ガス、殺虫剤（パラチオン）が含まれる。皮膚からも吸収され、脂溶性が高いため中枢へ移行しやすい。

◆ ①緑内障、②麻酔覚醒時の筋弛緩薬に対する拮抗、③手術後の腸管麻痺や尿閉に対しては、ムスカリン様作用の増強効果を利用する（☞Q76）。

④重症筋無力症の増強効果を利用し、神経筋接合部の神経伝達を促進させる。診断には作用時間の短いエドロホニウムを用い、治療には持続性のピリドスチグミン、ジスチグミン、アンベノニウムを用いる。

⑤抗コリン作用薬中毒の解毒。

◆ ChE阻害薬の過剰投与や有機リン剤中毒では、末梢性の強いムスカリン様作用（縮瞳、麻痺）とニコチン様作用（骨格筋の痙攣、麻痺）に加え、呼吸麻痺などの中枢ムスカリン受容体の刺激症状が生じる。有機リン剤中毒の特異的治療薬としてはアトロピンのほか、ChEと結合したリン酸を解離させるプラリドキシム（PAM）などのChE再賦活薬がある。

コリンエステラーゼ阻害薬の種類と用途

分類	薬物名	臨床応用・用途
可逆的阻害薬	ネオスチグミン	筋弛緩薬に対する拮抗（静注）、術後の腸管麻痺・排尿障害、重症筋無力症の治療、抗コリン薬中毒の解毒
	ジスチグミン	術後の腸管麻痺・排尿障害、重症筋無力症の治療、緑内障（点眼）
	アンベノニウム	重症筋無力症の治療
	ピリドスチグミン	重症筋無力症の治療
	エドロホニウム	重症筋無力症の診断（静注）
不可逆的阻害薬（有機リン化合物）	パラチオン	殺虫剤
	サリン、タブン	神経ガス

参考❶　重症筋無力症

骨格筋の筋力低下と易疲労性を主徴とする疾患。神経筋接合部の終板のニコチン受容体が自己免疫現象により減少し、アセチルコリンの神経伝達が障害されるために生じる。

参考❷　サリン中毒

化学兵器として用いられたサリン、タブン、ソマンは不可逆的ChE阻害作用を持つ有機リン系神経ガスである。1994〜95年に国内で発生したサリン事件では多数の死者が出る惨事となった。アトロピンの大量投与が救命に有効であった。

Q78 抗コリン作用薬の種類と特徴

◉抗コリン作用薬は実質的には抗ムスカリン作用薬。

◉3 級アミンと 4 級アミンでは薬理作用，臨床応用が異なる。

◆抗コリン作用薬はムスカリン受容体と結合して，アセチルコリンのムスカリン様作用に拮抗する。用量によって，下表のように多様な末梢・中枢作用（抗コリン作用）が一般に末梢から中枢の順に出現する。末梢性抗コリン作用は副交感神経機能の抑制に相当する。

◆代表的な薬物は，ナス科植物に含まれるベラドンナアルカロイドのアトロピン，スコポラミンである。両者の薬理作用は類似しているが，アトロピンのほうが作用時間が長く，心臓，消化管，気管支平滑筋への作用が強い。スコポラミンは瞳孔，分泌腺での作用が著明である。いずれも 3 級アミンであるため血液−脳関門を通過し中枢作用を示すが，アトロピンは興奮作用を示すのに対し，スコポラミンは鎮静・抑制作用を示す。

◆抗コリン作用薬は 4 級アミン化することにより，①血液−脳関門を通過しにくくなり中枢作用が弱まる，②消化管や結膜からの吸収が低下する，③神経節遮断作用が増強される（消化管弛緩，腺分泌抑制作用が強くなる），などの性質を持つようになる。したがって，目的に応じて 3 級，4 級アミンの抗コリン作用薬を使い分ける。

◆3 級アミン：胃液分泌を著明に抑制するピレンゼピン，作用時間が短く散瞳薬として用いられるトロピカミド，Parkinson 病治療薬のトリヘキシフェニジルなどがある。

◆4 級アミン：ブチルスコポラミンやプロパンテリンなどがあり，消化管に選択的な鎮痙，分泌抑制作用を示す。チオトロピウム，イプラトロピウムは気管支平滑筋の収縮を抑制し，気管支拡張作用を示す。

アトロピンの用量と効果

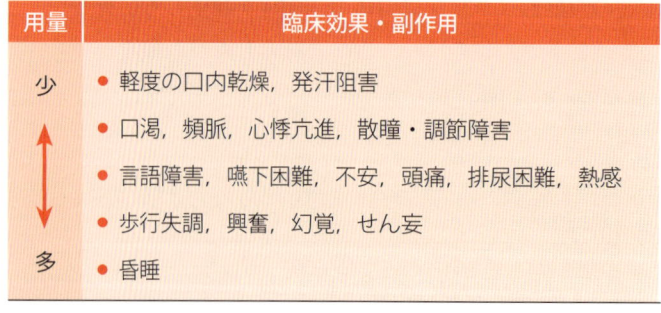

用量	臨床効果・副作用
少	• 軽度の口内乾燥，発汗阻害
↕	• 口渇，頻脈，心悸亢進，散瞳・調節障害
	• 言語障害，嚥下困難，不安，頭痛，排尿困難，熱感
	• 歩行失調，興奮，幻覚，せん妄
多	• 昏睡

田中千賀子ほか編：NEW 薬理学，第 7 版，p.244，南江堂，2007 より改変

Q79　抗コリン作用薬の臨床応用と副作用

◉主に鎮痙薬，散瞳薬，パーキンソン病治療薬として用いられる。

◆抗コリン作用薬は副交感神経遮断作用（抗ムスカリン作用）により多くの臓器に対し薬理作用を示すが，臨床的には以下のように用いられる。

①鎮痙薬：消化管，胆管，尿路の平滑筋の痙攣による痛みを和らげる。

②胃・十二指腸潰瘍治療薬：胃液分泌抑制と胃腸管攣縮による疼痛の軽減。ピレンゼピンは副交感神経節などのM₁受容体を特異的に遮断するため，胃の運動を抑制することなく胃液分泌を抑制する（☞Q143）。

③散瞳薬：点眼薬として用い，瞳孔括約筋弛緩による散瞳，毛様体筋弛緩による調節麻痺を起こす。作用時間の長いアトロピンのほか，検査のためには作用時間の短い3級アミン化合物（☞Q78）を用いる。

④パーキンソン病治療薬：特に振戦に有効。中枢移行性のよいトリヘキシフェニジルなどの3級アミンを用いる（☞Q62）。

⑤気管支拡張薬：慢性閉塞性肺疾患（COPD）や気管支喘息に対してイプラトロピウムのような4級アミンが吸入で用いられる。

⑥排尿障害治療薬：膀胱過活動による頻尿，失禁（神経因性膀胱など）に対し，膀胱の収縮を抑制するオキシブチニンなどが用いられる。

抗コリン作用薬の種類と臨床応用

分類		薬物名	臨床応用
3級アミン	末梢性作用薬	アトロピン	散瞳，調節麻痺（点眼）
			胃腸の痙攣性疼痛，胆石・尿路結石の疼痛，麻酔前投薬
			徐脈，房室ブロック
			有機リン化合物（殺虫剤など），コリン作用薬中毒の解毒
		トロピカミド	散瞳，調節麻痺（点眼）
		ピレンゼピン（M₁受容体選択的）	胃・十二指腸潰瘍，麻酔前投薬
	中枢性作用薬	トリヘキシフェニジルビペリデン	パーキンソン病薬剤性パーキンソン症候群
4級アミン		ブチルスコポラミンプロパンテリンチメピジウムブトロピウム　など	鎮痙：胃腸炎，胃・十二指腸潰瘍，胆石・尿路結石，胆嚢炎・膵炎などに伴う痙攣性疼痛や疝痛
		イプラトロピウムチオトロピウム　など	慢性閉塞性肺疾患（COPD），気管支喘息
		オキシブチニンプロピベリン　など	過活動性膀胱による尿意切迫感，頻尿，失禁

⑦麻酔前投与：手術中の唾液分泌や気道分泌を抑制し，迷走神経反射による心機能抑制を防ぐ。

⑧有機リン化合物などのコリンエステラーゼ阻害薬中毒の治療。

◆抗コリン作用薬の副作用（抗コリン性副作用）としては，抗ムスカリン作用に基づく散瞳，調節障害，口渇，便秘，頻脈や中枢症状などがある。緑内障，重篤な心疾患，麻痺性イレウス，排尿障害，喘息などには禁忌である。抗コリン作用薬だけでなく，抗コリン作用をもつ抗ヒスタミン薬，三環系抗うつ薬，フェノチアジン系抗精神病薬などでも生じやすい。

Q80 ニコチンの自律神経節に対する薬理作用

◉ニコチン受容体に作用し，大量摂取時には初め興奮，のち抑制の二相性作用を示す。

◆ニコチンは自律神経節のニコチン N_N 受容体に作用して脱分極を起こし，大量では初めは節後線維を興奮させるが，脱分極の持続により反応性が低下し，最終的には節遮断作用を示す。

◆心臓，消化管，外分泌腺では副交感神経節に対する効果が現れる。心臓では迷走神経節が興奮ののち抑制されるため，心拍数は初め減少，次いで増加する。同様に，消化管の運動は初期には促進されるが，やがて抑制に移行する。胃液，唾液，気管支分泌は初め増加し，その後減少する。

◆血管では交感神経節に対する効果が現れ，初め血管収縮，血圧上昇，次いで血圧低下がみられる。副腎髄質からのカテコラミンの遊離も増加ののち減少するが，これも血圧の変動に関与する。

◆また，神経筋接合部のニコチン N_M 受容体にも興奮ののち抑制作用を示すため，骨格筋は線維性攣縮に次いで筋弛緩を生じる。中枢神経系でも同様に初め興奮作用により振戦，痙攣，呼吸興奮，嘔吐を生じ，その後呼吸抑制を起こす。

ニコチン大量摂取時の薬理作用

作用部位と臓器		初期（興奮）*	後期（抑制）
副交感神経節	心臓	心拍減少	心拍増加
	消化管	運動促進	運動抑制
	唾液・胃液	分泌増加	分泌減少
	気管支	分泌増加	分泌減少
交感神経節	血管	収縮（血圧上昇）	拡張（血圧低下）
	副腎髄質（カテコラミン遊離）	遊離増加	遊離低下
神経筋接合部	骨格筋	線維束攣縮	筋弛緩
中枢神経系	大脳・間脳・脳幹・脊髄	振戦，痙攣，嘔吐，呼吸興奮	呼吸抑制

＊喫煙などの少量摂取時には興奮作用のみが認められる

Q81 神経筋接合部の競合性遮断薬と脱分極性遮断薬の比較

◉ 競合性遮断薬はアセチルコリンの作用を競合阻害する。

◉ 脱分極性遮断薬は二相性の遮断作用を示す。

◆ 神経筋接合部終板のニコチン N_M 受容体において，競合性遮断薬は運動神経終末から放出されたアセチルコリンの作用を競合的に阻害し，骨格筋弛緩作用を示す。植物由来の矢毒の成分クラーレから単離された *d*-ツボクラリンは現在使われていないが，ヒスタミン遊離作用，節遮断作用も強い。ベクロニウム，ロクロニウムは麻酔時や気管挿管時の筋弛緩に用いられる。

◆ 脱分極性遮断薬は N_M 受容体に対し二相性の遮断作用を示す。第Ⅰ相ではニコチン受容体に結合して終板の持続的脱分極を起こし，初期には一過性の筋攣縮を生じるが，その後アセチルコリンに対する反応性は低下し，筋弛緩が生じる。第Ⅱ相では分極状態に回復しているが，競合性遮断薬と同様の機序で筋弛緩作用を示す。スキサメトニウム（サクシニルコリン）が麻酔導入時の筋弛緩などに用いられる。スキサメトニウムは血漿中の非特異的コリンエステラーゼで急速に分解される。

◆ 競合性遮断薬と脱分極性遮断薬の相違点を下表にまとめた。

競合性遮断薬と脱分極性遮断薬の比較

	競合性遮断薬	脱分極性遮断薬
薬物	ベクロニウム，ロクロニウム	スキサメトニウム
作用様式	競合遮断	二相性遮断
筋攣縮	なし	第Ⅰ相で筋攣縮あり
持続時間	20〜30分	5分
代謝・排泄	代謝を受けにくく，多くが胆汁中に未変化で排泄される	スキサメトニウムは血漿中の非特異的 ChE で急速に分解される
拮抗薬	ChE 阻害薬（ネオスチグミンなど）	なし
ヒスタミン遊離作用（気管支痙攣）	弱いか，なし	弱い
神経節遮断作用	弱いか，なし	初期は興奮作用（徐脈）次いで遮断作用（頻脈）

Q82 末梢神経の興奮伝導と局所麻酔薬の作用機序

◉ 局所麻酔薬は神経線維の Na^+ 透過性を低下させ，活動電位の発生を抑制する。

◆ 神経線維は活動電位の伝播により興奮を伝導している。活動電位は細胞膜の Na^+ 透過性亢進により生じ，Na^+ 透過性低下と K^+ 透過性亢進により再分極する。

◆ 局所麻酔薬 (B) は生理的 pH 下では [B + H_2O ⇌ BH^+ + OH^-] のようにイオン型と非イオン型が共存している。イオン型は神経細胞膜を通過できない。神経細胞外の非イオン型は，細胞膜を通過して細胞内でイオン型となり，細胞の内側から膜の Na^+ チャネルに直接作用し，チャネルの活性化による透過性亢進を抑制する。酸性の部位（炎症部位や胃）では細胞外のイオン型が増え，非イオン型が減るため，効果が弱まる。

◆ 局所麻酔薬は上記のような機序で，静止膜電位にあまり影響を与えずに，主に Na^+ 透過性亢進を低下させることで活動電位の発生を抑制し，興奮伝導を遮断する。一般に知覚神経などの細い神経線維（痛覚→温覚→触覚の順）のほうが，運動神経のような太い神経線維よりも遮断されやすい。

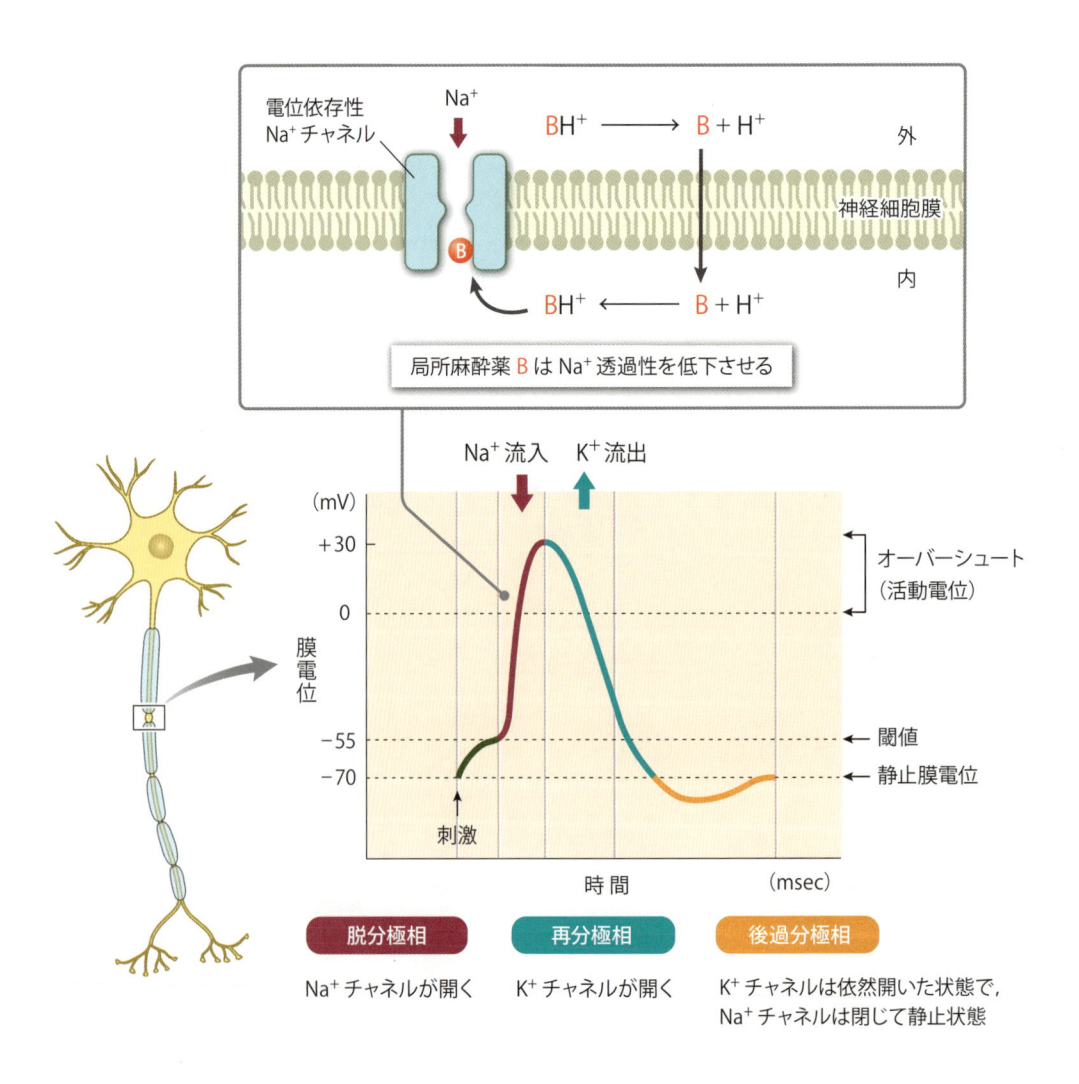

局所麻酔薬 B は Na^+ 透過性を低下させる

脱分極相	再分極相	後過分極相
Na^+ チャネルが開く	K^+ チャネルが開く	K^+ チャネルは依然開いた状態で，Na^+ チャネルは閉じて静止状態

Q83 局所麻酔薬〈エステル型とアミド型の比較〉

◉ エステル型はプロカイン，アミド型はリドカインが代表。

◆ 大部分の局所麻酔薬は疎水性の芳香族，アルキル鎖，親水性のアミノ基からなる。前2者の結合が①エステル結合のものを**エステル型局所麻酔薬**，②アミド結合のものを**アミド型局所麻酔薬**という。

◆ エステル型は血漿中のコリンエステラーゼで速やかに分解され，アミド型は肝臓の酸化酵素で代謝される。アナフィラキシー反応はまれであるが，エステル型に起こりやすい。

◆ **コカイン**：局所麻酔薬の原型であるが，強い中枢興奮作用，血管収縮作用（他のほとんどの薬物は血管拡張作用）があり，また嗜癖を生じるためほとんど使用されない。

◆ **プロカイン**：表面麻酔作用は弱い。血中への吸収，代謝が早いため，持続時間は短い。抗不整脈薬のプロカインアミドはエステル結合をアミド結合に変えたものである。

◆ **リドカイン**：プロカインに比べ速効性かつ持続性で，効力は2倍。最も広く用いられる。心筋の興奮性を抑制するため，抗不整脈薬としても繁用される。

プロカイン

H_2N — C-O-CH₂-CH₂-N
（化学構造式）

リドカイン

（化学構造式）

局所麻酔薬の効果の比較

	エステル型				アミド型				
	コカイン	プロカイン	テトラカイン	アミノ安息香酸エチル	ジブカイン	リドカイン	メピバカイン	ブピバカイン	オキセサゼイン
効力*	2〜3	1	10		15	2	2	8	
毒性*	4	1	10		10〜15	1	1	8	
表面麻酔	●		●	●	●	●			●
浸潤麻酔		●	●		●	●	●		
神経ブロック		●	●		●	●	●	●	
硬膜外麻酔		●	●		●	●		●	
脊椎麻酔		●	●					●	
作用発現	早	中	遅		遅	早	早	中	
持続時間	短	短	長		長	中	中	最長	
浸透性	良（粘膜）	中	中		悪い	最良	良	中	
その他	中枢興奮 血管収縮			酸性下で有効**	最強	抗不整脈作用（+）	血管収縮		酸性下で有効**

＊プロカインを1としたときの効力，毒性　　＊＊内服で胃炎，胃潰瘍などによる疼痛，嘔吐に用いる

Q84 神経障害性疼痛に用いられる鎮痛薬

◉ 神経障害性疼痛にはプレガバリンなどが用いられる。

◉ 中枢神経系の神経終末の Ca^{2+} チャネルの機能を抑制して神経伝達を阻害する。

◆ 神経障害性疼痛とは，帯状疱疹後疼痛，糖尿病性神経障害，脊髄損傷後疼痛など，知覚神経や中枢神経の障害によって引き起こされる難治性の疼痛である。疼痛過敏とアロディニア（触刺激で灼熱痛を感じる）が特徴であり，痛覚の刺激が過剰，あるいは正常とは異なる経路で中枢に伝わると考えられる。抗炎症薬（NSAIDs）や麻薬性鎮痛薬（モルヒネなど）も効果が低い。

◆ 神経障害性疼痛にはプレガバリン，ミロガバリンや SNRI のデュロキセチン（☞Q58）が有効である。プレガバリン，ミロガバリンは中枢神経系のシナプス前終末の Ca^{2+} チャネルの $\alpha_2\delta$ サブユニットに結合し，神経終末への Ca^{2+} 流入を抑制する。その結果，グルタミン酸などの興奮性神経伝達物質の遊離を抑制し，脊髄から大脳皮質までの疼痛に関わる神経伝達を阻害する。プレガバリンとデュロキセチンは線維筋痛症に伴う疼痛にも適応がある。

◆ プレガバリン，ミロガバリンの副作用はめまい，眠気が高頻度に認められ，高齢者では転倒に注意する。

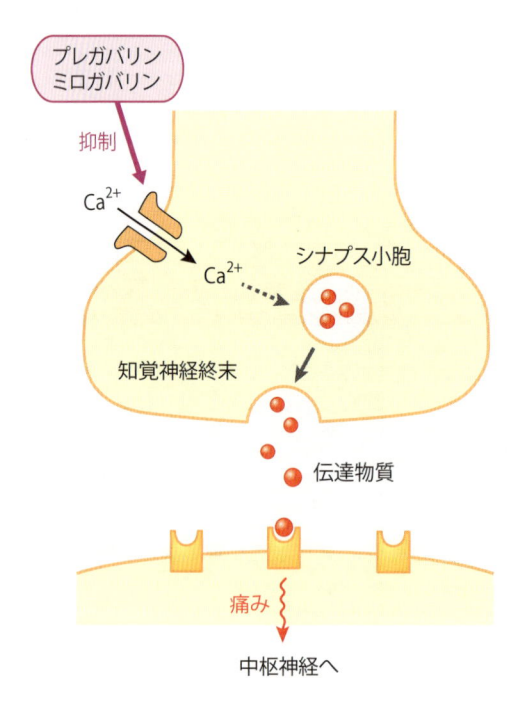

4 循環器系に作用する薬物

Q85 心不全の病態生理と抗心不全薬の作用機序

◉心不全は心機能を規定する3大因子，すなわち前負荷，心筋収縮力，後負荷のいずれかの変化が主因。

心不全の病態生理

◆心不全とは，全身の組織が必要とする代謝需要に，心臓がポンプとして血液を十分に拍出できない状態である。①急性心筋梗塞の合併症として起こる急性心不全と，②高血圧，弁膜症，心筋症などに引き続いて起こる慢性（うっ血性）心不全があるが，いずれの場合もまず心拍出量の低下が起こる。

◆このような状態では，生体は交感神経系活動を亢進させる代償性機転が働く。すなわち，心拍数の増加，細動脈の収縮が起こる。また，腎血流の低下に伴いレニン–アンジオテンシン系が亢進し，アルドステロンの増加，Na と水の貯留，循環血液量の増加，静脈圧の上昇，心室拡張終期圧の上昇が起こる。

◆さらに，心筋酸素需要の増加により心筋低酸素状態が生じ，ATP 産生の低下，actomyosin ATPase 活性低下，筋小胞体の Ca^{2+} 結合能の低下，Ca^{2+} 遊離阻害などにより，心筋収縮力はさらに低下する。

抗心不全薬の作用機序

◆上記の病態に対する抗心不全薬として，
①心筋収縮力の低下にはジギタリスをはじめとする強心薬，
②細動脈収縮すなわち後負荷の増大にはヒドララジンをはじめとする血管拡張薬，
③心室拡張終期圧，静脈圧の上昇すなわち前負荷の増大にはニトログリセリンなどの硝酸化合物，
④循環血流量の増加，浮腫には利尿薬，が用いられている。

◆このように，最近の心不全の治療薬は，強心薬に加えて，前負荷，後負荷を軽減する減負荷療法が広く行われている。すなわち，心拍出量を増すためには後負荷を減じる薬物，肺うっ血を除去するためには前負荷を減じる薬物が使用される。アンジオテンシン変換酵素阻害薬エナラプリルは，心不全の病態を考えると非常に有用な薬物であろう。

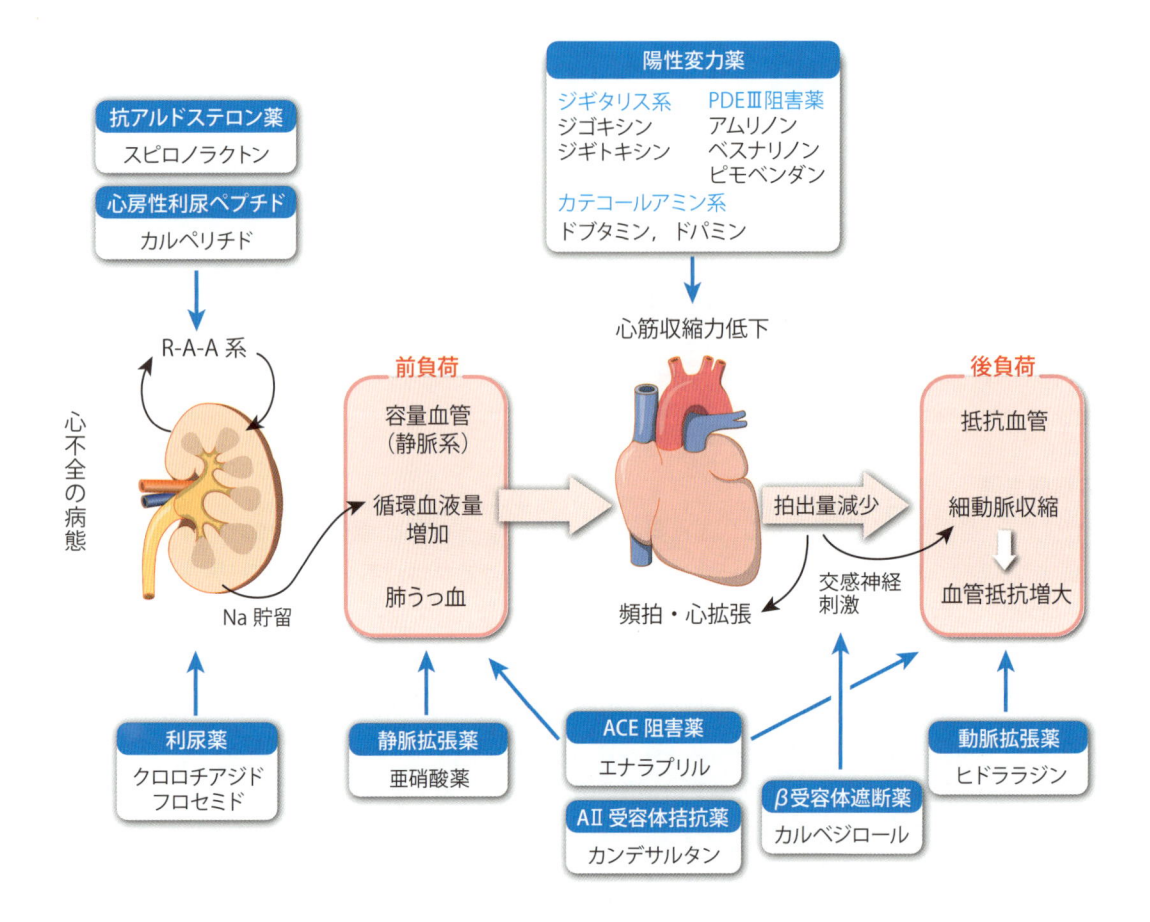

◆ **ヒト心房性ナトリウム利尿ペプチド**（α型 hANP）は，ANP 特異的受容体に結合後，グアニル酸シクラーゼを活性化して cGMP 産生を亢進し，血管拡張および利尿作用を示す。心原性ショックなどの急性心不全時に用いられる。

◆ ホスホジエステラーゼⅢの選択的阻害薬であるアムリノン，ミルリノンは，細胞内 cAMP を増加し，静注により急性心不全の治療薬として用いられる。

◆ さらに，以前は心不全には禁忌とされていた β 遮断薬が拡張型心筋症において予後を改善するとの報告があり，カルベジロールが虚血性心疾患または拡張型心筋症に基づく慢性心不全に適応になった。ただし，ACE 阻害薬，利尿薬，ジギタリス製剤などによる基礎治療を受けている患者に限られる。

◆ 今後の心不全の治療は，生命予後の改善を考慮した上で，個々の患者の心不全の病態に合わせて方針を決定する必要がある。

参考❼　前負荷・後負荷

前負荷（preload）：心収縮の前にあらかじめ心筋に加えられた張力で，心室拡張終期の壁張力。心室拡張終期容量，静脈還流量と関連する。

後負荷（afterload）：心収縮期の心室腔内壁へのストレス。心収縮に対する末梢血管抵抗と関連する。

Q86 ジギタリスの陽性変力作用の機序

◉ 陽性変力作用は心筋の興奮–収縮連関における Ca^{2+} の利用効率を増す。

◉ ジギタリスは Na^+, K^+-ATPase 活性を阻害する。

◆ ジギタリスは**強心配糖体**と呼ばれ，心筋に直接作用して心筋収縮力を強める。この作用により，うっ血性心不全に効果を現す。左室拡張終期圧をあまり変えずに心拍出量を増大し，**Starling の心機能曲線**を左上方に移行させる。

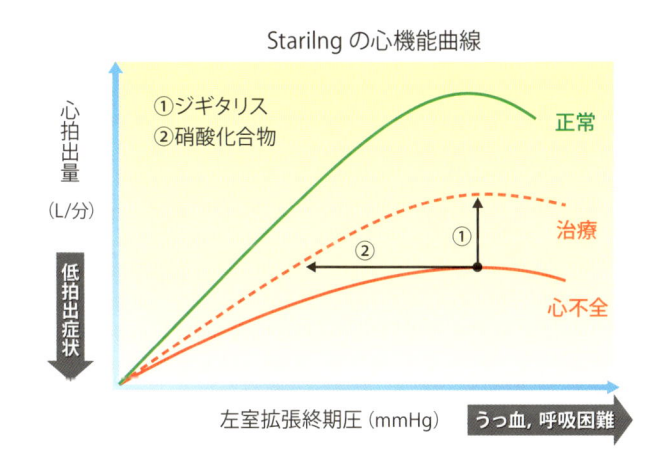

Starlng の心機能曲線

◆ ジギタリスは心筋細胞膜の **Na^+, K^+-ATPase** に特異的に結合し，その活性を阻害し，心筋細胞内 Na^+ の増加を引き起こす。心筋細胞には細胞内 Ca^{2+} と細胞外 Na^+ とを交換する機構があり，細胞内 Na^+ が増加すると細胞外 Na^+ と細胞内 Ca^{2+} との間の交換が減退し，結果として細胞内 Ca^{2+} が増加する。増加した遊離の Ca^{2+} がトロポニン C に結合すると，トロポニン–トロポミオシンによる収縮機構に対する抑制効果が減弱し，ミオシンとアクチンの相互作用により筋収縮が起こる（心不全の心筋では利用できる遊離の Ca^{2+} が少ないため，十分な収縮が得られない）。

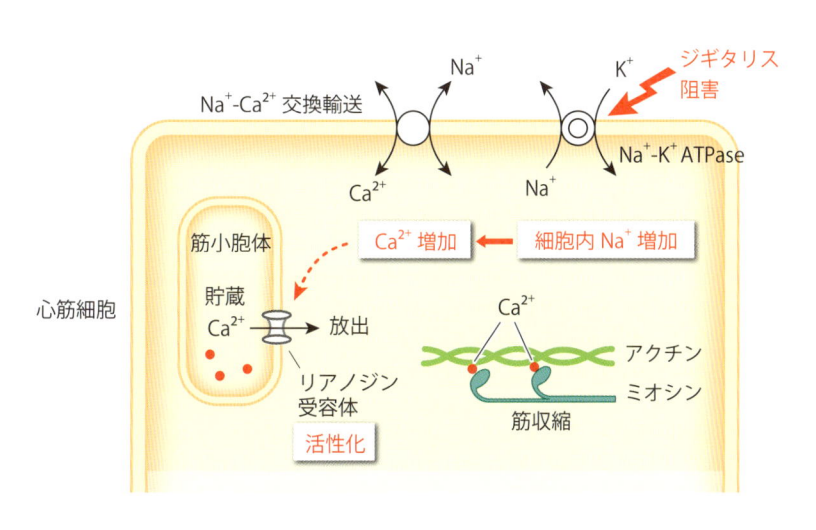

Q87 ジギタリスの電気生理学的作用

◉ ジギタリスは迷走神経系を興奮させ，徐脈を起こす。

◉ ジギタリスは心筋に対しては興奮性，自動性を亢進させるが，刺激伝導系に対しては抑制する。

①迷走神経系に対する興奮作用

心臓ペースメーカー細胞の迷走神経ないしアセチルコリンに対する感受性を増大させる。また，頚動脈洞および大動脈弓の圧受容器の閾値を下げる。これら圧受容器からの求心性インパルスは延髄で迷走神経の緊張を高め，交感神経の緊張を低下させる。これにより陰性変時作用（徐脈作用）が発現する。

②心筋興奮性，自動性の増加作用

ジギタリスの大量投与で洞結節以外の下位中枢の静止電位は減少し，かつ拡張期脱分極（第4相）速度は速くなり，遅延性後脱分極も出現し，心室性期外収縮，心室性頻拍を起こしやすくなる。前者は心筋の興奮性，後者は自動能の亢進に相当する。房室ブロックを伴った心房性頻拍はジギタリス中毒の1つの現れである。

③刺激伝導系に対する抑制作用

刺激伝導系の興奮伝導を遅くし，不応期を延長させる。房室結節に作用し，房室間伝導速度を遅くする陰性変伝導作用を示す（心電図ではPQ時間の延長）。大量では房室ブロックを起こす。しかし，心房筋，心室筋に対しては活動電位の持続時間を短縮し，不応期を短縮させる（QT時間の短縮）。

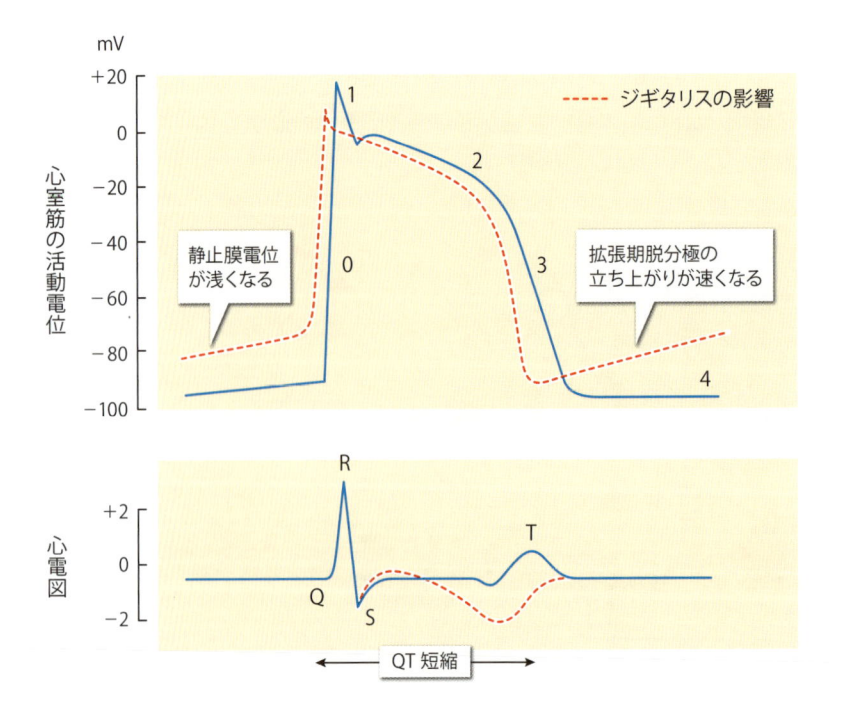

Q88 ジゴキシンとジギトキシンの薬物動態の違い

◉ 両ジギタリス薬は，ステロイド核に結合している C_{12} 位の OH 基の有無により，その薬物動態がかなり異なる。

◉ ジゴキシンのほうが極性が大で，水溶性である。

◆ ジギタリスの構造中，強心作用の発現に重要なものは，①ステロイド核の C_{13} と C_{14} における 2 つの環の *cis* 型結合，② C_{17} のラクトン環の二重結合，③ C_{14} の OH 基，④ C_3 の位置に糖が付いていること，などである。

◆ ジギタリス薬はステロイド核に結合している OH 基の数により極性が決まり，数が多いほど極性が大で水溶性である。

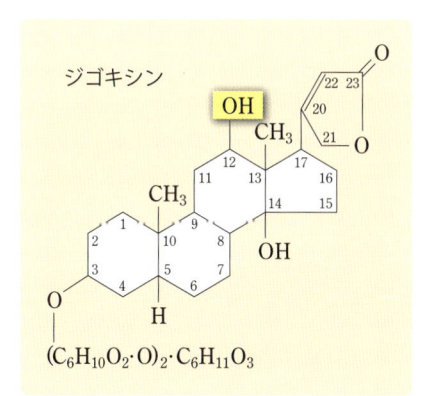

◆ ジギトキシンは吸収が非常に良く，ジゴキシンは製剤により吸収が異なりジギトキシンに比べ吸収は悪い。ジギトキシンはアルブミンに強固に結合するが，ジゴキシンの結合率は 25％ と低い。ジゴキシンは心筋によく分布するが，ジギトキシンは他の臓器に比較して心筋への親和性は低い。

◆ ジギトキシンは大部分が肝臓で代謝され，その 25％ が腸肝循環する。一方，ジゴキシンは肝臓で代謝されず，ごくわずかしか腸肝循環しない。ジゴキシンは約 85％ が未変化のまま腎臓から排泄されるが，ジギトキシンは約 30％ のみである。

強心配糖体の薬物動態値

	生体利用率（吸収）	蛋白結合（Alb）	肝での代謝	腸肝循環	半減期	未変化体排泄率	体内からの消失
ジギトキシン	90～100％	95％	61％	25％	約6日	31％	遅い
ジゴキシン	60～85％	25％	ほとんどなし	5％	1.6日	86％	早い

4

循環器系に作用する薬物

Q89 ジギタリスの投与設計

◉ 初日より維持量を投与する緩速飽和と，初日に負荷量を静注する急速飽和がある。

◉ 急速飽和では，ジギタリス中毒の発現頻度が増加する。

◆ ジギタリスの効果が最大に発揮される量を飽和量という。飽和量を達成する方法に緩速飽和と急速飽和がある。急速飽和はジギタリス中毒を起こしやすい。利尿薬との併用によりジギタリスの必要量を減らすことができる。しかし，低カリウム血症によるジギタリス中毒の発現に注意する必要がある。

◆ **軽症心不全**：利尿薬またはジギタリスを単独で経口投与（維持量）する。

◆ **中等症心不全**：利尿薬とジギタリスを併用で経口投与（維持量）する。

◆ **重症心不全**：初回負荷量を静注し，2日目より減量して維持量に近づけるとともに利尿薬を併用し，さらに経口投与へもっていく。初日に負荷量を与えて2日目より維持量投与した場合と，初日より維持量を投与した場合で，血中ジゴキシン濃度は約7日で一致する。ジギタリスの蓄積は，5×半減期（日）で負荷量のレベルで動的平衡に達する。ジゴキシンの半減期は1.6日であるので，維持量投与により8日で動的平衡に達する。

◆ ジゴキシンは主に腎臓から排泄されるため，腎機能障害がある場合，クレアチニン・クリアランスをみながら投与量を調節する必要がある。一方，ジギトキシンは主に肝臓で代謝されるため，重篤な肝障害がある場合，投与量を調節する必要がある。

◆ 特発性肥大性大動脈弁下狭窄（IHSS），WPW症候群での上室性頻拍発作などに対してはジギタリスは禁忌である。

Q90 ジギタリス中毒とその防止

◉ ジギタリス中毒ではあらゆる種類の不整脈を起こす。

◉ 中毒の防止には血中薬物濃度測定，血清カリウム測定，心電図検査が有用。

◆ ジギタリスの中毒症状として，①心臓外症状と②心臓症状がある。

心臓外症状：消化器症状（食欲不振，悪心，嘔吐），神経症状（頭痛，疲労感，不眠），眼症状（黄視，かすみ，暗点），内分泌症状（女性化乳房）がある。

心臓症状：あらゆる種類の不整脈が起こる。すなわち洞性徐脈，洞房ブロック，第2度房室ブロック，心室性期外収縮（二段脈），房室ブロックを伴う心房性頻拍（PAT with block）などが起こる。

◆ ジギタリス中毒を防止するためには，腎機能障害，甲状腺機能低下症，老人，肺性心など中毒を起こしやすい条件のある患者では，通常より少なめの維持量を用いるようにする。心電図検査（PQ時間延長，QT時間短縮，盆状ST降下），血中ジギタリス濃度の測定，血清カリウムの測定を行い，定期的にチェックする。

Q91 不整脈の発生機序

◉ 不整脈の発生機序には異所性自動能亢進，リエントリーがある。

◉ 抗不整脈薬はこれらの機序を制御する。

◆ 心臓の収縮弛緩（心拍）は，洞結節からの刺激（興奮）を活動電位を通して心房，心室に正しく伝導することによって行われている。不整脈とは，正常に作動している洞結節のリズム以外の刺激生成異常による心拍の変化であり，徐脈性不整脈と頻脈性不整脈に大別される。以下，心筋興奮の基礎的事項と頻脈性不整脈について，その発生機序を説明する。

洞結節と心筋細胞の活動電位

◆ 洞結節には活動電位の第4相が自動的に脱分極（膜電位が浅くなる＝上昇する）し，活動電位が閾値に達すると自動的に興奮するペースメーカー細胞という細胞がある。第4相の立ち上がりが早くなると閾値に達するタイミングが早くなり，その結果脈が速くなる。また，洞結節細胞の活動電位には第1相と第2相がない。

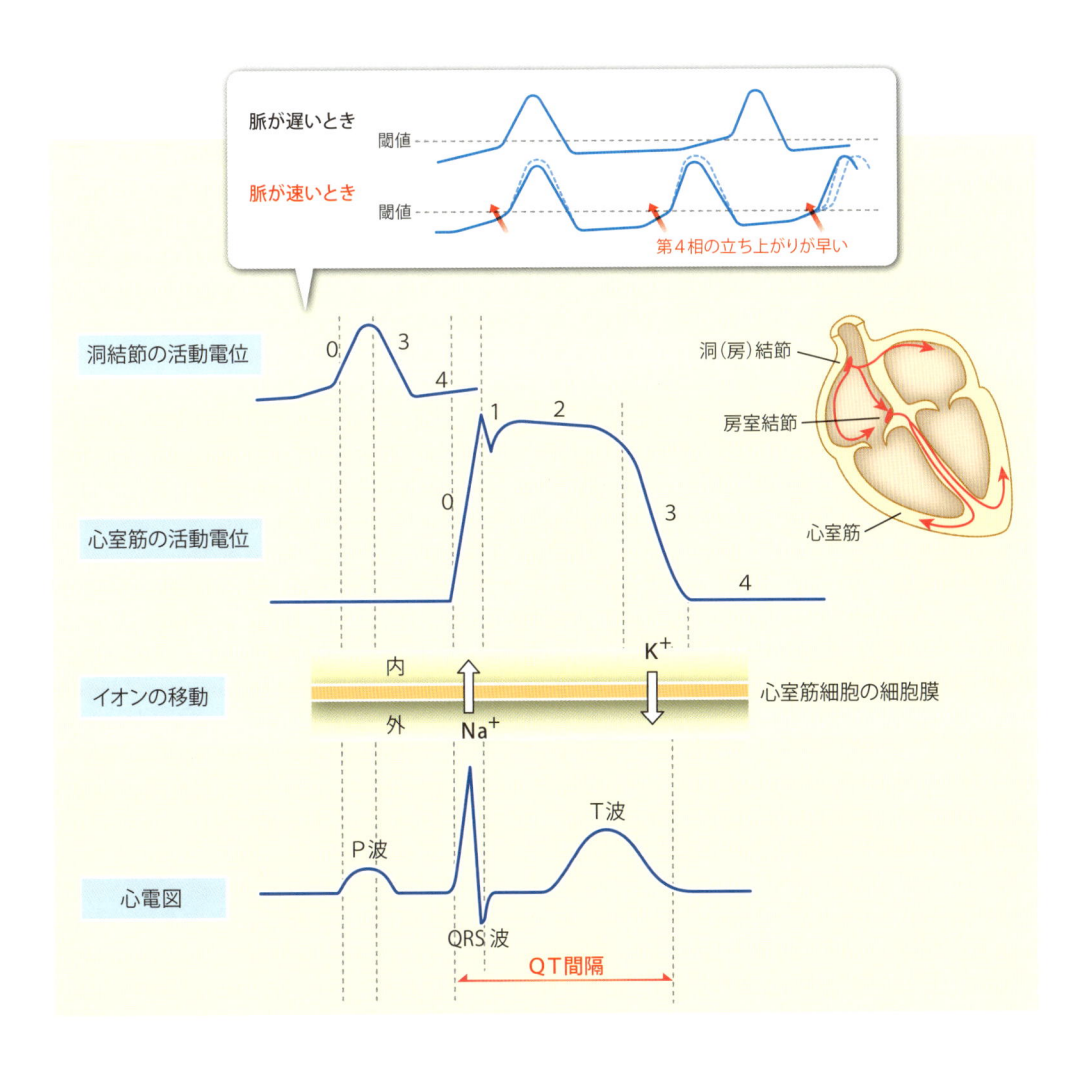

4

循環器系に作用する薬物

◆ 心室筋の活動電位で重要なのは，脱分極（興奮）が起こる第0相では細胞膜の外側から内側に Na^+ イオンが移動することと，再分極（次の興奮に備える）が起こる第3相で細胞の内側から外側に K^+ イオンが移動することである。この活動電位を体表面心電図と並べると，活動電位持続時間が概ね QT 間隔（QT 時間）に一致する。このことから，Na^+ チャネルを遮断すると QRS 波の幅が増加したり QT 時間が延びること，また K^+ チャネルを遮断すると QT 時間が延びることが理解しやすい。

リエントリー性頻拍の発生機序

◆ 正常心筋では興奮の伝導速度にばらつきは少ない。ところが心筋梗塞など，何らかの理由によって一部に伝導の遅い部分（遅伝導路）ができることがあり，隣り合う正常組織（速伝導路）と二重伝導路を形成することがある。このような心筋組織でも規則正しい興奮であれば図Bのように問題は生じないが，期外収縮が発生すると図Cのようにリエントリーが成立することがある。

◆ 期外収縮があまりに短い間隔で生じると，速伝導路では先行する心拍による不応期に追いついてしまい，①伝導ブロックが発生することがある。

◆ 一方，②遅伝導路の不応期は異なるのが普通で，ブロックは生じにくい。その結果，興奮は遅伝導路を時間をかけて通過し，③，④と伝導してゆく。ここまでくるのに時間がかかっているために，①でブロックが発生した場所は興奮から回復しており，⑤まで興奮の伝導を許す結果となる（一方向性ブロック）。

◆ ⑤から再び興奮は遅伝導路に入り，再び伝導に時間がかかるために，③④⑤②と興奮旋回（リエントリー）が維持される。洞結節からの興奮⑥はよほどタイミングが良くない限りリエントリー回路に進入できないし，進入できるタイミングでは興奮の旋回を邪魔できないので頻拍は停止しない。

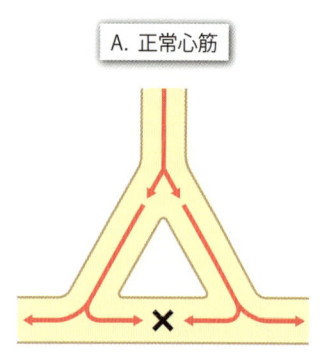

A. 正常心筋

心筋組織の興奮伝導速度は比較的均一である。

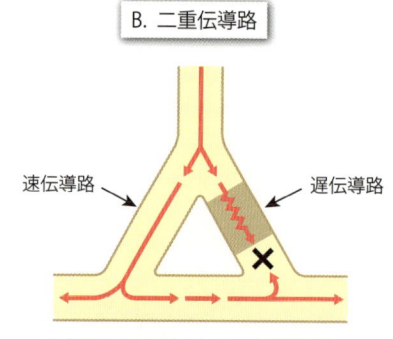

B. 二重伝導路

心筋梗塞などにより，伝導速度の遅い部分ができる。

遅伝導路では興奮伝導に時間がかかるので，速伝導路から伝わった興奮と衝突して止まる。

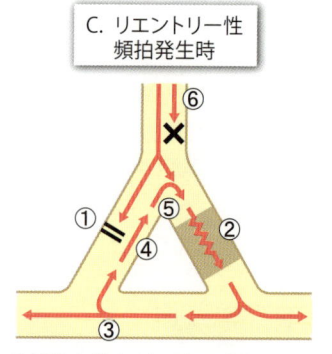

C. リエントリー性頻拍発生時

①期外収縮などで速伝導路の機能性ブロックが生じる。

②遅伝導路では期外収縮などによる伝導ブロックは生じにくい。

⑥次の洞調律による興奮はリエントリー回路に進入できない。

Q92 各種抗不整脈薬の作用の比較

◎ 抗不整脈薬はイオンチャネルや受容体に対する作用によって分類される。

◆ 抗不整脈薬はその電気生理学的機序によって分類されてきたが（Vaughan Williams 分類），最近はイオンチャネルや受容体に対する薬理作用による分類（Sicilian Gambit 分類）が使われている。

| | イオンチャネル | | | | | 受容体 | | | Vaughan Williams クラス分類 | 作用概略 |
| | Na | | | Ca | K | α | β | M$_2$ | | |
	Fast	Med.	Slow							
リドカイン	△								I b	Na チャネル抑制薬
メキシレチン	△									
プロカインアミド		●			△				I a	
ジソピラミド		●			△			△		
キニジン		●			△	△		△		
シベンゾリン		●								
アプリンジン		●¹		△	△				I a/c	
プロパフェノン		●					△			
フレカイニド			●		△				I c	
ピルジカイニド			●							
ナドロール							●		II	β 受容体遮断薬
プロプラノロール	△						●			
ソタロール					●		●			
アミオダロン	△			△	●	△	△		III	K チャネル抑制薬
ニフェカラント					●					
ベプリジル	△			●	△				IV	Ca チャネル抑制薬
ベラパミル	△			●			△			
ジルチアゼム				●						

阻害程度：● 強い，△ 弱い　　Na チャネルに対する阻害の回復速度定数より Fast，Med.，Slow に分類

¹ 不活性化チャネルブロッカー：通常の Na チャネル遮断薬は，チャネルが活性化しているときに強く作用する。これが普通だが，アプリンジンだけはむしろ不活性化しているときに作用が強いというデータがある。臨床応用してみると，アプリンジンがその他のチャネル（If チャネル含む）に対しても作用があることと相まって，特徴のある作用を示すことも多い。

NOTE 📝 Slow kinetic Na channel blocker

- Na チャネルに対する阻害の回復速度が遅いものをこう呼ぶ。多くは I c 群に分類されるこれらの薬物は，頻拍停止効果が大きいが，その理由は回復が遅いことで説明がつく。活性化した Na チャネルを遮断したらそのまま長い時間効果が続くので，頻脈時ほど効果が増強することになる。

- その結果，効果は高くなるが，一方で有害作用も起こりやすくなるので注意が必要である。たとえば心機能抑制作用も頻脈時に増強するが，心不全患者は一般に交感神経緊張による頻脈状態にあることが多いので，心不全悪化作用も現れやすいことになる。

◆ **Na チャネル抑制薬**は Vaughan Williams 分類では I 群に分類される。Na チャネルを遮断し，Na^+ の細胞内への流入を抑えることにより，活動電位の立ち上がり速度を減少させ，不整脈発生を抑制する。活動電位に及ぼす影響から，さらに I a 群，I b 群，I c 群に分類される。K^+ の細胞外への放出による活動電位がおさまるまでの時間を，I a 群は延長，I b 群は短縮し，I c 群はその時間を変えないという特徴がある。

◆ II 群は**β受容体遮断薬**であり，頻脈性の不整脈を抑制する。発作性および慢性心房細動や心房粗動で使用する。心不全や心筋梗塞後の患者の予後を改善する可能性がある。

◆ III 群に分類される**K チャネル抑制薬**は，心筋の活動電位持続時間を延長させることにより，不応期を延長する。心室細動や血行動態が不安定な心室頻拍に対して，**アミオダロン**が用いられる。

◆ IV 群は **Ca チャネル抑制薬**が含まれる。心房細動や心房粗動において心拍数を調整するために用いる。

Q93 ジギタリス中毒の不整脈治療

◉ ジギタリス中毒には 0 相（Na ポンプ）の抑制作用のないクラス I b の抗不整脈薬（リドカインなど）を使う。

◆ 強心薬であるジギタリスはその投与法が難しく，また低 K 血症では中毒が起こりやすい。有害作用発現を防ぐために血中濃度のモニタリング，心電図などでの観察が必要である。☞**Q90**

◆ ジギタリスの薬理作用の 1 つに心筋活動電位の 0 相（Na^+-K^+ ATPase）の抑制がある。したがって，ジギタリス投与による不整脈に対しては，この 0 相の抑制作用がない抗不整脈薬を選択する必要があり，クラス I b の**リドカイン**などが適している。

NOTE ✏️ **CAST（Cardiac Arrhythmia Suppression Trial）**

• 抗不整脈薬治療の臨床的意義を明らかにするため，心筋梗塞患者の心室性不整脈に対する抗不整脈薬治療が患者の予後を改善するか否か，米国で大規模な臨床試験（CAST）が実施された。

• その結果，投与開始 10 ヵ月後，クラス I c の抗不整脈薬（フレカイニド，エンカイニド）を投与された患者の死亡率はプラセボ投与群に比べて有意に高かった。そこで，これらの薬物投与を中止して 1 年後の生存曲線をみると，プラセボ群と差がなかった。

• このことは，安易な抗不整脈薬投与はかえって患者の予後を悪くすること，また薬効評価の上でプラセボ投与の重要性を示唆している。

NOTE ✏️ **Torsades de pointes（トルサード・ド・ポアント）**

• QT 延長を伴う心室性不整脈である。抗アレルギー薬のテルフェナジンがマクロライド系抗菌薬（エリスロマイシン，クラリスロマイシンなど）との薬物相互作用で torsades de pointes を引き起こすことが知られている。これは肝臓の薬物代謝酵素（CYP3A4）の阻害によるものである。

Q94 抗不整脈薬の有害作用

◉ 抗不整脈薬が既存の不整脈を悪化させたり，新たな不整脈を誘発することがある（催不整脈作用）。

◆ 抗不整脈薬の有害作用としては以下のものがある。

① 心血管系：血圧低下，心機能抑制，伝導障害，徐脈・頻脈性不整脈など

② 消化器系：悪心，嘔吐，食欲不振，下痢，肝機能障害など

③ 中枢神経系：めまい，頭痛，振戦など

④ 血液系：好酸球増多，白血球減少など

⑤ その他：過敏症，抗コリン作用など

◆ これらの有害作用のうち，心臓に対する催不整脈作用は，軽度の不整脈から心室性頻脈（torsades de pointes），心室細動といった致命的なものまであり注意を要する。

Q95 狭心症の病態生理と抗狭心症薬の作用機序〈安定狭心症，不安定狭心症とは〉

◉ 心筋酸素消費量が供給量を上回ると，心筋虚血となる。

◉ 狭心症の治療は心筋酸素需要を減らすか，虚血部への血流を増加させることである。

狭心症の病態生理

◆ 狭心症は虚血性心疾患を基盤として発現する症候で，心筋酸素消費量が心筋酸素供給量を上回ると生じ，この状態を冠不全という。

◆ 心筋酸素消費量を規定する主な因子は心室張力，心拍数，心筋収縮能であり，推定心筋酸素消費量を知る方法として Katz index（心拍数×収縮期血圧），double product がある。

◆ 心筋酸素供給量は［冠血流量（血圧と冠血管抵抗）×冠動静脈酸素較差］で与えられる。冠動静脈血の酸素較差は体組織の 5 vol％に比べ安静時でも約 14 vol％と大きく，酸素摂取率は 65 〜 75％とされている。そのため，労作時の心筋酸素消費量の増加は冠血流量の増加で補うほかにないが，冠動脈硬化が存在するとこの血流増加が望めない。

NOTE 🖊 虚血とラジカル

• 虚血は組織壊死の原因となる。虚血に対しては，再灌流が適切な治療法である。しかし，再灌流は虚血に伴う組織壊死への進行を止め，回復をもたらす反面，再灌流自体が組織を障害する。すなわち，酸素由来のフリーラジカルが組織障害に関与していることが明らかになってきた。虚血の初期に産生されるフリーラジカルによる障害はそれほど大きくない。細胞内の ATP 量が障害を可逆的にするか否かを決定する重要な因子と考えられている。

①**安定狭心症**（stable angina）：安定した労作狭心症で，その特徴は "**SAVES**" に要約される（**S**；sudden onset, **A**；anterior chest, **V**；vague discomfort, **E**；effort precipitates, **S**；short duration）。すなわち，労作時に突然前胸部に漠然とした不快感，しめつけられる感じが起こり，安静にすると短時間（数分）で軽快する。

②**不安定狭心症**（unstable angina）：狭心症を入院 3 週間以内に発症し，最後の発作が 1 週間以内のもので，症状経過が心筋梗塞を疑わせるにもかかわらず，心電図，血清酵素所見上，心筋壊死を認めないもの。初発の労作狭心症，変化しつつある労作狭心症，初発の安静狭心症がこれにあたる。約 20％が心筋梗塞に移行するといわれている。

抗狭心症薬の作用機序

◆ 狭心症の治療方針は，①心筋酸素需要を減らすこと，②側副血行路などを介して虚血部に送り込まれる血流を増加させることである。代表的な抗狭心症薬としては，硝酸化合物，β遮断薬，カルシウム拮抗薬があげられる。

◆ **硝酸塩**として**ニトログリセリン**，**硝酸イソソルビド**がある。これらは速効性で，狭心症発作時に舌下投与される。その作用機序は，①特に静脈系を拡張させ，心房への静脈還流量を減少させる（＝前負荷の軽減），②動脈系を拡張させる（＝後負荷の軽減）で，①②の結果として心筋酸素消費量は減少する。さらに，冠動脈の比較的太い血管を拡張させ，吻合部血管を通して虚血部への血流を増加させる。また，安静狭心症や異型狭心症の発生機序である太い血管の攣縮を緩解する作用もある。血管平滑筋の弛緩の作用機序として，NO（一酸化窒素）を介した cyclic GMP の増加が関与するといわれている。

◆ **β遮断薬**はアドレナリンβ受容体遮断作用により，心収縮力，心拍出量，心拍数，血圧を低下させ，心筋酸素消費量を減少させる（☞**Q74**）。また，健常部の細動脈のβ受容体を遮断することにより細動脈の収縮が起こり，側副血行路を介し虚血部への血流を増加させる。

◆ **カルシウム拮抗薬**は細胞外から細胞内へ Ca^{2+} が流入する過程を阻害する。これにより心筋収縮力を減少させ（**ベラパミル**，**ジルチアゼム**），また冠血管および全身の血管を拡張させ（**ニフェジピン**），心筋酸素消費量を減少させる。また冠動脈の攣縮を緩解する作用がある。

NOTE ✏ **NO（一酸化窒素）と硝酸化合物**

• 1980 年に血管内皮由来弛緩因子（EDRF）の本態が Furchgott によって発見され，その後の研究により，EDRF の生物学的・生化学的性質が NO のそれにきわめて類似することが明らかになってきた。EDRF は NO そのものか，あるいは NO の前駆体であると考えられている。

• 一方，硝酸化合物はグアニル酸シクラーゼを活性化して，平滑筋の cyclic GMP の合成を増加する。硝酸化合物は反応性の高い NO をつくり，これがグアニル酸シクラーゼを活性化し，さらに cyclic GMP 依存性プロテインキナーゼを刺激し，平滑筋でさまざまな蛋白質をリン酸化し，ついにはミオシン軽鎖の脱リン酸を起こす。このことが平滑筋の弛緩作用の機序と考えられている。

Q96 ニトログリセリンの投与経路

◉狭心症発作の治療には通常舌下投与される。

◉舌下投与以外に静脈内投与，軟膏，テープによる経皮投与などがある。

◆ニトログリセリンは肝臓で広範な初回通過効果（脱ニトロ化）を受けるので，通常は舌下投与されている。舌下投与後，約2分で最高血中濃度に達し，効果は約30分間持続する。そのため，狭心症発作の治療にこの投与法が行われる。

◆硝酸イソソルビドも肝臓で初回通過効果を受けるが，ニトログリセリンよりも代謝の影響が少なく，経口でも投与される。舌下では10～15分，経口では0.5～4時間で最高血中濃度に達し，効果は4～6時間持続する。

◆ニトログリセリンは錠剤のみならず，軟膏剤としても使用される。この場合効果は30分～6時間持続する。また，テープ剤で皮膚から徐々に吸収させ，血中濃度を24時間以上維持する貼付剤も開発されている。そのほか，注射剤，スプレー剤もある。

4

循環器系に作用する薬物

NOTE ニトログリセリン錠の取り扱い方

• ニトログリセリンは揮発性で容易に錠剤から揮散するので，次のような注意が必要である。
①錠剤を入れる容器はきちんとキャップを閉める。
②錠剤を入れる容器には，綿，他の薬物などを入れない。
③錠剤は容器に入れて冷所に保存する。
④容器を開封して3ヵ月以上たったものは，有効性を保証するため新しいものに替える。
⑤有効な錠剤は舌の下に含んだときピリッとした感じがある。

NOTE K^+ チャネル開口薬

• 新しい血管拡張作用を持つ薬として注目されている。クロマカリム，ピナシジル，ニコランジルがあるが，古くから使用されていた薬でその血管拡張の機序が不明であったミノキシジル，ジアゾキシドの作用機序の一部にK^+チャネル開口作用があることも明らかになった。
• K^+チャネルが開くと，膜電位は過分極する。Ca^{2+}を通過させるチャネルは脱分極するほどCa^{2+}が多く流入する性質がある。逆に過分極するとこのチャネルは閉じることになり，その結果，Ca^{2+}の流入が減少し，血管は弛緩する。
• K^+チャネル開口薬は洞房結節や房室結節にほとんど影響を与えないので，ジヒドロピリジン系のカルシウム拮抗薬と作用は類似している。

Q97 カルシウム拮抗薬の種類と作用比較

●3 薬物とも初回通過効果を受けやすい。そのため生体内利用率が小さくなる。

◆ ニフェジピン，ベラパミル，ジルチアゼムはいずれもカルシウム拮抗薬（Ca チャネル遮断薬）に分類されるが，その薬物動態および心血管作用は若干異なる。

◆ カルシウム拮抗薬は経口投与でほとんど吸収されるが，初回通過効果のため，その生体内利用率は小さくなる（22 ～ 50％）。蛋白結合率は比較的大きい（78 ～ 96％）。ニフェジピンの半減期 1.8 時間に比べ，ジルチアゼム，ベラパミルの半減期は 3.7 時間，4 時間とやや長い。分布容積もニフェジピンに比べ，ベラパミル，ジルチアゼムは比較的大きい。ニフェジピンの半減期は比較的短いため，その持続性製剤がある。

◆ カルシウム拮抗薬の心血管作用としては，血管拡張，心筋収縮の抑制，自動性抑制，伝導抑制があげられる。

① 血管を拡張し，冠血流量を増加させる作用はニフェジピンが最も強く，ジルチアゼム，ベラパミルが続く。

② 心筋収縮抑制作用はベラパミルが最も強く，ジルチアゼムが続き，ニフェジピンのそれは弱い。

③ 洞結節の自動性抑制作用はベラパミルおよびジルチアゼムが非常に強く，ニフェジピンは弱い。

④ 房室結節の伝導抑制作用はベラパミルが最も強く，ジルチアゼムが続き，ニフェジピンにはない。

◆ 上記のような作用により，ニフェジピンは動脈血管を拡張し，交感神経反射により頻脈を起こすが，ベラパミルとジルチアゼムは直接的な陰性変時作用により徐脈を起こす。臨床的にもベラパミルおよびジルチアゼムの静脈内投与により房室伝導を遅くし，上室性頻拍の治療に用いられる。

カルシウム拮抗薬の作用比較

	ニフェジピン	ベラパミル	ジルチアゼム
冠血管拡張作用	++++	++	+++
心収縮抑制作用	+	++++	++
洞結節の自動性抑制作用	+	+++++	++++
房室結節の伝導抑制作用	−	++++	+++

(Goodman & Gilman's The Pharmacological Basis of Therapeutics, 11 ed., 2006, p.833, 改変)

Q98 硝酸化合物，カルシウム拮抗薬と β 遮断薬の併用

◉ カルシウム拮抗薬には β 遮断薬との併用が好ましいものと好ましくないものがある。

① 硝酸化合物と β 遮断薬の併用

この併用療法は典型的な労作狭心症に大変有効である。β 遮断薬は硝酸化合物投与後の陽性変力作用を防ぐ。硝酸化合物は，β 遮断薬の左心室拡張終期の容量増加作用を減少させる。β 遮断薬の冠血管抵抗増大作用は，硝酸化合物との併用で，ある程度抑制される。

② カルシウム拮抗薬と β 遮断薬の併用

上記併用によってもコントロールできない労作狭心症に，ニフェジピンと β 遮断薬の併用により効果が得られることがある。ニフェジピンによる反射性心拍数増加は β 遮断薬によって抑制される。しかし，β 遮断薬に加えベラパミルやジルチアゼムの投与には注意が必要であり，特にこれらの静脈内投与はすべきではない。

③ カルシウム拮抗薬と硝酸化合物の併用

この併用療法は重症の血管攣縮性狭心症または労作狭心症に効果的である。硝酸化合物とニフェジピンの併用療法は，心不全，洞機能不全症候群（sick sinus syndrome），あるいは房室伝導障害を伴う労作狭心症には特に効果的である。

Q99 末梢循環不全におけるカルシウム拮抗薬の作用

◉ 細胞内 Ca^{2+} 濃度の増加は，血管平滑筋の攣縮と赤血球変形能の減少を引き起こす。

◆ 末梢循環不全とは，血管と赤血球変形能の病的変化により，末梢組織に十分な酸素，栄養を送れない状態である。①動脈硬化病変による血管の狭窄，あるいは血管平滑筋の攣縮，②赤血球変形能の減少がその原因となる。これらに細胞内 Ca^{2+} 濃度の増加が関係する。

◆ 細胞内 Ca^{2+} の増加は血管攣縮を起こしやすくし，赤血球変形能の減少を引き起こす。カルシウム拮抗薬はその作用機序により，細胞内 Ca^{2+} 量を減少させ，血管攣縮を軽減し，また赤血球変形能を改善すると考えられる。

◆ そのほか末梢循環不全の治療に用いる血管拡張薬として，β 受容体刺激薬，α 受容体遮断薬などがある。

Q100 心筋梗塞の治療に用いられる薬物

◉ 心筋梗塞発症後，短時間内の血栓溶解療法が有効。

◆ 従来は，心筋梗塞が起こるとそれに伴って生ずる症状，すなわち胸痛，不整脈，急性心不全，心原性ショックなどに対する対症療法が行われていた。現在でもこれらの治療は重要であり，胸痛に対してはモルヒネ，不整脈にはリドカイン，心不全には強心薬（最近ではアムリノン），ショックにはドパミンなどが使用されている。しかし，これらは原因療法ではない。

◆ 急性心筋梗塞の初期治療の1つに梗塞巣の拡大防止がある。梗塞巣の拡大を防止するためには，できるだけ早期に途絶した血流を再開させる必要があり，近年，そのための方法として再疎通療法（血栓溶解療法および冠動脈形成術）が行われている。後者は外科的療法なのでここでは述べない。

◆ 血栓溶解療法として，ウロキナーゼ（UK）と組織プラスミノゲンアクチベーター（t-PA）が一般的に使用されている。UK はプラスミノゲンを活性化してプラスミンを生成させ，その作用によりフィブリン（血栓）を溶解し，血管を再疎通させる。しかし，UK はフィブリン親和性が低く，またフィブリンによる活性化を生じない。そのため高い活性を得るための投与量が必要であり，循環血漿中でもプラスミノゲンを活性化し，全身的な線溶亢進に基づく出血傾向をもたらす。

◆ 一方，t-PA は UK に比較してフィブリン親和性が高く，フィブリン上に集積する傾向が強く，プラスミノゲンとフィブリンとで三量体を形成し，プラスミノゲンアクチベーター活性を増強して血栓を溶解する。UK の場合，血栓溶解率を上げるため高濃度を用いると，血栓溶解度が上昇する反面，フィブリノゲン分解度も上昇する。しかし，t-PA の場合は血栓溶解率が UK より高いにもかかわらず，フィブリノゲン分解は UK に比し非常に少ない。

◆ このように血栓溶解という立場からみれば，フィブリンのみ分解し，フィブリノゲンの分解を起こさせない t-PA が理想的な血栓溶解酵素である。しかし，血栓溶解療法には脳出血も含めた大出血，心破裂，再疎通直後の致死的不整脈など重篤な副作用がつきものであることを十分認識する必要がある。

Q101 高血圧の原因と降圧薬の治療目的

◉ 高血圧の大部分は，病因がはっきりしない本態性高血圧。

◉ 高血圧治療の最終目的は，高血圧による合併症の発症を予防し，予後を改善することである。

◆ 日本高血圧学会の高血圧治療ガイドライン（2019 年版）によると，診察室血圧の正常血圧を 120/80 mmHg 未満，正常高値血圧を 120～129/80 mmHg 未満，高値血圧を 130～139 かつ/または 80～89 mmHg，高血圧を 140/90 mmHg 以上と定義している。

◆ 高血圧基準値は診察室血圧，24 時間自由行動下血圧，家庭血圧で異なる。診察室血圧値は 140/90 mmHg 以上，家庭血圧値は 135/85 mmHg 以上，24 時間自由行動下血圧値は 130/80 mmHg 以上の場合に高血圧と診断される。

◆ 高血圧は，①病因がはっきりしない一次性（本態性）高血圧と，②病因の明瞭な二次性高血圧に大別され，90 ％以上が一次性とされる。二次性高血圧としては，腎血管性高血圧，原発性アルドステロン症，クッシング症候群，褐色細胞腫などがある。また，経口避妊薬の常用によっても収縮期血圧の上昇と拡張期血圧の軽度上昇が認められる。原因が明らかで，それを手術などで除くことができる場合は原因療法を行う。それが不可能な場合は，一次性高血圧の治療に準ずる。

◆ 降圧薬治療の目的は高血圧合併症の発症を予防し，患者の余命を延長することであり，降圧自体は手段であって目的ではない。

◆ 高血圧合併症として，①脳血管障害（一過性脳虚血発作，脳卒中，脳出血，脳梗塞），②心疾患（左心室肥大，うっ血性心不全，狭心症，心筋梗塞），③腎障害（蛋白尿，慢性腎不全，尿毒症）があげられる。降圧により①と③の発症を抑えることは可能であるが，②の虚血性心疾患を伴っていると，過度の降圧により新たな虚血性心疾患の発生が増加する。

◆ 降圧薬治療を開始すべき時期とは，治療した場合のほうが未治療の場合より生命予後が改善される血圧レベルに達したときと考えられる。非薬物療法を行ってもなお診察室血圧 140/90 mmHg 以上の症例に降圧薬治療を開始する。降圧目標は 130/80 mmHg 未満（ただし 75 歳以上の高齢者，CKD 患者（蛋白尿陰性）は 140/90 mmHg 未満）とされている。

NOTE 米国在郷軍人病院の共同研究（VA study）

• 523 例の高血圧患者を対象に，軽症（拡張期血圧 90 ～ 104 mmHg），中等症（105 ～ 114 mmHg），重症（115 ～ 129 mmHg）に分け，それぞれプラセボ投与群と治療群（ヒドロクロロチアジド，レセルピン，ヒドララジン）を割り付け，二重盲検による長期比較試験が行われた。

• その結果，合併症の発生率は重症患者ではプラセボ投与群 38.6％，治療群 1.4％と，治療群で有意に合併症防止効果が認められた。中等症患者でもそれぞれ 31.8％，8.0％と合併症防止効果が認められ，少なくとも中等症以上の高血圧患者では，血圧を下げることにより合併症が明らかに減少することが示された。

Q102 白衣高血圧と仮面高血圧

◉ 白衣高血圧は，診察室で測定した血圧が高血圧であっても，診察室外では正常域血圧を示す状態。

◉ 仮面高血圧は，診察室血圧が正常域血圧であっても，診察室外の血圧では高血圧を示す状態。

◆ 高血圧診断は診察室血圧と診察室外血圧により，正常血圧，白衣高血圧，仮面高血圧，持続性高血圧の 4 つに分類できる。

◆ 白衣高血圧は診察室血圧で高血圧と診断された患者の 15 ～ 30％がこれに相当し，その頻度は高齢者で増加する。白衣高血圧は持続性高血圧と比較し，臓器障害は軽度で，心血管予後も良好である。しかし一部は，長期的には心血管イベントのリスクを高めることがある。

◆ 仮面高血圧を構成する病態は，早朝高血圧，昼間高血圧，夜間高血圧があり，診察室外血圧が上昇している時間帯が異なる。仮面高血圧は，正常域血圧を示す一般住民の 10 ～ 15％，140/90 mmHg 未満にコントロール良好な降圧治療中の高血圧患者の約 30％にみられる。仮面高血圧の臓器障害と心血管イベントのリスクは，持続性高血圧患者と同程度である。

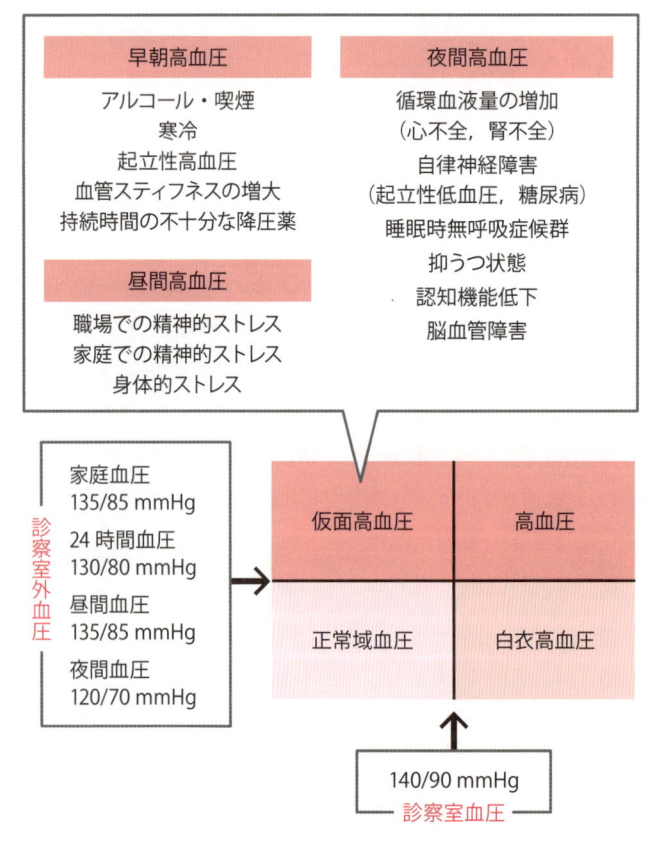

日本高血圧学会：高血圧治療ガイドライン 2019，p.21 より引用

Q103 高血圧発症におけるモザイク説

◉ 高血圧の発症には，8つの因子が相互に関連する。

◆ 高血圧の大部分は一次性とされ，はっきりした病因が不明である。このことから，高血圧は単一の原因で起こるものではなく，種々の要因が相互に関連して起こると考えられている。Pageの提唱するモザイク説によれば，血圧は下図に示すさまざまな因子により調節されており，これらが調和して平衡状態で働くような機構が必要である。個体により，これらの因子に偏りがあるために高血圧を生じると考えられる。

◆ 各因子の意味する内容は以下のとおりである。

①化学的（体液性）：アンジオテンシン，カテコラミン，アルドステロンなど

②反応性：血管および心臓の感受性

③体液量：血漿および心細胞外液量

④血管径：末梢血管抵抗性

⑤粘性：血液の流体力学的性質

⑥心拍出量：高血圧の初期に増加する

⑦弾性：老人では血管の弾性が失われる

⑧神経性：交感神経系の亢進

◆ そのほか，遺伝的要因，食事などの環境要因も重要である。

◆ 血圧に影響を与える因子はさまざまであり，どの調節機構が過剰になっているかにより，それに適した抗高血圧薬を選び，また2種類以上の薬物を併用することにより正常な平衡関係に回復させることが治療の基本となる。

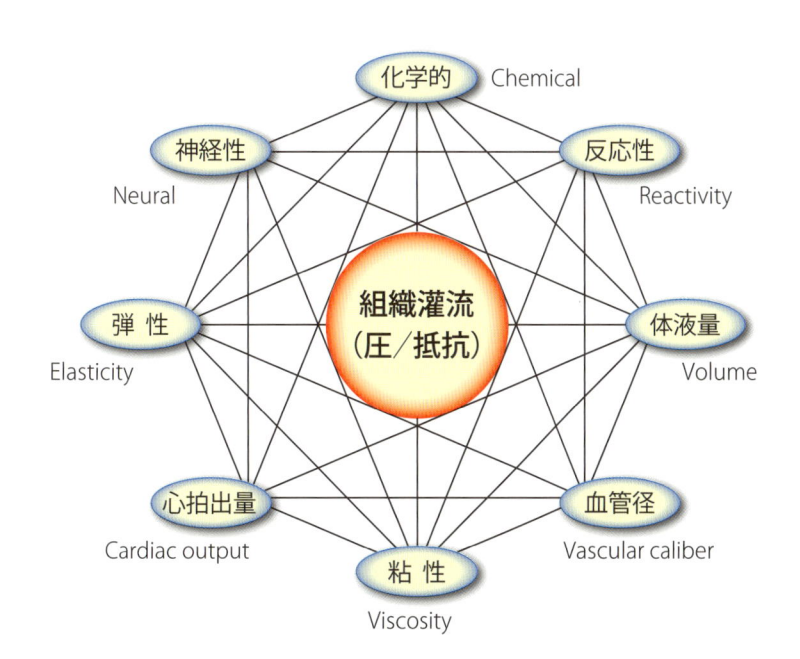

Q104 降圧薬の種類と特徴

◉ 代表的な降圧薬は，利尿薬，血管拡張薬，交感神経抑制薬，レニン-アンジオテンシン系抑制薬。

◉ 積極的適応がない場合の高血圧に対して最初に投与すべき降圧薬は，Ca 拮抗薬，ARB，ACE 阻害薬，利尿薬の中から選ぶ。

①降圧利尿薬

チアジド（サイアザイド）系利尿薬，ループ利尿薬，カリウム保持性利尿薬。ナトリウム利尿により循環血漿量の減少，心拍出量の低下，末梢血管抵抗の減少が起こり血圧が低下すると考えられる。また，長期投与で血管の反応性の低下が起こり，末梢血管抵抗が低下する。以前から降圧薬の第一選択薬として使用されていたが，最近は種々の有害作用（☞Q108）のため，少量を他の降圧薬に併用して用いるようになった。
☞Q157, Q159

②血管拡張薬

ヒドララジン，Ca 拮抗薬など。ヒドララジンは細動脈平滑筋を直接弛緩する。その作用機序は EDRF，硝酸化合物と同様に NO によるとの考えがある。Ca 拮抗薬は細胞外 Ca イオンの流入に関わる電位依存性 L 型 Ca チャネルを阻害し，血管平滑筋を弛緩させ，末梢血管抵抗を減じて降圧作用を発揮する。Ca 拮抗薬が第一選択薬として使用される。

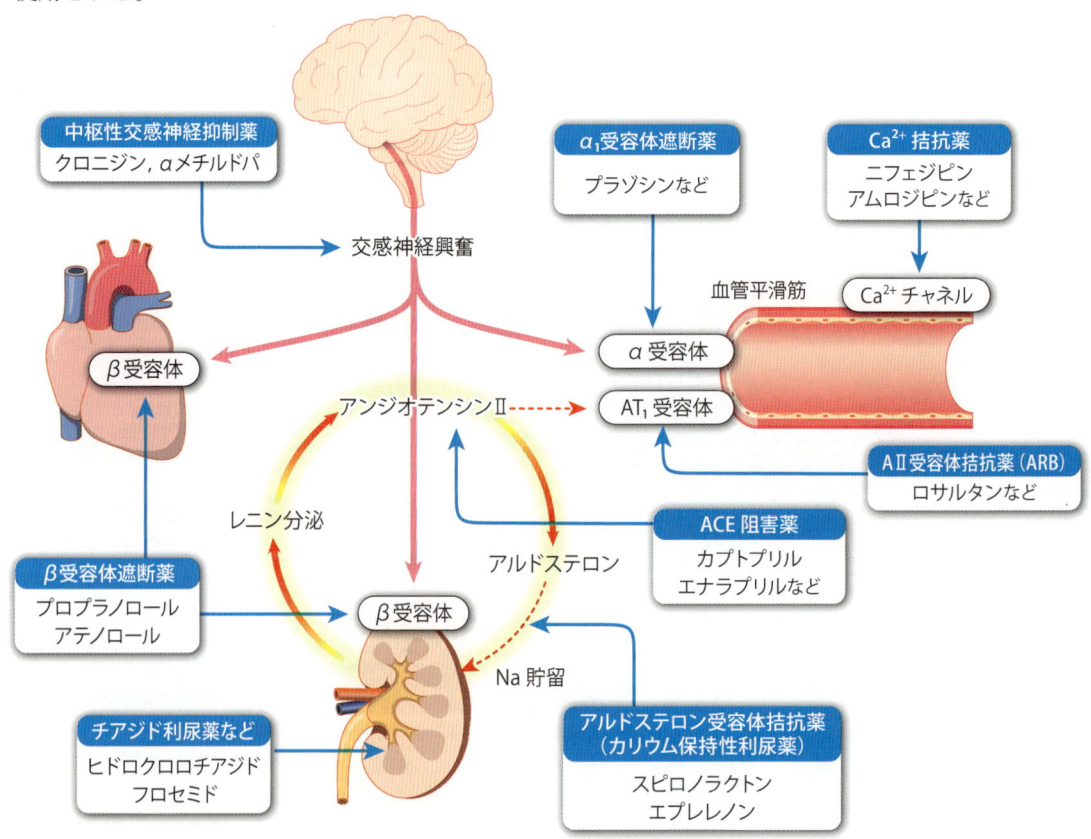

③交感神経抑制薬

ⓐアドレナリン受容体遮断薬（α遮断薬，β遮断薬，α・β遮断薬），ⓑ交感神経節後遮断薬（交感神経末梢遮断薬；グアネチジン，アドレナリン枯渇薬；レセルピン），ⓒ自律神経節遮断薬（トリメタファン），ⓓ中枢神経作用薬（クロニジン）など。
☞**Q105**

④レニン-アンジオテンシン系抑制薬

ⓐアンジオテンシン変換酵素阻害薬（ACE阻害薬；カプトプリル），ⓑアンジオテンシンⅡ受容体拮抗薬，ⓒβ遮断薬（プロプラノロール），ⓓ利尿薬（スピロノラクトン）など。これらのうちACE阻害薬，アンジオテンシンⅡ受容体拮抗薬（ARB）が第一選択薬として使用される。☞**Q107**

4
循環器系に作用する薬物

Q105 交感神経抑制薬の作用点

◉ 作用点はα，β受容体，節後神経末梢部，交感神経節，中枢神経系。

①アドレナリン受容体遮断薬

プラゾシンはα_1受容体に拮抗することにより末梢動脈を拡張させ，降圧作用を現す。初回投与時，高用量でfirst dose phenomenonと呼ばれる急激な降圧，失神が起こることがあるので，初回は低用量から徐々に増量する。β遮断薬のprototypeとして**プロプラノロール**が代表的である。プロプラノロールはβ_1・β_2受容体をともに遮断するが，**アテノロール**はβ_1受容体を比較的選択的に遮断する。これらの降圧機序の詳細は不明であるが，心拍出量の減少，血漿レニン分泌の抑制，交感神経シナプス前β受容体遮断によるノルアドレナリンの遊離抑制などが考えられている。ラベタロールは4種の立体異性体の等量混合物で，異性体の1つはプラゾシン様のα_1遮断薬，他の1つはピンドロール様のβ遮断薬であり，α・β受容体をともに遮断する。

②交感神経節後神経遮断薬

グアネチジン，ベタニジンは交感神経終末に取り込まれ，神経終末の膜の性質を変化させ，興奮伝達を遮断する。レセルピンは交感神経終末においてノルアドレナリン貯留顆粒に作用し，その取り込みを阻止し，ノルアドレナリンを枯渇させる。有害作用としてグアネチジンは射精不全，下痢など，レセルピンは抑うつ，鼻閉，下痢，胃潰瘍などを起こす。グアネチジンを三環系抗うつ薬と併用すると，グアネチジンの降圧効果が減少する。

③自律神経遮断薬

トリメタファンは自律神経節後線維の受容体に作用し，アセチルコリンのニコチン様作用と競合して伝達を遮断する。

④中枢神経作用薬

クロニジンはα_2作用薬で，中枢性に働いて降圧作用を現す。副作用として鎮静と口渇を起こし，また突然の中止で急性の血圧上昇が起こる。

Q106 中枢性降圧機序

◉ クロニジン，α-メチルドパなどが中枢性降圧作用を示す。

◆ **α₂作用薬**であるクロニジン，グアナベンズおよびグアンファシンは脳幹部，特に延髄孤束核の α_2 受容体を刺激して中枢神経からの交感神経遠心性興奮を抑制する。血漿ノルアドレナリン濃度の低下は，これら薬物の降圧効果とよく相関する。

◆ **α-メチルドパ**は以前，ドパ脱炭酸酵素阻害作用，あるいは代謝産物であるα-メチルノルアドレナリンが偽性伝達物質と考えられたが，現在では α-メチルノルアドレナリンが α_2 作用薬として中枢性に作用するとされている。また最近，α-メチルドパが脳幹神経核からアドレナリンを枯渇させ，この作用が降圧作用と何らかの関係があるとも報告されている。

◆ なお，プロプラノロールの降圧作用の一部に中枢作用が関与していると考えられている。

Q107 レニン-アンジオテンシン-アルドステロン系に影響する降圧薬

◉ カプトプリルはアンジオテンシンに，β遮断薬はレニンに，スピロノラクトンはアルドステロンに関連する。

◆ **カプトプリル**はアンジオテンシンIをアンジオテンシンIIに変換するアンジオテンシン変換酵素（ACE）を阻害し，アンジオテンシンIIの生成を抑制し，アルドステロンの分泌も抑える。ACE は別名キニナーゼIIと呼ばれ，ブラジキニンの分解にも関与している。カプトプリルはこの酵素を阻害し，ブラジキニンによる血管拡張作用を増強することにより降圧作用を現すとも考えられている。カプトプリルの有害作用としては，発疹，味覚障害，腎機能障害，咳嗽があげられる。プロドラッグである**エナラプリル**は，血清エステラーゼによって加水分解を受けエナラプリラートになり，ACE 阻害作用を発揮する。

◆ **アンジオテンシンII受容体拮抗薬（ARB）**である**ロサルタン**，カンデサルタンはアンジオテンシンIIの作用に拮抗し，降圧作用を示す。アンジオテンシンII受容体拮抗薬は ACE 阻害薬と異なり，ブラジキニンの増加を起こさないので，空咳などの副作用が少ない。

◆ 傍糸球体細胞からのレニンの分泌は，腎内機序（灌流圧の低下，Na^+ 濃度の減少）と，β_1 受容体の活性化により促進される。**β遮断薬**はレニン活性を抑制し，アンジオテンシノーゲンからアンジオテンシンIへの反応を低下させる。

◆ **スピロノラクトン**は腎臓の集合管でアルドステロンと競合的に拮抗して，Na^+ の排泄を増し，K^+ の排泄を減少させる。☞**Q159**

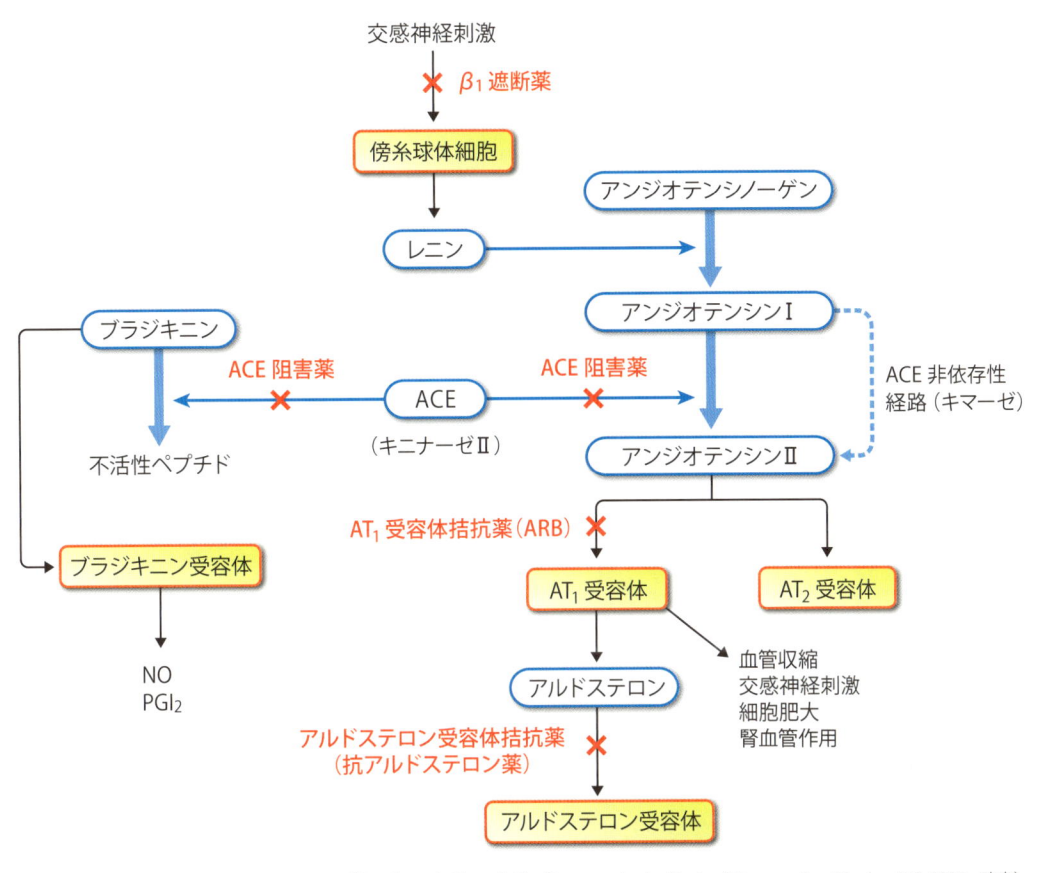

（Goodman & Gilman's The Pharmacological Basis of Therapeutics, 11 ed., p.878, 2006, 改変）

Q108 チアジド（サイアザイド）系利尿薬の長期投与時の副作用

◉ 長期投与時に低カリウム血症，高血糖，高尿酸血症，高脂血症を起こすため，注意が必要。

◆ チアジド（サイアザイド）系利尿薬は低カリウム血症，低クロール性アルカローシス，低マグネシウム血症，低ナトリウム血症を起こす。特に低カリウム血症は不整脈を誘発しやすくする。

◆ また，高血糖，耐糖能の低下を起こし，既存の糖尿病を悪化させる。臨床的な研究により，K^+ の枯渇がインスリンの分泌抑制によるグルコース不耐性に関与していると考えられている。

◆ さらに，高尿酸血症を起こし痛風発作を誘発したり，高脂血症（コレステロールとトリグリセリドの上昇）を起こし動脈硬化の危険率を高める可能性がある。そのほか高窒素血症，膵炎，白斑黒皮症を起こすことがある。

◆ このようにチアジド系利尿薬は種々の病態を引き起こす可能性が高いため，最近はその少量投与が勧められている。また，チアジド系利尿薬は Ca^{2+} の尿中排泄を抑制し，高 Ca 血症を起こすが，ループ利尿薬は Ca^{2+} の尿中排泄を増加させ，低 Ca 血症を起こすことがある。

Q109　段階的な降圧療法

◉高血圧には種々の因子が個人個人で異なった程度に関与するため，単剤から始め，作用機序の異なる薬物を併用していくのがよい。

◆高血圧治療の原則として，悪性高血圧症を除き，薬物療法の前にまず非薬物療法を行う。すべての薬物は副作用を発現しうるし，そのために患者の生命の質を低下させる可能性があるからである。

1) 非薬物療法

◆肥満者の**減量**：肥満者にみられる**インスリン分泌亢進が，腎尿細管のインスリン依存性 Na^+ 再吸収を高め，細胞外液量を増加させる**と考えられている。また，交感神経系の活動亢進も認められる。減量によりこれらが改善される。

◆**食塩制限**：1 日 6 g 程度の食塩制限により血圧が低下する。すべての高血圧患者が食塩制限に反応するわけではないが，ある種の降圧薬の効果を高めるという利点がある。

◆**アルコール制限**：アルコール摂取は血圧を上昇させ，脳血管事故の危険を増加させる。その機序として，血管平滑筋内への Ca^{2+} 輸送増加との関係が考えられる。

◆また，身体の活動を増すと，心血管疾患の発生頻度は減少する。精神緊張の緩和，K^+ の摂取，禁煙によっても血圧は低下する。

2) 薬物療法

◆非薬物療法で十分な降圧が得られない場合に，薬物療法を行う。第一選択薬はチアジド系利尿薬，Ca 拮抗薬，ACE 阻害薬，アンジオテンシン II 拮抗薬である。以前提唱された単純な段階的治療に，患者の年齢，人種，合併症および併用薬，生活のスタイルなどを考慮に入れた**個別化された治療が必要**である。

◆**チアジド系利尿薬**は高齢患者および体液依存性高血圧患者に，**β遮断薬**は若年の高血圧，心筋梗塞後，心不全，狭心症，頻脈の高血圧患者に，**Ca 拮抗薬**はレニン活性の低い高血圧患者に，**ACE 阻害薬**はうっ血性心不全や糖尿病がある患者に用いられる。これら薬物の単独治療で効果が不十分な場合には，作用の異なった降圧薬を併用する（段階治療）。2 剤の併用でも効果が不十分であれば 3 剤を併用する。降圧が十分であれば，降圧薬の減量，併用薬の一時中止などのステップダウンを考慮する。

Q110 高血圧性緊急症の治療

◉ 緊急症では入院治療が原則である。

◉ 原則的に経静脈的に降圧を図る。

◆ 高血圧性緊急症とは，血圧の高度の上昇（多くは 180/120 mmHg 以上）によって，脳，心，腎，大血管などの標的臓器に急速に障害が生じる切迫した病態である。

◆ 緊急症には，乳頭浮腫を伴う加速型・悪性高血圧，高血圧脳症，急性大動脈解離を合併した高血圧，肺水腫を伴う高血圧性左心不全，重症高血圧を伴う急性心筋梗塞や不安定狭心症，褐色細胞腫クリーゼ，子癇などが該当する。

◆ 緊急症では入院治療が原則である。一般的な降圧目標は，初めの 1 時間以内に平均血圧で 25％以上は降圧させず，次の 2〜6 時間で 160/100〜110 mmHg を目標とする。原則的に経静脈的に降圧を図る。観血的に血圧をモニターすることが望ましい。

◆ ニトロプルシド，ニトログリセリン，ヒドララジン，ニカルジピン，ジルチアゼムの静脈内投与が有効である。ニフェジピンの舌下投与は，過度の降圧や反射性頻脈が起きるので用いない。

4
循環器系に作用する薬物

NOTE 新しい血管作動性物質

• **エンドセリン**：血管内皮細胞から遊離し強力な血管収縮作用を示すペプチドである。プロエンドセリンとして生成され，エンドセリン変換酵素（ECE）によりエンドセリンとなる。エンドセリンは受容体に結合後，共役する G 蛋白質（G_q/G_{11}）を介してホスホリパーゼ C_β を活性化する。エンドセリンの拮抗薬，ECE 阻害薬が抗高血圧薬として開発されている。

• **アドレノメジュリン**：1993 年，ヒト褐色細胞腫細胞より発見された降圧活性ペプチドである。広い意味では calcitonin gene related peptide（CGRP）ファミリーに属する。アドレノメジュリンは特異的な受容体に結合し，促進型 G 蛋白質（G_s）と共役したアデニル酸シクラーゼを活性化し，細胞内 cAMP 濃度を上昇させ，cAMP 依存性プロテインキナーゼ（A キナーゼ）を介するミオシン軽鎖キナーゼのリン酸化により血管平滑筋を弛緩させる。また，血管内皮細胞では細胞内 Ca^{2+} 増加を介して NO 産生を高め，間接的に平滑筋細胞に働く機序も考えられている。

Q111 リポ蛋白代謝と動脈硬化の関係

◉LDL，VLDL の増加は動脈硬化を促進させ，HDL の増加は動脈硬化の進展を抑制する。

血中リポ蛋白代謝

◆ 血中リポ蛋白代謝は，食物由来の脂質を処理する外因性経路と，肝臓で合成された脂質を代謝する内因性経路を通じて行われるが，いずれの場合もリポ蛋白は血中において絶えず酵素や転送蛋白質の作用を受けている。右図に示すように，LPL（lipoprotein lipase）は血中トリグリセリドの加水分解を，LCAT（lecithin cholesterol acyltransferase）は血中コレステロールのエステル化を担っている。

◆ 血中にはコレステロール，中性脂肪（トリグリセリド），リン脂質，遊離脂肪酸などの脂質が存在するが，これらが正常範囲以上に増加した場合を高脂血症と呼ぶ。高脂血症の状態が長く持続すると動脈硬化が進展し，脳梗塞，虚血性心疾患，動脈瘤などの合併症を起こしてくる。動脈硬化の危険因子としては，高脂血症のほかに高血圧，喫煙，肥満，糖尿病，高尿酸血症，ストレス，運動不足などがあげられる。

動脈硬化症

◆ 動脈硬化症の成因として内皮細胞障害説と脂質沈着説があり，この 2 つの機序が連続して起こるとされている。すなわち，内皮細胞が種々の危険因子によって障害されると，脂質，特にコレステロールエステルの非常に多い LDL の内皮細胞下への浸潤が起こる。LDL はマクロファージに取り込まれ，泡沫細胞ができる。これらの集まりが "fatty streak" といわれる動脈硬化の初期病変である。さらに血小板が付着し，そこから血小板由来の成長因子などが放出され，平滑筋細胞の増殖が促される。これら細胞の増殖と脂質の蓄積が相まって動脈硬化病変が進行していく。

◆ マクロファージにたまったコレステロールは，HDL に特異的なレセプターを介して排泄される。つまり，HDL は末梢からコレステロールを取り出して運搬することから，動脈硬化の進展を防止していると考えられる。

◆ 一方，LDL は LDL レセプターにより処理され，細胞の構造を維持するために利用される。しかし，LDL が血中に非常に多くなると，LDL レセプターを介した調節機構では処理しきれなくなる。血中コレステロールの約 75％が LDL レセプター依存性に処理され，その中でも肝臓が全体の 70％を支配している。したがって，治療にあたっては，肝臓の LDL レセプター活性をいかに上げるかが重要である。

参考 ❼　Syndrome X

安静またはニトログリセリンにより消失する狭心症の典型的な症状を有するが，冠状動脈造影は正常である。小冠状動脈の攣縮が原因と考えられている。多くの患者は硝酸塩，β遮断薬が有効である。太い冠状動脈の攣縮に続発する異型狭心症とは異なる。

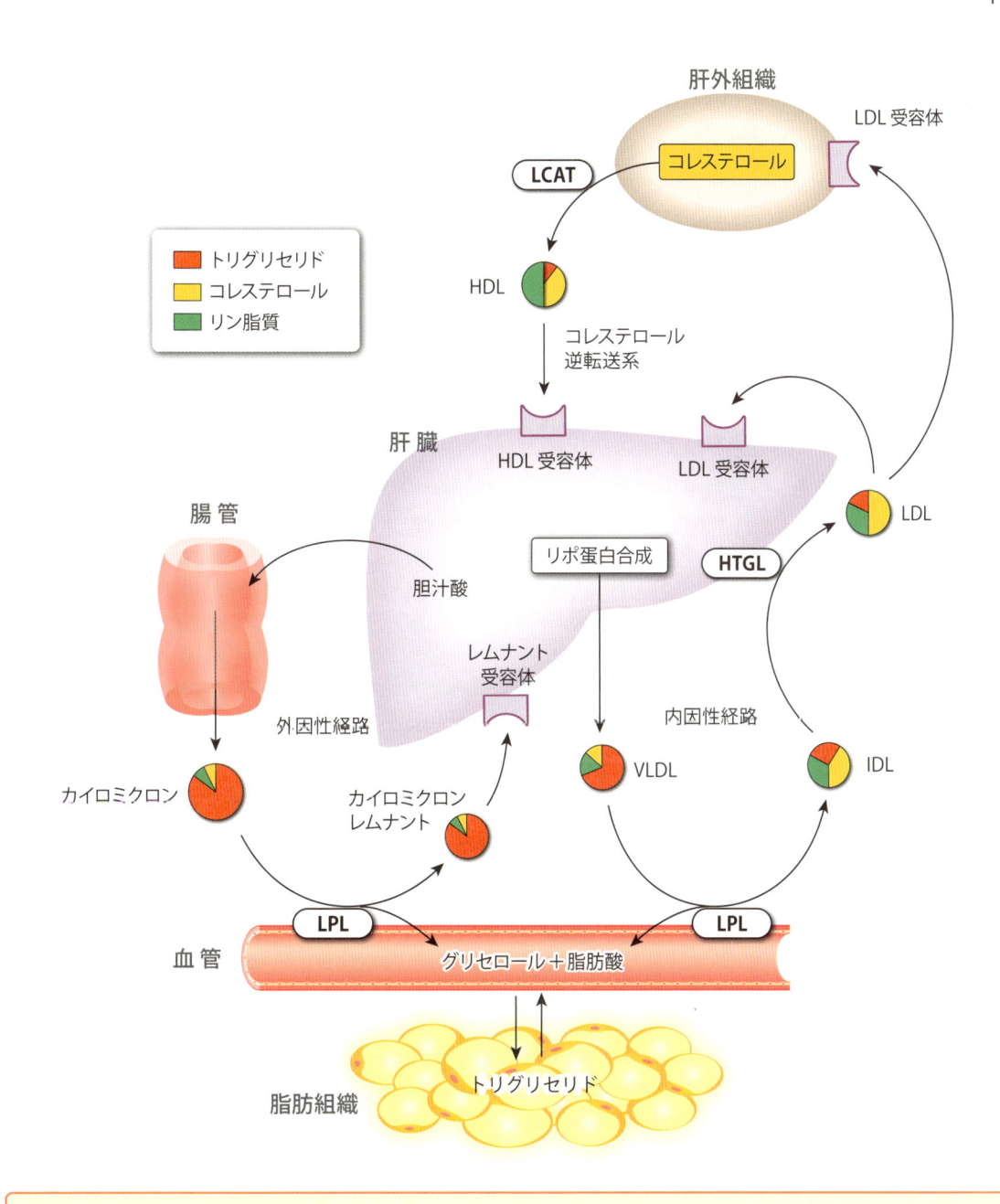

NOTE 🖊 **脂質の輸送に関わる酵素**

- **LPL**；lipoprotein lipase（リポ蛋白質リパーゼ）：全身の血管内皮細胞に存在する。カイロミクロンやVLDLの持つアポC蛋白により活性化され，トリグリセリドを分解してグリセロールと脂肪酸を生じる。
- **HTGL**；hepatic triglyceride lipase（肝性トリグリセリドリパーゼ）：肝臓の血管内皮細胞に存在する。カイロミクロンやIDLに含まれるトリグリセリドを分解し，それぞれカイロミクロンレムナントやLDLに変換する。

- **LCAT**；lecithin cholesterol acyltransferase（レシチンコレステロールアシルトランスフェラーゼ）：血中に存在し，HDLの持つアポA蛋白により活性化される。LCATは，HDL表面の遊離コレステロールをエステル化する。コレステロールエステルはHDL粒子のコアに移動することから，さらなる遊離コレステロールがHDL表面に組み込まれる。結果として，組織のコレステロールはHDLに引き抜かれ，肝臓に送られる（コレステロール逆転送系）。

Q112 脂質異常症（高脂血症）治療薬の作用機序

◎高脂血症治療薬の作用機序は，脂質の吸収阻害，合成阻害，異化排泄促進など
さまざま。

◎治療上，LDL レセプター活性を上げることが重要。

◆高脂血症の治療には食事療法，薬物療法，運動療法があるが，さらに著明な高脂血症
の場合には血漿交換や吸着療法が行われる。日本動脈硬化学会のガイドラインによる
と，高脂血症に対する治療開始の目安はコレステロール 220 mg/dL 以上，中性脂肪
150 mg/dL 以上，HDL 40 mg/dL 以下となっている。薬物療法は多くの場合，LDL
レセプター活性を上げることが重要であるので，食事療法をきちんと行った後に薬物
療法を行うべきである。

◆HMG-CoA 還元酵素阻害薬は HMG-CoA からメバロン酸を生成する過程を律速する酵
素を競合的に阻害し，肝臓および小腸でのコレステロールの生合成を抑える。その結
果，細胞のコレステロール要求が増加し，肝臓の LDL レセプター活性を上げること
になり，血中 LDL の除去が亢進する。これらの薬物としてプラバスタチン，シンバ
スタチン，アトルバスタチン，ピタバスタチンなどがある。最近，プラバスタチンの
長期使用により心臓発作の再発を低下させる二次予防効果が認められた。さらに初回
の心臓発作の抑制，心血管系疾患による死亡リスクの低下，バルーン血管形成術やバ
イパス手術の必要性を低減させる一次予防効果も認められている。

◆コレスチラミンは陰イオン交換樹脂であり，胆汁酸を吸着して糞便中へ排泄させ胆
汁の腸肝循環を阻害する。そのため cholesterol 7α-hydroxylase の活性が亢進して，
コレステロールから胆汁酸への異化が高まる。その結果，肝臓ではコレステロールの
需要が高まり，LDL レセプター活性が上がり LDL の取り込みが増加する。類薬にコ
レスチポール，コレスチミドがある。

◆小腸コレステロール吸収阻害薬は，小腸壁のコレステロール吸収過程に関わるトラン
スポーターを阻害して，食事および胆汁由来のコレステロールの吸収を阻害する。薬
物としてエゼチミブがある。

◆プロブコールは腸管からのコレステロールの吸収抑制，HMG-CoA 還元酵素活性阻害
作用を示す。LDL 低下作用が強いが，HDL も低下させる。最近，抗酸化作用も報告
されている。

◆クロフィブラートは脂肪細胞の lipolysis の抑制，肝臓における脂肪酸の合成抑制，
酸化促進などによるトリグリセリドの合成抑制，LPL，肝性 TG リパーゼ活性の亢進
による VLDL，LDL の異化促進などの機序により，コレステロール，トリグリセリド
の両者を低下させる。特にトリグリセリドの低下作用が強い。類薬としてベザフィブ
ラート，シンフィブラート，クリノフィブラートなどがある。

◆ニコチン酸は脂肪細胞における lipolysis の抑制，LPL の活性化，肝臓におけるコレ
ステロールの合成抑制などの機序により，コレステロール，トリグリセリドの両者を
低下させる。有害作用として顔面紅潮がある。

◆近年，クロフィブラート系薬物またはニコチン酸製剤と HMG-CoA 還元酵素阻害薬の
併用による横紋筋融解症が頻発して警告が出されている。

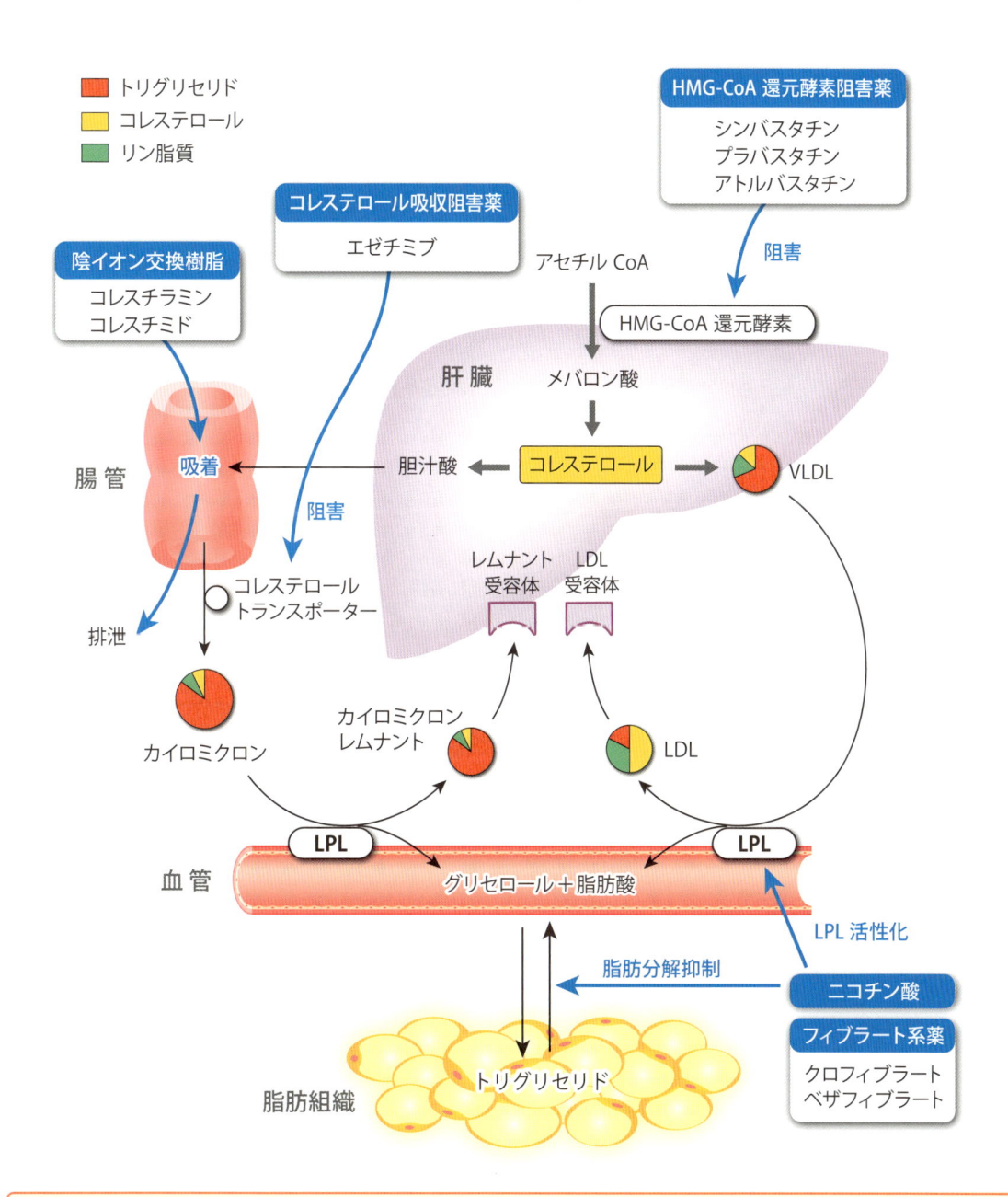

凡例：
- トリグリセリド
- コレステロール
- リン脂質

HMG-CoA 還元酵素阻害薬
シンバスタチン
プラバスタチン
アトルバスタチン

コレステロール吸収阻害薬
エゼチミブ

陰イオン交換樹脂
コレスチラミン
コレスチミド

アセチル CoA

阻害

HMG-CoA 還元酵素

肝臓　メバロン酸

腸管　吸着　胆汁酸　←　コレステロール　→　VLDL

阻害

排泄

コレステロール
トランスポーター

レムナント
受容体　　LDL
受容体

カイロミクロン

カイロミクロン
レムナント

LDL

血管

LPL　　　　　　　　　LPL

グリセロール＋脂肪酸

LPL 活性化

脂肪分解抑制

ニコチン酸

フィブラート系薬
クロフィブラート
ベザフィブラート

脂肪組織　　トリグリセリド

NOTE　高脂血症と脂質異常症

- 従来「高脂血症」として一括されてきた病態の中には次のものが含まれる。
  - ①高コレステロール血症（総コレステロール値が高い）
  - ②高 LDL コレステロール血症
  - ③低 HDL コレステロール血症
  - ④高トリグリセリド血症

- 低 HDL コレステロール血症を含む表現として「高脂血症」は適切でないことから，「脂質異常症」という名称に変更された。ただし，高コレステロール血症や高トリグリセリド血症の総称としての「高脂血症」は，現在も使用されている。

5 血液・造血器に作用する薬物

Q113 止血機序と止血薬の作用点

◉ 止血には血管，血小板，凝固系，線溶系が関与する。止血薬はそのいずれかをターゲットにする。

◆ 出血時には血管，血小板，血液凝固系，線維素溶解系（線溶系）の各機能が相互に関連して止血を行う。したがって，上記の要素のいずれの異常によっても止血機序が障害される。止血薬もこれに応じて分類される。

①血管強化薬：血管壁の脆弱性を改善し，透過性亢進を抑制する。アドレノクロム誘導体，ビタミンCなど。

②凝固促進薬：血液凝固因子であるトロンビン（直接局所に適用）のほか，肝臓でのプロトロンビン，第Ⅶ，Ⅸ，Ⅹ因子合成に必要なビタミンK製剤，トロンビン様作用

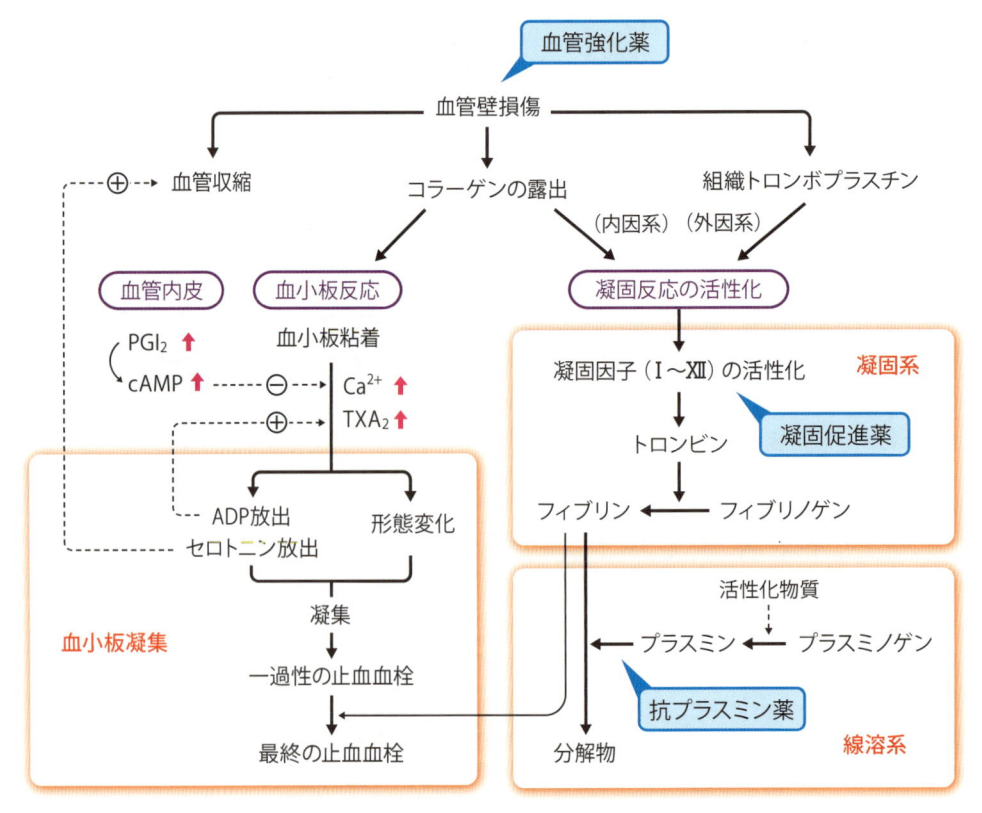

PGI$_2$：プロスタサイクリン　　TXA$_2$：トロンボキサンA$_2$

を持つヘモコアグラーゼ（蛇毒酵素）など。

③抗線溶薬（抗プラスミン薬）：トラネキサム酸は，フィブリン塊を溶解するプラスミンの活性を阻害する。線溶亢進性の出血に有効である。

④その他：抗ヘパリン薬の硫酸プロタミンはヘパリン過剰投与時の出血に用いる。

Q114 血小板凝集の機序

◉ 血小板は粘着，放出，凝集の 3 つの過程を経て一次血栓を形成する。

◉ 血小板表面の糖蛋白質をフィブリノゲンが架橋して凝集が起こる。

◆ 血管内皮下組織が露出すると，血小板は組織中のコラーゲンとの直接結合，あるいは血小板の糖蛋白質 GPIb と血漿中の粘着蛋白質 von Willebrand 因子との結合を介して粘着する。

◆ 粘着し活性化された血小板では，膜表面のフィブリノゲン受容体である糖蛋白質複合体，GPIIb/ IIIa（インテグリンとも呼ばれる）のフィブリノゲン結合部位が露出する。また，活性化した血小板からは ADP などの血小板凝集物質が放出され，周囲の血小板の活性化も促進する。

◆ 血小板の GPIIb/ IIIa にフィブリノゲンが結合することで血小板が架橋され凝集が進み，一次血栓が形成される。さらに，血液凝固系の活性化により形成されたフィブリンにより一次血栓は補強され，二次血栓となる。

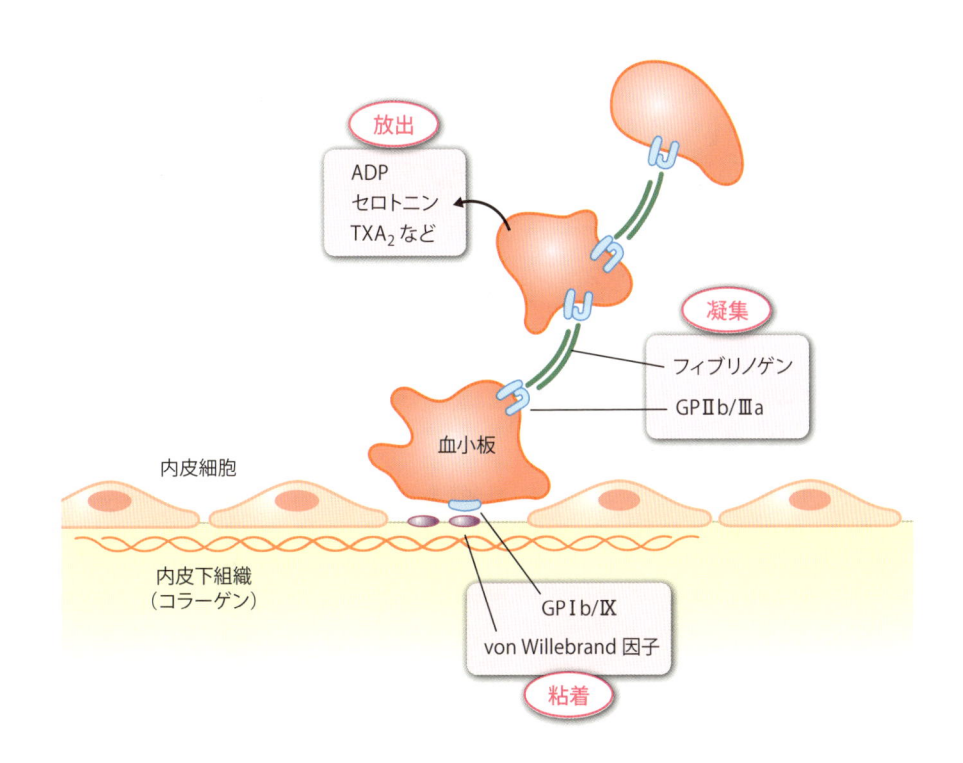

Q115 抗血小板薬の作用と臨床応用

◉ 血小板のアラキドン酸代謝阻害（アスピリン），cAMP 増強作用（チクロピジン）などにより血小板凝集を抑制。

◉ 動脈硬化に基づく不安定狭心症，心筋梗塞・脳梗塞の再発予防，慢性動脈閉塞症などに適応。

◆ **Q114** で示した血小板の凝集機構は，血小板内で**シクロオキシゲナーゼ**（COX-1）によってアラキドン酸から産生される**トロンボキサン A_2**（TXA_2）により促進され，サイクリック AMP（cAMP）の増加はこの経路を抑制する。

◆ 抗血小板薬は TXA_2 産生阻害や cAMP 増強作用などにより，動脈硬化の進行した動脈での血栓形成を抑制する。不安定狭心症の心筋梗塞への進行予防，心筋梗塞・脳梗塞の再発の予防，末梢での動脈閉塞症の進行防止などに用いられる。

①アスピリン

血小板の COX-1 をアセチル化して酵素活性を不可逆的に阻害し，TXA_2 産生を抑制するため，血小板の寿命（7 〜 10 日）の間，血小板凝集が抑制される。しかし，投与量が多いと血管内皮細胞におけるプロスタサイクリン（PGI_2，血小板凝集抑制作用を持つ）の産生も抑制し，抗血小板作用が減弱する（**アスピリンジレンマ**）。そのため，

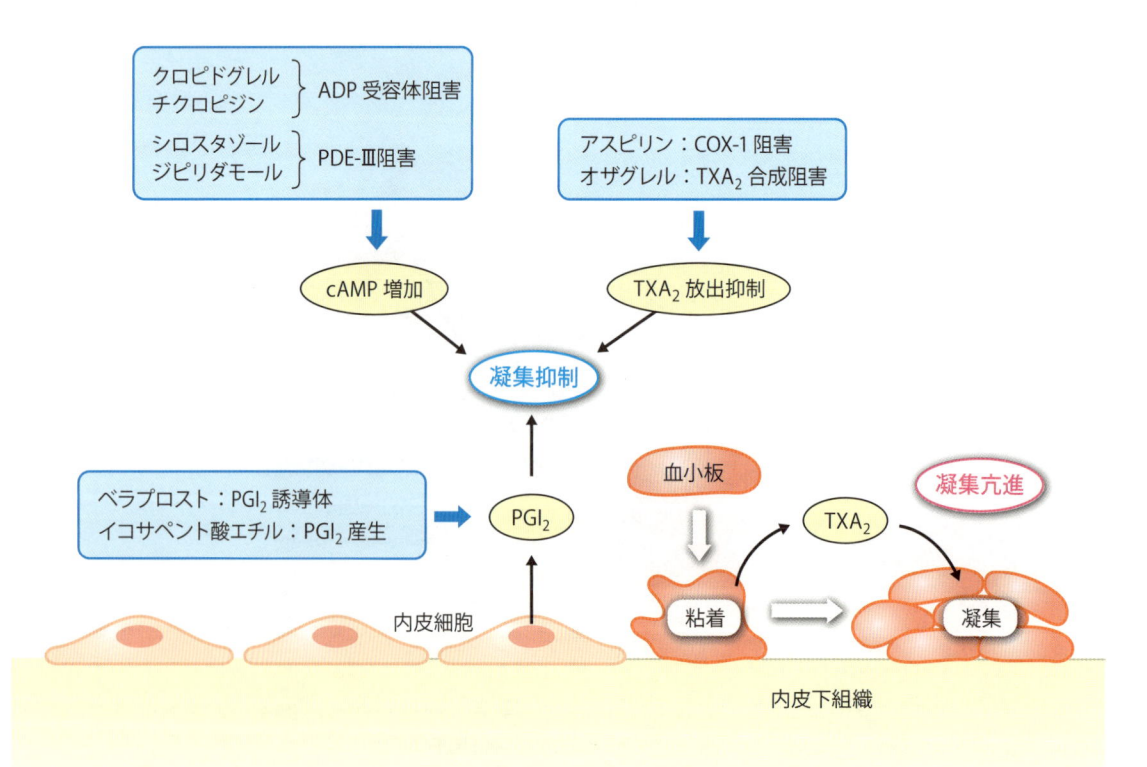

PDE：ホスホジエステラーゼ，PGI_2：プロスタサイクリン，TXA_2：トロンボキサン A_2，COX：シクロオキシゲナーゼ

アスピリンは 80 〜 320 mg/ 日の低用量を用いる。消化性潰瘍，アスピリン喘息には禁忌である。

②**チクロピジン**，**クロピドグレル**，プラスグレル，チカグレロル

ADP 受容体のサブタイプ $P2Y_{12}$ 受容体の阻害によるアデニル酸シクラーゼの活性化により血小板内の cAMP 濃度を増加させる。アスピリンとともに頻用されるが，チクロピジンには肝機能障害，無顆粒球症，血栓性血小板減少性紫斑病などの重篤な副作用がある。クロピドグレルは CYP2C19 で代謝されて活性化するため，CYP2C19 活性の低い患者では効果が弱い。

③**その他**

シロスタゾールは cAMP 分解酵素であるホスホジエステラーゼ（PDE-Ⅲ）の選択的阻害薬で，血小板内の cAMP 濃度を増加させる。**ジピリダモール**も PDE 阻害による cAMP 増加作用を持つが，抗血小板作用はあまり強くない。

PGI_2 の誘導体であるベラプロスト，不飽和脂肪酸製剤で生体内で TXA_2 産生を抑制し PGI_2 産生を増加するイコサペント酸エチルは慢性動脈閉塞症に用いられる。

オザグレルは TXA_2 合成酵素阻害により血小板凝集阻害と脳血管攣縮抑制作用を示し，脳血栓症急性期の障害改善とクモ膜下出血後の脳血管攣縮予防に用いられる。

5

血液・造血器に作用する薬物

抗血小板薬の作用，臨床応用と副作用（抗血小板作用とそれに基づく臨床応用のみを示す）

薬 物	作用機序	臨床応用	代表的な副作用
アスピリン	血小板 COX-1 の不可逆的阻害による TXA_2 産生抑制	狭心症，心筋梗塞，虚血性脳血管障害（一過性脳虚血発作，脳梗塞），川崎病	消化性潰瘍，出血，過敏症，アスピリン喘息，サリチル酸中毒，ライ症候群（**Q126** 参照）
オザグレル	TXA_2 合成阻害	脳血栓症，クモ膜下出血後の脳血管攣縮の改善	発疹，肝機能障害，出血
チクロピジン	ADP 受容体阻害による血小板内 cAMP 増加	慢性動脈閉塞症，虚血性脳血管障害（一過性脳虚血発作，脳梗塞），クモ膜下出血術後の脳血管攣縮の改善	発疹，出血，肝機能障害，無顆粒球症，血栓性血小板減少性紫斑病
クロピドグレルプラスグレル		虚血性脳血管障害（心原性脳塞栓を除く），経皮的冠動脈形成術（PCI）が適応される急性冠症候群（不安定狭心症，心筋梗塞）など	
シロスタゾール	PDE-Ⅲ 阻害による血小板内 cAMP 増加	慢性動脈閉塞症，脳梗塞（心原性脳塞栓を除く）	発疹，出血，肝障害，動悸
ジピリダモール	PDE 阻害による血小板内 cAMP 増加	狭心症，心筋梗塞	発疹，出血，頭痛，倦怠感
ベラプロスト	PGI_2 誘導体	慢性動脈閉塞症	発疹，出血，頭痛，肝機能障害
イコサペント酸エチル	TXA_2 産生抑制，PGI_2 産生増加	慢性動脈閉塞症	発疹，貧血，悪心，下痢

Q116 血液凝固系・線溶系の機序

◉ 血液凝固系は多くの凝固因子の活性化によりフィブリノゲンからフィブリンを生成する過程。

◉ 線溶系は形成されたフィブリンを分解する過程。

◆ 血液凝固系は次の3段階を経てフィブリン形成を行う。

第Ⅰ相：血液中（内因性凝固系）および組織内（外因性凝固系）の多くの因子の活性化を経て，第Ⅹ因子を活性化する過程である。

第Ⅱ相：第Ⅴ因子，Ca^{2+}，血小板リン脂質と複合体を形成した活性化第Ⅹ因子がプロトロンビンに作用し，トロンビンを生成する。

第Ⅲ相：トロンビンが血漿中のフィブリノゲンに作用してフィブリンを生成し，フィブリン網の中に血球を捕らえて凝集体を形成する。

◆ 抗凝固薬は上記の過程のいずれかを阻害して血液凝固を抑制する。代表的な薬物はヘパリンとクマリン誘導体である。☞Q117

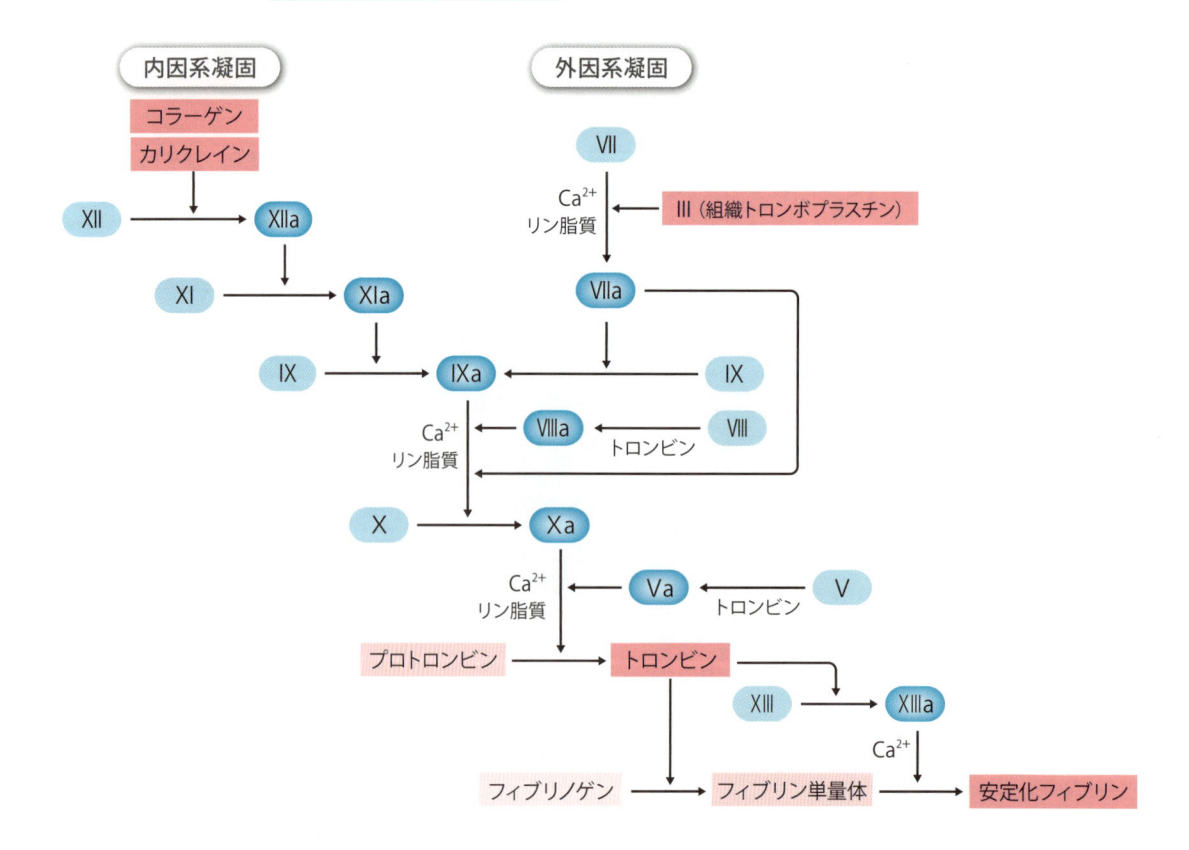

凝固因子はⅠ〜Ⅻのローマ数字で表し，活性化した因子は a を付けて示す

- ◆ 線維素溶解系（線溶系）は形成されたフィブリン塊を溶解する機構であり，ウロキナーゼや組織プラスミノゲンアクチベーター（t-PA）によりプラスミノゲンがプラスミンに活性化され，これがフィブリンを溶解する。
- ◆ すでに形成された血栓に対しては抗凝固薬は効果がないため，ウロキナーゼ，t-PAが血栓溶解薬として心筋梗塞，脳血栓症などの血栓溶解を目的に発症早期に用いられる（☞Q100）。
- ◆ t-PAには遺伝子組換え型で体内安定性を改善したアルテプラーゼ，モンテプラーゼなどがある。

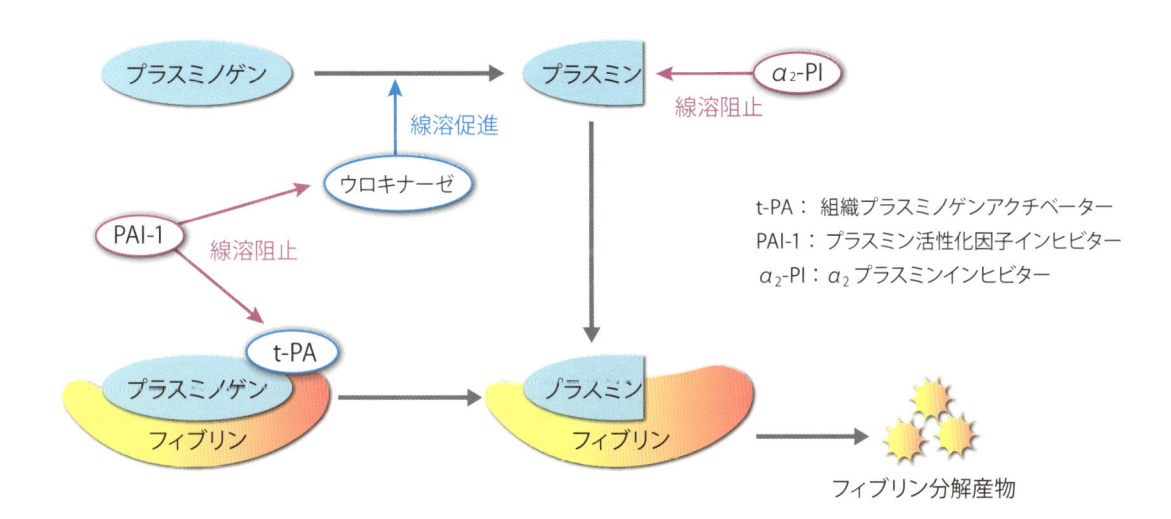

t-PA： 組織プラスミノゲンアクチベーター
PAI-1：プラスミン活性化因子インヒビター
α₂-PI：α₂プラスミンインヒビター

α_2-PI：α_2プラスミンインヒビター

Q117 ヘパリンとワルファリンの違い

- ◉ ヘパリンは抗トロンビン作用を持つ速効性抗凝固薬。
- ◉ ワルファリンはビタミンK依存性凝固因子の生成を阻害する持続性抗凝固薬。

- ◆ ヘパリンとワルファリン（クマリン誘導体）はともに血液凝固系を阻害する作用を持つ抗凝固薬であるが，その作用機序は異なる。
- ◆ ヘパリンの作用機序は，①抗トロンビン作用によるフィブリン形成阻害，②抗第Ⅹa因子作用によるトロンビン形成阻害であり，いずれもヘパリンと結合したアンチトロンビンⅢの作用増強を介する。
- ◆ 低分子ヘパリン（ダルテパリン，パルナパリン）やヘパリン類似薬（ダナパロイド）は，ヘパリンに比べ出血のリスクは少ない。
- ◆ 一方，ワルファリンはビタミンKの代謝拮抗物質であり，肝臓でのビタミンK依存性凝固因子（プロトロンビン，第Ⅶ，Ⅸ，Ⅹ因子）の合成を阻害する。
- ◆ ビタミンK含有食品（納豆，ブロッコリーやほうれん草などの緑黄色野菜）はワルファリンの作用を減弱させるため，摂取制限が必要である。また，ワルファリンはCYP2C9で代謝されるため，併用薬と相互作用が生じやすい。

ヘパリンとワルファリンの比較

	ヘパリン	ワルファリン
作用発現	速効性	遅効性（12〜36時間）
作用持続	短時間（代謝速い）	長時間（2〜5日；代謝遅い）
投与方法	静注（経口では無効）	経口
効果判定	凝固時間	プロトロンビン時間（PT-INR）
拮抗薬	硫酸プロタミン	ビタミンK
妊婦への投与	可	不可
臨床応用	血栓塞栓症（静脈血栓症，心筋梗塞，脳塞栓など）の治療と予防，DIC，輸血時などの血液凝固防止	血栓塞栓症（静脈血栓症，心筋梗塞，脳塞栓など）の治療と予防
副作用	出血，アレルギー反応	出血，下痢

Q118 直接経口抗凝固薬

◉ 新規の経口抗凝固薬（DOAC）は直接トロンビン阻害薬と直接 Xa 阻害薬。

◉ ワルファリンに比べ効果の発現が早く，食事制限は必要ない。

◆ 経口抗凝固薬は従来はワルファリンのみであったが，近年新規の**直接経口抗凝固薬**（direct oral anticoagulant；DOAC）の**直接トロンビン阻害薬**と**直接Xa阻害薬**が広く使用されるようになった。

◆ 直接トロンビン阻害薬の**ダビガトラン**は，トロンビンに結合して，アンチトロンビンⅢ非依存的にフィブリノゲンのフィブリンへの変換を抑制する。

◆ 直接Xa阻害薬の**リバーロキサバン**，**エドキサバン**，**アピキサバン**は，アンチトロンビンⅢ非依存的に凝固因子の第Xa因子を阻害する。

◆ いずれも心房細動による心原性脳塞栓症や全身性塞栓症の予防などに用いられる。ワルファリンと比べ，効果発現・消失が早く（数時間），薬物相互作用は少なく，ビタミンK含有食品の摂取制限は必要ない。

ワルファリンとDOACの比較

	ワルファリン	DOAC
作用発現・消失	遅い（作用発現まで3〜4日）	早い（数時間）
モニタリング	プロトロンビン時間（PT-INR）	PT-INR測定は不要だが，適切な指標は不明
食事制限	ビタミンK含有食品	なし
薬物相互作用	多い	少ない
解毒薬	ビタミンK	直接Xa阻害薬：なし ダビガトラン：イダルシズマブ
副作用	脳出血などの出血	脳出血はワルファリンより少ない

◆ 副作用として出血傾向があるが，脳出血の頻度はワルファリンより少ない。ワルファリンと異なり PT-INR によるモニタリングは不要だが，抗凝固作用と出血リスクを推測する良い指標が不明確である。

Q119 貧血の分類とその治療薬

5

血液・造血器に作用する薬物

◎ 鉄欠乏性貧血には鉄剤，悪性貧血などの巨赤芽球性貧血にはビタミン B$_{12}$ および葉酸が特異的治療薬。

◆ 貧血には多くの種類があるが，主なものは鉄欠乏性貧血，悪性貧血などの巨赤芽球性貧血，再生不良性貧血，溶血性貧血である。

① 鉄欠乏性貧血：全貧血の 2/3 を占める。出血，摂取不足，需要増大（成長，妊娠）によりヘモグロビンの構成要素である鉄が欠乏するために生じる低色素性小球性貧血。治療薬は主に硫酸鉄，フマル酸鉄，クエン酸鉄などの 2 価鉄化合物で，経口投与が原則であるが，内服できない場合は非経口投与を行う（☞ Q120）。副作用として嘔吐，下痢などの消化器症状がみられる。

② 巨赤芽球性貧血：骨髄に巨赤芽球が出現する貧血の総称。ビタミン B$_{12}$ の吸収に必要な胃の内因子欠乏による悪性貧血のほか，葉酸欠乏によっても生じる。ビタミン B$_{12}$ と葉酸の欠乏はいずれも DNA 合成障害を起こし，特に造血細胞が影響を受けやすい。悪性貧血にはビタミン B$_{12}$ 製剤のシアノコバラミン，ヒドロキソコバラミン，メコバラミンなどを非経口投与する。葉酸欠乏はアルコール中毒症の吸収障害，妊娠による需要増大時などに生じる。葉酸の経口投与が行われるが，かえって神経症状を悪化させることもある。

貧血治療薬の種類

貧血の種類	治療薬の分類	薬物名	剤型
鉄欠乏性貧血	鉄剤	硫酸鉄 フマル酸第一鉄 クエン酸第一鉄	経口
		含糖酸化鉄	注射
巨赤芽球性貧血 （悪性貧血など）	ビタミン B$_{12}$	シアノコバラミン ヒドロキソコバラミン メコバラミン	注射
	葉酸	葉酸	経口
再生不良性貧血 溶血性貧血	副腎皮質ステロイド	プレドニソロン	経口
		メチルプレドニソロン	注射
	免疫抑制薬	シクロスポリン	経口
	蛋白同化ステロイド	メテノロン	経口・注射
腎性貧血	エリスロポエチン	エポエチンアルファ エポエチンベータ ダルベポエチンアルファ	注射

③**再生不良性貧血・溶血性貧血**：いずれも特効薬はないが，再生不良性貧血には副腎皮質ステロイドや免疫抑制薬が用いられ，蛋白同化ステロイドを投与することもある。自己免疫性溶血性貧血には免疫抑制のため副腎皮質ステロイドが用いられる。そのほか，鉄芽球性貧血の一部はビタミン B_6 の大量投与に反応する。

④**腎性貧血**：腎臓で産生・分泌される糖蛋白**エリスロポエチン**は骨髄の赤血球系前駆細胞に作用し，赤血球への分化増殖を促進する。慢性腎不全はしばしばその産生低下による貧血を伴い，エリスロポエチン投与が著効を示す。

Q120 鉄の体内動態と鉄剤投与時の注意点

◉鉄代謝は閉鎖系で，消化管からの吸収も排泄もごく微量。

◉貧血改善後も貯蔵鉄を補給するため数ヵ月の投与が必要。

◆体内には 3〜5 g の鉄が存在し，その約 60% は**ヘモグロビン**中に含まれる。その他の鉄は**フェリチン，ヘモシデリン**の形で肝臓，脾臓，骨髄などに貯蔵鉄として蓄えられるほか，ミオグロビン，チトクロームなどの構成成分，血清鉄として存在する。

◆鉄代謝は閉鎖系であり，1 日の吸収・排泄量は 1〜2 mg にすぎない。老廃赤血球が破壊される際にヘモグロビンから放出された鉄も，そのほとんどが再利用される。

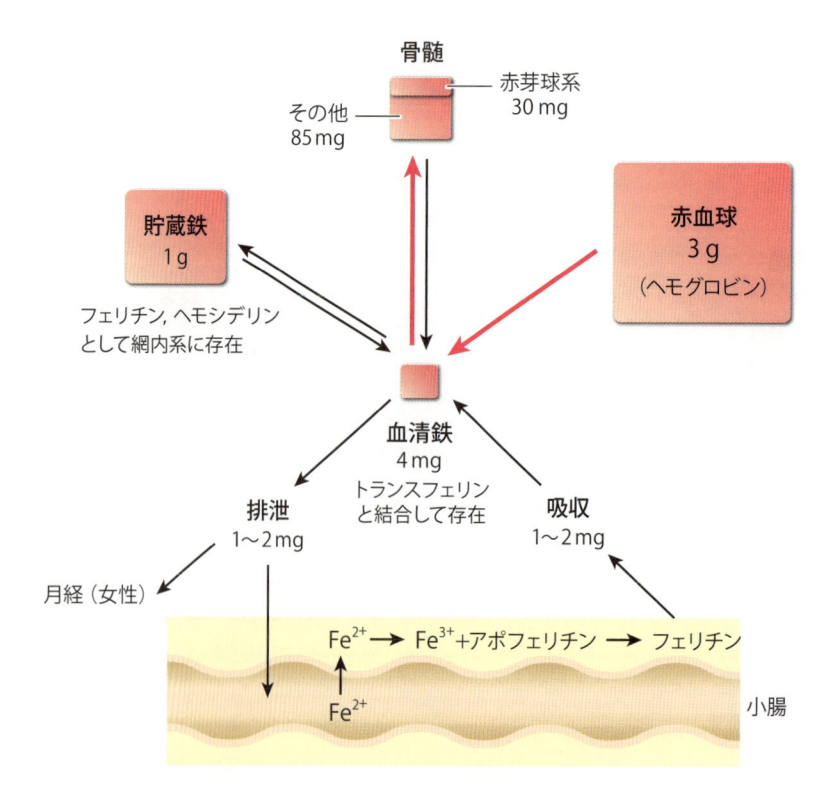

◆ 食物中の鉄は上部小腸で吸収される。Fe^{2+} のほうが Fe^{3+} より吸収されやすい。小腸粘膜細胞で Fe^{2+} は Fe^{3+} となり，貯蔵蛋白の**アポフェリチン**と結合してフェリチンを生成する。その後，鉄は血清中に放出され，血清 β-グロブリン分画に存在する**トランスフェリン**と結合することによって血液中を移動し，ヘモグロビンの合成に利用される。アポフェリチンが鉄で飽和されると Fe^{2+} はそれ以上吸収されず（粘膜遮断），過剰な鉄の摂取を阻止する。

◆ 鉄欠乏は①貯蔵鉄の減少から始まり，②血清鉄の低下，③赤血球の異常の順に進展する。鉄の補給はこの逆の順序で進むので，鉄剤の投与により赤血球が正常に復しても（ヘモグロビン濃度は 1 〜 2 ヵ月で回復する），貯蔵鉄を補給するためさらに数ヵ月投薬を続ける必要がある。

◆ 鉄剤はなるべく経口投与すべきであるが，非経口的に投与する場合は，鉄の排泄がきわめて少ないので過量投与による鉄過剰症を起こさないよう注意する。

NOTE 🖊 G-CSF (granulocyte-colony stimulating factor) とトロンボポエチン

• 顆粒球，単球，マクロファージの産生および機能活性を刺激するコロニー刺激因子 (CSF) の 1 つで，単球，線維芽細胞から産生される糖蛋白である。

• フィルグラスチム，レノグラスチムなどの G-CSF は，主として好中球の前駆細胞に作用し好中球の産生を促進するため，骨髄移植，癌化学療法，急性白血病，再生不良性貧血などによる顆粒球減少症に対して用いられる。

• 単球，マクロファージの分化増殖を促進する M-CSF (macrophage-colony stimulating factor) であるミリモスチムも同様の目的に用いられる。

• トロンボポエチンは骨髄巨核球の前駆細胞の受容体を刺激し，巨核球への分化と増殖を促進し，血小板数を増加させる。エルトロンボパグなどのトロンボポエチン受容体作動薬は難治性の特発性血小板減少性紫斑病 (ITP) に用いられる。

6 抗炎症薬

◎ 炎症反応は多くの活性物質の局所的な薬理作用によって媒介される。

◎ 特にアラキドン酸カスケードによって生じ，多彩な薬理作用を示すエイコサノイドの関与は重要。

ケミカルメディエーター

◆ 炎症刺激に対して炎症局所で生成・遊離され，炎症反応を媒介する活性物質をケミカルメディエーターといい，血漿キニン（ブラジキニンなど），ヒスタミン，エイコサノイド（プロスタグランジン類，ロイコトリエン類など），サイトカイン（IL-1，IL-6，TNFαなど）などがある。これらのケミカルメディエーターは，局所に遊走した好中球，マクロファージ，リンパ球などから遊離されるサイトカイン，ケモカイン，活性酸素，リソソーム酵素などとともに炎症反応を媒介する。

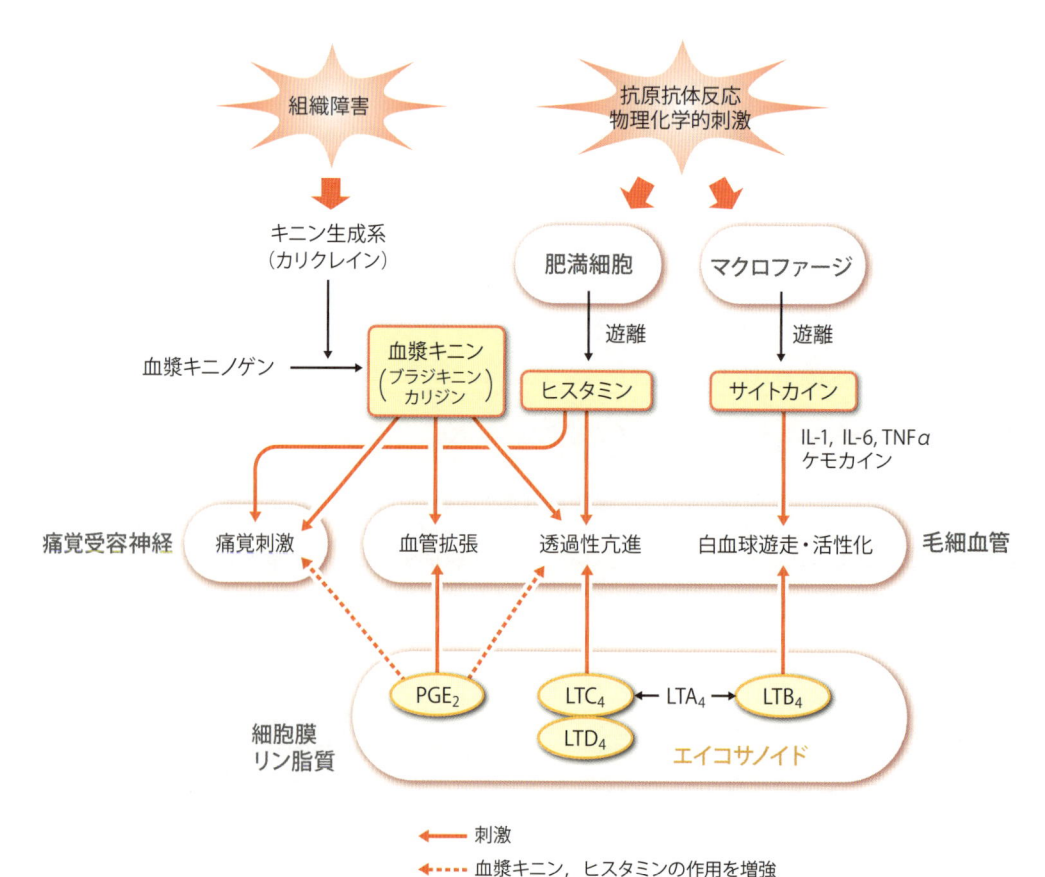

エイコサノイド

◆ 細胞膜リン脂質から遊離するアラキドン酸の代謝産物であるエイコサノイドには多彩な薬理作用を示す種々の活性物質が含まれ，その多くが炎症反応に深く関与する。

◆ 炎症時に活性化するシクロオキシゲナーゼ2（COX-2 ☞Q124）によって産生されるプロスタグランジン E_2（PGE_2）は血管拡張作用に加え，ブラジキニン，ヒスタミンの血管透過性亢進作用，痛覚受容神経に対する刺激作用を著明に増強する。

◆ ロイコトリエン B_4（LTB_4）は強い白血球遊走作用および白血球活性化作用を持つ。LTC_4，LTD_4 はブラジキニンに匹敵する血管透過性亢進作用を示す。

◆ また，感染，炎症時などに産生・遊離される IL-1 などのサイトカインは，視床下部の PGE_2 合成を促進し，これが体温調節中枢に作用して発熱を起こすと考えられる。なお，LTC_4，LTD_4，トロンボキサン A_2（TXA_2），$PGF_{2\alpha}$ は強力な気管支収縮作用を示し，気管支喘息に関与している。

◆ これらのエイコサノイドの産生系であるアラキドン酸カスケードは非ステロイド性抗炎症薬の主要な作用部位と考えられ，また糖質コルチコイドの抗炎症作用もアラキドン酸生成の抑制作用が一部関与していると考えられている。

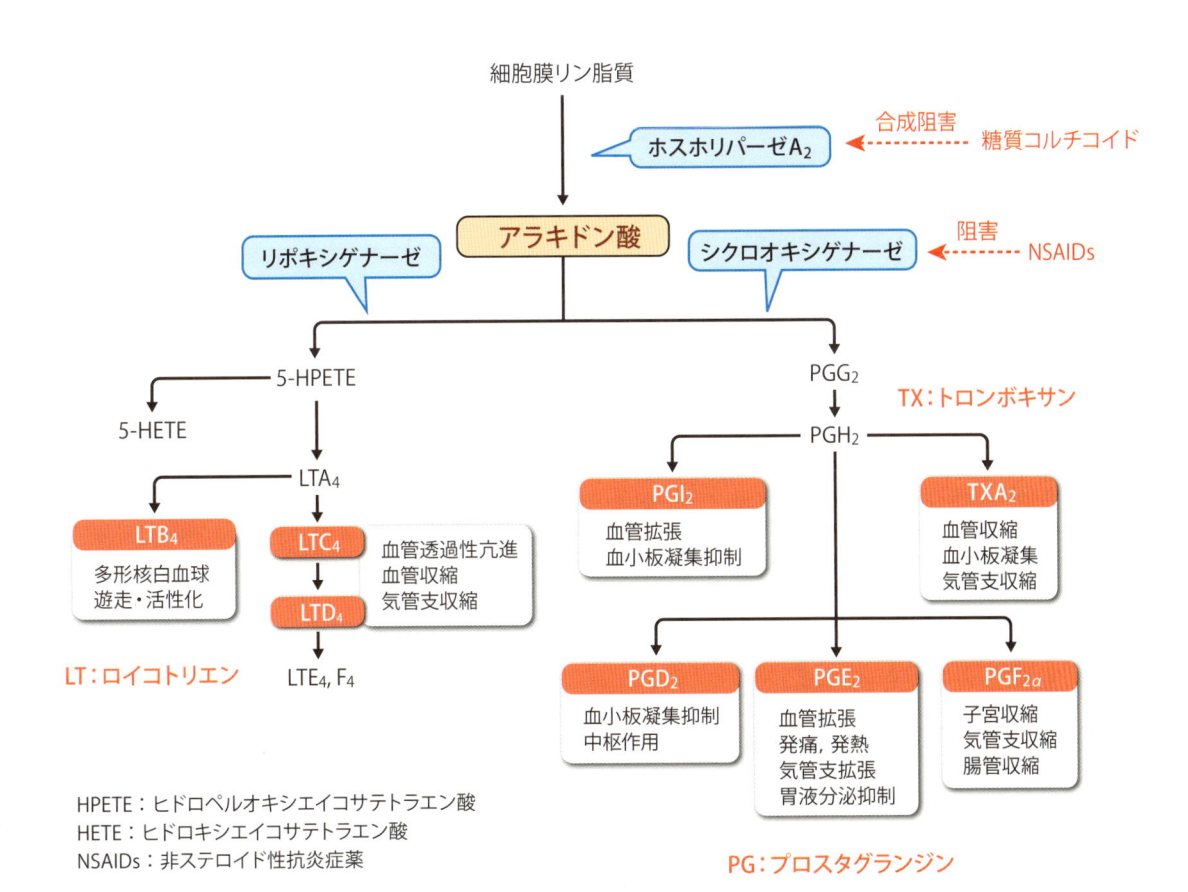

HPETE：ヒドロペルオキシエイコサテトラエン酸
HETE：ヒドロキシエイコサテトラエン酸
NSAIDs：非ステロイド性抗炎症薬

PG：プロスタグランジン

Q122 抗炎症薬の種類

◉ ステロイド性と非ステロイド性に大別する。

◉ 非ステロイド性抗炎症薬（NSAIDs）は酸性と塩基性に分けられる。

◆ 抗炎症薬は①ステロイド性抗炎症薬（糖質コルチコイド）と②非ステロイド性抗炎症薬（nonsteroidal anti-inflammatory drugs；NSAIDs）に分類される。非ステロイド性抗炎症薬の化学構造は様々であるが，通常，下表のように酸性，中性，塩基性抗炎症薬に大別され，鎮痛・解熱作用も併せ持つ。

◆ アセトアミノフェンやピリン系（ピラゾロン誘導体）のスルピリンは抗炎症作用が弱く，主に解熱鎮痛薬として用いられる。また，関節リウマチや高尿酸血症・痛風に特異的効果を示す治療薬もある。

抗炎症薬の分類と関連薬物

分類			薬物
抗炎症薬	ステロイド性抗炎症薬（糖質コルチコイド）		プレドニゾロン，ベタメタゾン，デキサメタゾン
	非ステロイド性抗炎症薬 / 酸性	サリチル酸誘導体	アスピリン，サリチル酸ナトリウム，エテンザミド
		アリール酢酸誘導体	インドメタシン，スリンダク，アセメタシン，エトドラク，ジクロフェナク，フェルビナク，ナブメトン
		プロピオン酸誘導体	イブプロフェン，ナプロキセン，ロキソプロフェン，ケトプロフェン
		オキシカム誘導体	ピロキシカム，メロキシカム，アンピロキシカム
		その他	メフェナム酸
	中性 コキシブ系		セレコキシブ
	塩基性		チアラミド
関連薬物	解熱鎮痛薬		アセトアミノフェン，スルピリン
	関節リウマチ治療薬		金化合物，D-ペニシラミン，ブシラミン，サラゾスルファピリジン，メトトレキサート，ミゾリビン，レフルノミド，タクロリムス，インフリキシマブ，エタネルセプト，アダリムマブ，トシリズマブ，トファシチニブ，アバタセプト
	高尿酸血症・痛風治療薬		コルヒチン，アロプリノール，フェブキソスタット，プロベネシド，ベンズブロマロン，ブコローム

ステロイド性抗炎症薬の作用の比較（コルチゾールを1として）

薬物	抗炎症作用（糖質コルチコイド作用）	Na貯留作用（鉱質コルチコイド作用）	作用時間
コルチゾール（ヒドロコルチゾン）	1	1	短
プレドニゾロン	4	0.8	中
メチルプレドニゾロン	5	0.5	中
トリアムシノロン	5	0	中
デキサメタゾン	25	0	長
ベタメタゾン	25	0	長

Q123　ステロイド性抗炎症薬の作用機序と副作用

- ◉抗炎症作用はホスホリパーゼ A_2 によるアラキドン酸代謝の抑制をはじめ，多彩な作用による。
- ◉長期投与後には，全身的な副作用が高頻度に生じ，易感染性などの重篤な副作用も生じやすい。

◆ **作用機序**：ステロイド（糖質コルチコイド）薬の抗炎症作用の機序は多岐にわたる。**Q121** で述べたように，アラキドン酸の代謝産物であるプロスタグランジンやロイコトリエンは，炎症に深く関わる。ステロイド薬は，細胞内で受容体と結合して核内に移行し，NF-κB などの転写因子を阻害することでホスホリパーゼ A_2 の合成を抑制し，その結果，アラキドン酸の生成を抑制する。また，炎症に関与する COX-2 の合成や炎症性サイトカイン（インターロイキン，TNF-α など）の生成を抑制するとともに，白血球遊走を抑え，ブラジキニン分解を促進する作用も有し，抗炎症薬とともに免疫抑制薬としても用いられる。

◆ **種類**：抗炎症作用（糖質コルチコイド作用），Na 貯留作用（鉱質コルチコイド作用）の強さが薬物によって異なる。**コルチゾール**（ヒドロコルチゾン，ヒト由来），**プレドニゾロン**は鉱質コルチコイド作用も示すが，**デキサメタゾン**，**ベタメタゾン**は糖質コルチコイド作用のみを示す。☞ 左頁の下表を参照

◆ **臨床応用**：抗炎症薬または免疫抑制薬として，関節リウマチ，全身性エリテマトーデスなどの膠原病，気管支喘息，アトピー性皮膚炎などの炎症性・アレルギー性皮膚疾患，潰瘍性大腸炎，ネフローゼ症候群，白血病，自己免疫性溶血性貧血，薬物アレルギー，アナフィラキシーショック，臓器移植の拒絶反応などに広く用いられる。副腎皮質機能不全（アジソン病）に対して補充療法で用いられる。

◆ **副作用**：①長期投与により副腎皮質の糖質コルチコイドの産生・分泌が低下するため，突然の投与中止により発熱，全身倦怠感，関節痛，悪心などの**ステロイド離脱症候群**が生じる。長期投与後にステロイドを中止するときは注意深く徐々に減量する。

②糖質代謝などに関与する糖質コルチコイド作用のほか，水・電解質代謝に関与する鉱質コルチコイド作用，男性ホルモン作用も併せ持つ薬物が多く，長期投与後に多彩な副作用が生じる。体脂肪の再分布による満月様顔貌，中心性肥満や水牛様肩（buffalo hump），腹部の皮膚線条，水分貯留による浮腫，体重増加や高血圧，男性ホルモン作用による痤瘡，多毛，月経異常などは通常でも認められる（**クッシング症候群**）。

③重篤な副作用として，免疫抑制による易感染性，糖尿病，消化性潰瘍，膵炎，躁・うつなどの精神障害，骨粗鬆症，骨壊死，緑内障，白内障，血栓症，動脈硬化症などがある。

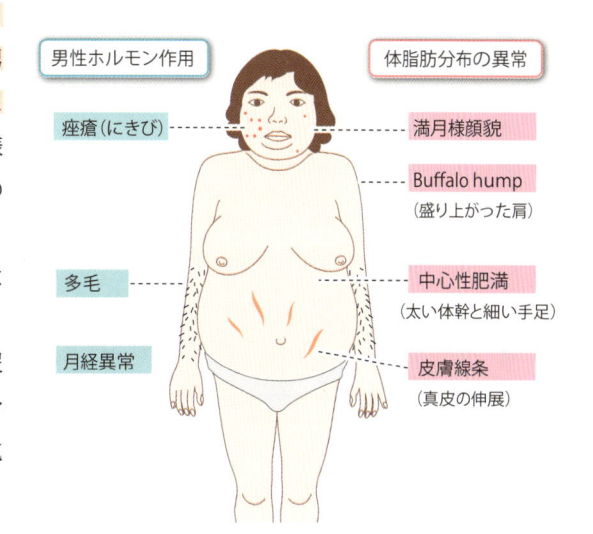

男性ホルモン作用		体脂肪分布の異常
痤瘡（にきび）		満月様顔貌
		Buffalo hump（盛り上がった肩）
多毛		中心性肥満（太い体幹と細い手足）
月経異常		皮膚線条（真皮の伸展）

6
抗炎症薬

Q124　非ステロイド性抗炎症薬の作用機序

● 主要な作用機序はシクロオキシゲナーゼ阻害によるプロスタグランジン合成阻害。
● 抗炎症作用には炎症局所のシクロオキシゲナーゼ 2（COX-2）の阻害が関与。

◆ 非ステロイド性抗炎症薬の薬理作用は，シクロオキシゲナーゼ阻害によるプロスタグランジン合成阻害（☞Q121 図参照）がその主要な作用機序と考えられている。

① 炎症局所で産生されるプロスタグランジンはブラジキニン，ヒスタミンなどの血管透過性亢進作用，痛覚誘発作用を著明に増強させるが，非ステロイド性抗炎症薬はプロスタグランジン合成阻害を介してこれを抑制し，抗炎症作用，鎮痛作用を発揮する。鎮痛作用には中枢神経系に対する作用も関与する。

② 内因性発熱物質（サイトカインなど）が作用する視床下部体温調節中枢のシクロオキシゲナーゼを阻害し，結果として末梢血管拡張と発汗による熱放散を増加させ，解熱作用を示す。

③ シクロオキシゲナーゼ阻害により血小板のトロンボキサン A_2 と血管内皮でのプロスタサイクリン（PGI_2）の産生を抑制するが，相対的に前者の作用のほうが強いため，血小板凝集抑制作用を示す。

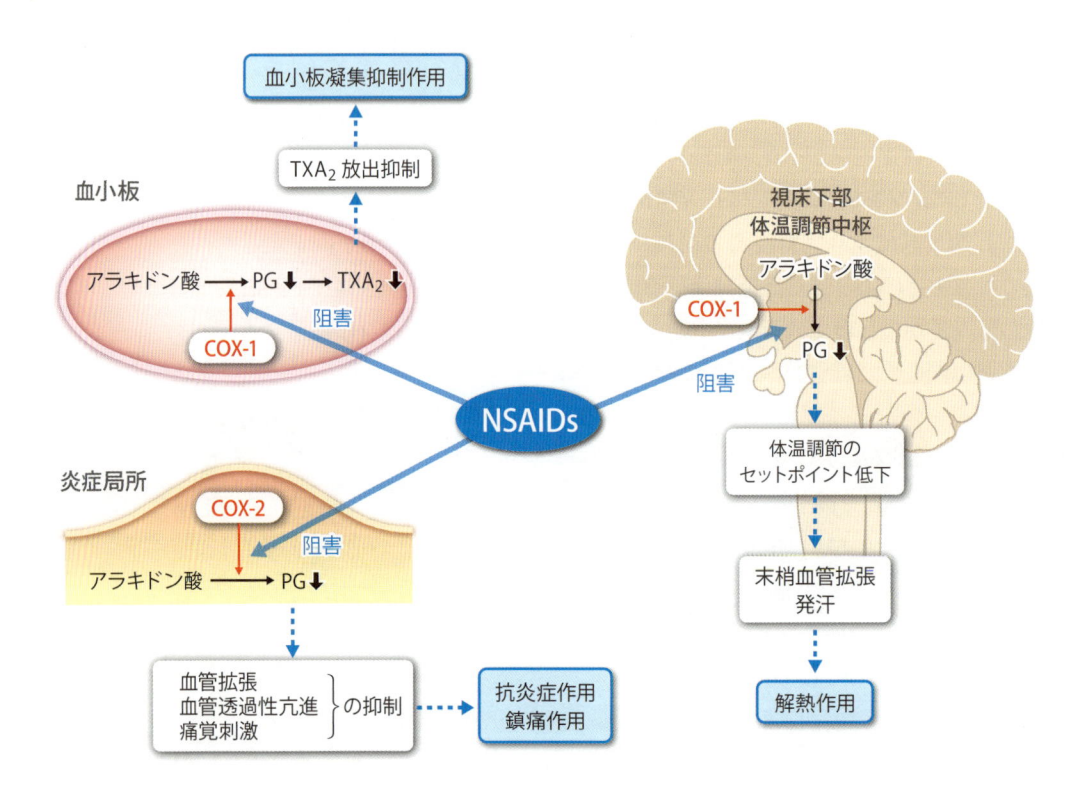

COX：シクロオキシゲナーゼ，PG：プロスタグランジン，TXA_2：トロンボキサン A_2

◆ シクロオキシゲナーゼには 2 種類のアイソザイム COX-1，COX-2 がある。COX-1 は非誘導の常在型で，止血，胃粘膜保護，腎血流の維持などの生理機能に関与するプロスタグランジンの産生を担う。COX-2 は誘導型で，炎症刺激により局所で発現が増加し，炎症反応に関与するプロスタグランジンの産生を担う。血小板には COX-1 のみが存在する。

◆ 従来の非ステロイド性抗炎症薬の多くは COX-1，COX-2 をいずれも強く阻害し，その抗血小板作用や胃腸障害は COX-1 阻害による。COX-2 に選択性の高い阻害薬には，セレコキシブ，メロキシカム，エトドラクなどがあり，胃腸障害や止血の抑制が少ないと期待される。

NOTE 📝 **COX-2 と癌**

- COX-2 は大腸癌，肺癌などの癌細胞に強く発現しており，COX-2 の作用で産生されるプロスタグランジンは癌細胞の増殖や転移，癌組織への栄養血管の新生に関与すると推測されている。疫学調査ではアスピリン（COX-1，COX-2 ともに阻害）服用による大腸癌発生率の減少も示されている。

Q125　非ステロイド性抗炎症薬の薬理作用と臨床応用

◉ 抗炎症，鎮痛，解熱，血小板凝集抑制作用に基づく臨床応用。

① **抗炎症作用**：関節リウマチなどのリウマチ性疾患のほか，変形性関節症，関節周囲炎，痛風などの炎症症状を抑制する。

② **鎮痛作用**：頭痛，筋肉痛，関節痛，歯痛，術後・外傷後痛などの軽度から中等度の疼痛に有効。内臓痛には一般に無効であるが，月経痛に対しては効果を示す。

③ **解熱作用**：正常体温は低下させない。炎症性疾患，感冒などの感染症の発熱に対して用いられる。

④ **血小板凝集抑制作用**：心筋梗塞や脳血栓の二次予防などのための抗血栓薬として，低用量のアスピリンが有用である（☞Q115）。

非ステロイド性抗炎症薬の臨床応用

作　用	臨床応用
抗炎症作用	関節リウマチ，変形性関節症，関節周囲炎，痛風など
鎮痛作用	頭痛，筋肉痛，関節痛，歯科領域の疼痛，術後・外傷後痛，月経痛など（癌性疼痛，結石痛などに用いることもある）
解熱作用	感冒（急性上気道炎）などの感染症，膠原病などの炎症性疾患など
血小板凝集抑制作用	心筋梗塞，狭心症，脳梗塞，一過性脳虚血発作，川崎病など

Q126 非ステロイド性抗炎症薬の副作用

◉ 胃腸障害が最も多いが，重篤な臓器障害もまれに生じる。

◉ 小児では重大な副作用があるため慎重な投与が必要。

① **胃腸障害**：悪心，嘔吐，腹痛などの胃腸管刺激症状は最も高頻度に生じる副作用であり，胃出血や胃十二指腸潰瘍を起こすこともある。消化管粘膜でのシクロオキシゲナーゼ（COX-1）阻害が関与している。COX-2 選択的阻害薬では生じにくいと期待される。

② **造血障害**：白血球減少症，無顆粒球症，血小板減少症，再生不良性貧血など。

③ **出血傾向**：血小板のシクロオキシゲナーゼ（COX-1）阻害によるトロンボキサン A_2 産生抑制で，血小板凝集が抑制され出血傾向を示す。血小板には COX-1 のみが存在するので，COX-2 選択的阻害薬では生じにくい。

④ **中枢神経症状**：頭痛，めまい，不眠，不安，過呼吸，うつ状態，幻覚など。多量使用によるサリチル酸中毒（**サリチリズム**）では，消化器症状に加え，著明な中枢神経症状が特徴的に出現する。

⑤ **肝障害・腎障害**：アレルギー性肝炎や急性腎不全など。いずれもまれである。

⑥ **過敏現象**：まれであるが，皮膚発疹，血管運動性鼻炎，血管周囲浮腫から，気管支喘息（**アスピリン喘息**），喉頭浮腫，血圧低下，ショック，意識喪失に至るまで認められる。これらの症状は薬物服用後早期に現れる。サリチル酸誘導体に過敏性を示す患者は他の酸性抗炎症薬に対しても過敏性を示しやすい。

◆ 小児では，インフルエンザや水痘などのウイルス性疾患の発熱時に非ステロイド性抗炎症薬を投与すると，重篤な脳症（**ライ症候群**，インフルエンザ脳症）を発症，増悪する可能性がある。

NOTE ✐ **NSAIDs と小児のライ症候群・インフルエンザ脳症**

• **ライ（Reye）症候群**は，小児がインフルエンザや水痘などのウイルス性疾患に罹患した後，重度の肝障害と急性脳症（嘔吐，意識障害，けいれんなど）を呈する症候群であり，死亡率は高い。肝臓などに脂肪沈着，ミトコンドリア変形を伴う。アメリカではアスピリン投与とライ症候群の発症に関連性が示されており，日本でもアスピリンなどのサリチル酸製剤は 15 歳未満の水痘，インフルエンザ患者には原則的に投与しない。

• **インフルエンザ脳症**はインフルエンザの経過中に脳症（けいれん，異常言動・行動，意識障害など）を呈し，急速に進行する予後不良の疾患で，幼児期の発症が多い。ジクロフェナクやメフェナム酸を投与すると，脳症を重症化させることが報告されており，小児に対しては脳症患者のみならず，インフルエンザに伴う発熱にも原則的に投与しない。ライ症候群，インフルエンザ脳症の発症を防ぐために，冷却などの保存的治療か，副作用の少ないアセトアミノフェンを投与する。

非ステロイド性抗炎症薬の代表的な副作用

副作用	機 序	症状・病態
胃腸障害	胃腸粘膜の COX-1 阻害による PG 生成抑制	悪心・嘔吐，腹痛，下痢，口内炎，胃十二指腸潰瘍・穿孔，胃出血など
造血障害	アレルギー	白血球減少症，無顆粒球症，血小板減少症，再生不良性貧血，溶血性貧血など
出血傾向	血小板の COX-1 阻害による TXA_2 生成抑制	消化管出血，鼻出血，眼底出血，脳出血など
中枢神経症状		頭痛，めまい，不眠，不安，過呼吸，うつ状態，幻覚など
肝障害	アレルギー	アレルギー性肝炎（AST・ALT・γ-GTP 増加，黄疸など）
腎障害	腎の PG 生成抑制，アレルギー	急性腎不全（浮腫，尿量減少，高血圧），間質性腎炎（蛋白尿など）
インフルエンザ脳症増悪	不明（ジクロフェナク，メフェナム酸など）	けいれん，異常行動，意識障害など
ライ症候群	不明（アスピリンなどのサリチル酸製剤）	重度の肝障害（AST・ALT・LDH 増加，高アンモニア血症，低血糖など）と急性脳症（嘔吐，意識障害，けいれんなど）致命率高い
アスピリン喘息	気管支の PG 生成抑制と LT 生成亢進（アスピリン以外の NSAIDs でも）	喘鳴，呼吸困難，咳など
その他の過敏反応	アレルギー	皮膚発疹，Stevens-Johnson 症候群（皮膚粘膜眼症候群），中毒性表皮壊死症，血管運動性鼻炎，血管周囲浮腫，喉頭浮腫，血圧低下，ショックなど
胎児の動脈管閉鎖	動脈管の PG 生成阻害	妊娠末期の使用により，胎児動脈管が早期閉塞し胎児死亡

PG：プロスタグランジン，LT：ロイコトリエン

6

抗炎症薬

NOTE COX-2 阻害薬による心筋梗塞の増加

• 海外で COX-2 選択的阻害薬により心筋梗塞，脳卒中などのリスクを増大させる可能性が示されている。血管の COX-2 による PGI_2 合成が阻害され，血小板凝集が促進されることが要因であるとされる。

Q127 関節リウマチの治療薬

◉抗リウマチ薬（DMARDs）を中心に，症状の強さや病期に応じて非ステロイド性
抗炎症薬，ステロイド薬，生物学的製剤を組み合わせて用いる。

◉副作用の頻度が高い薬物が多いため，十分なモニターを行う。

◆関節リウマチに対しては抗リウマチ薬を中心として，非ステロイド性抗炎症薬，ステ
ロイド薬を補助的な対症療法として用いる。生物学的製剤も重症例に用いられる。

1）抗リウマチ薬

◆DMARDs（disease-modifying antirheumatic drugs, 疾患修飾性抗リウマチ薬）とも呼
ばれる。免疫調整薬の金化合物，D-ペニシラミン，ブシラミン，サラゾスルファピ
リジン，ロベンザリット，免疫抑制薬のメトトレキサート，レフルノミド，ミゾリビ
ン，タクロリムスなど。発症早期で活動性の高い関節リウマチに効果が大きく，寛解
に導入できる例もあり，早期から積極的に用いられるようになった。

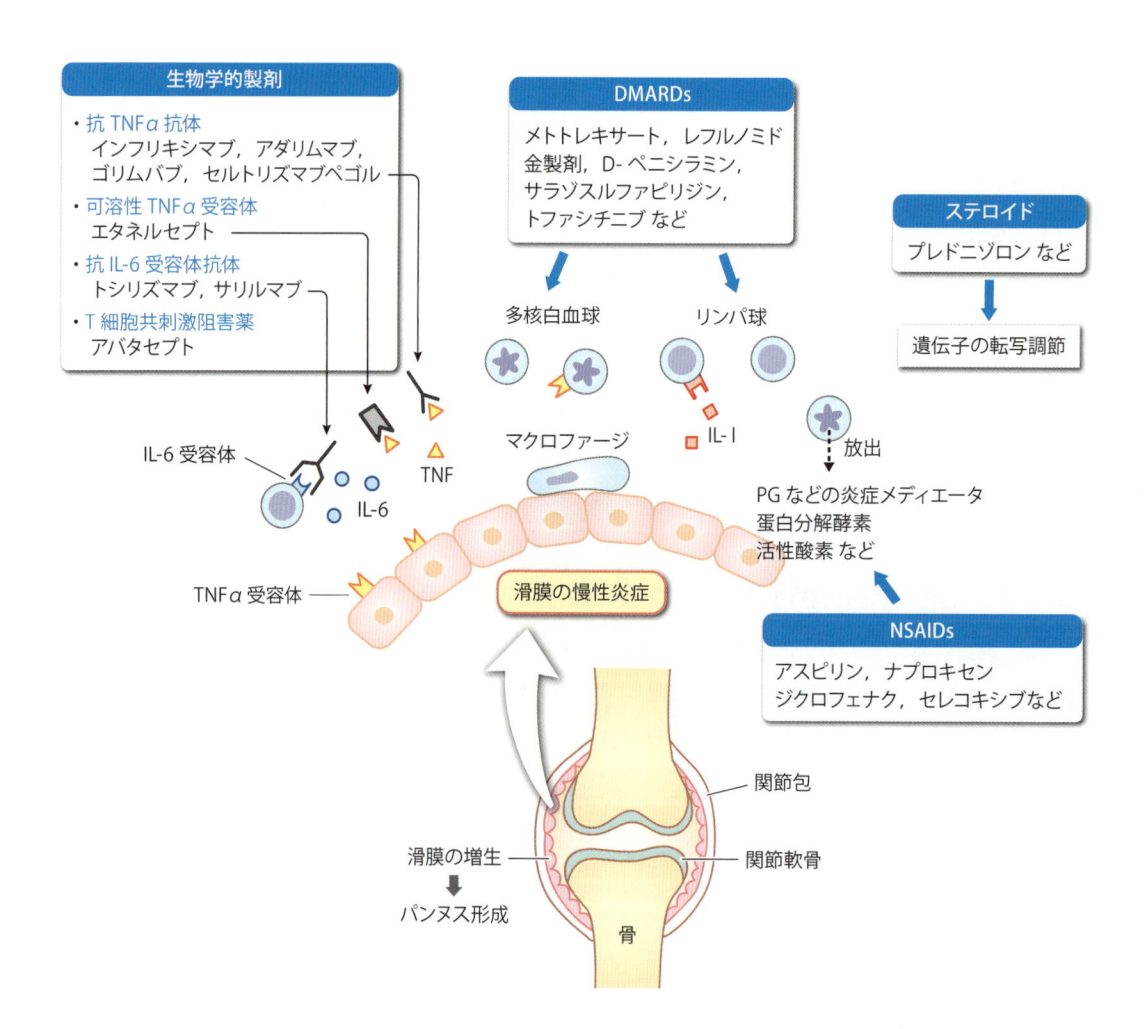

- DMARDs の効果は遅効性であるが持続する。反応する患者と反応しない患者があり，長期使用で効果が減弱する場合（エスケープ現象）がある。副作用は比較的多くかつ重篤なものが多い。作用機序は明確でないものが多いが，マクロファージやリンパ球などの免疫担当細胞の機能を抑制するなどして免疫機能を調整し，関節破壊を防ぐと考えられる。

- 免疫抑制薬のメトトレキサートは有効性が最も明確な薬物で，早期から少量間欠投与される。効果発現も比較的早い。間質性肺炎，血液障害，肝・腎障害が生じやすい。ミゾリビン，レフルノミド，タクロリムスも免疫抑制薬であり，ミゾリビンは効果は弱いが副作用も少なく，レフルノミドは有効性は高いが肝障害，間質性肺炎などの重篤な副作用が知られる。タクロリムスは腎障害，糖尿病に注意を要する。

- 金化合物で筋注用の金チオリンゴ酸ナトリウムは，1価の金が硫黄と結合した構造を含む。金化合物の主な副作用は，皮膚・粘膜障害（皮膚炎，湿疹，口内炎など），腎障害（蛋白尿，血尿），血液障害である。

- D-ペニシラミンとブシラミンはほぼ同様の作用を示し，リウマトイド因子濃度を低下させる。D-ペニシラミンは皮膚障害，血球減少，腎障害などの副作用を生じやすいが，ブシラミンは重篤な副作用が少ない。

- サラゾスルファピリジンは潰瘍性大腸炎の治療薬でもあり，副作用は比較的少ない。

- トファシチニブ，バリシチニブ（JAK 阻害薬）は細胞内シグナル伝達に関わる JAK1，JAK3 を阻害することで抗リウマチ効果を示す。

2) 非ステロイド性抗炎症薬

- 関節リウマチの進行を抑制できないが，即効性の鎮痛・抗炎症作用を期待できるので，対症療法としてすべての患者に使用しうる。☞Q125

3) ステロイド性抗炎症薬

- 副作用が生じやすいため，活動性が高い症例にプレドニゾロンなどを低用量でなるべく短期間用いる。関節外症状や血管炎を伴う重症患者には，中等量を長期間用いることもある。関節内注入を行うこともある。

4) 生物学的製剤

- インフリキシマブ，アダリムマブ，ゴリムマブ，セルトリズマブペゴル（抗 TNF α 抗体），エタネルセプト（可溶性 TNF 受容体），トシリズマブ，サリルマブ（抗 IL-6 受容体抗体）は，関節リウマチの病態に関わるサイトカインである腫瘍壊死因子 α（TNF α）や IL-6 の作用を阻害する。

- アバタセプトは抗原提示細胞表面の CD80/CD86 に結合して T 細胞の活性化を抑制する T 細胞共刺激抑制薬である。

- メトトレキサートやその他の DMARDs で効果が不十分な場合は，積極的に分子標的薬を追加投与する。結核の再燃やアナフィラキシーのような重大な副作用がある。

6

抗炎症薬

抗リウマチ薬の注意すべき副作用

	薬物名	抗リウマチ作用	注意すべき主な副作用
DMARDs	金チオリンゴ酸ナトリウム	中	発疹，腎障害（蛋白尿），血液障害，間質性肺炎
	D-ペニシラミン	中	発疹，腎障害（蛋白尿），肝障害，血液障害
	ブシラミン	中	発疹，腎障害（蛋白尿），血液障害，間質性肺炎
	サラゾスルファピリジン	中	発疹，肝障害，血液障害
	ロベンザリット	弱	発疹，腎障害
免疫抑制薬	メトトレキサート	強	間質性肺炎，血液障害，肝障害，腎障害，感染症
	ミゾリビン	強	高尿酸血症，血液障害，感染症
	レフルノミド	強	下痢，間質性肺炎，発疹，肝障害，血液障害，感染症
	タクロリムス	中	腎障害，高血圧，耐糖能異常
	トファシチニブ	強	感染症，血液障害，肝障害，脂質異常症
生物学的製剤	インフリキシマブ	強	（共通して）感染症，重篤なアレルギー（アナフィラキシーなど），間質性肺炎，血液障害，脱髄疾患，肝障害
	エタネルセプト	強	
	アダリムバブ	強	
	トシリズマブ	強	
	アバタセプト	強	

Q128 高尿酸血症・痛風治療薬の作用機序

◉ コルヒチン，NSAIDs は抗炎症作用，プロベネシド，ベンズブロマロンは尿酸排泄促進作用，アロプリノール，フェブキソスタットは尿酸生成抑制作用を示す。

◆痛風はプリン代謝異常による高尿酸血症を基盤として生じる疾患で，急性痛風発作は関節組織に析出した尿酸塩に対する炎症反応の結果生じる。痛風の治療薬は，急性痛風発作に対するものと，高尿酸血症に対するものとに分けられる。

1）急性痛風発作治療薬

◆コルヒチン：急性痛風発作に対してのみ選択的抗炎症作用を示す。発作予防作用もある。炎症反応に関与するマクロファージや好中球の微小管蛋白と結合し，その機能を阻害する。マクロファージのサイトカイン放出や好中球の炎症部位への遊走，貪食，分裂，ケミカルメディエーター放出などを抑制する。副作用は胃腸症状が多い。

◆非ステロイド性抗炎症薬：インドメタシン，ナプロキセンなどの短期，高用量投与が有効である。最近はコルヒチンよりも頻用される。

2）高尿酸血症治療薬

◆ **尿酸排泄薬**：**プロベネシド，ベンズブロマロン**，ブコロームは尿酸の尿細管からの再吸収を阻害し，尿酸の尿中排泄を促進する。プロベネシドはペニシリン系薬，セフェム系薬，インドメタシンなどの尿細管からの排泄を抑制するが，ベンズブロマロンとブコロームは影響しない。尿酸結石の形成を予防するため，水分の多量摂取（尿量増加）や**クエン酸カリウム・クエン酸ナトリウム**配合薬の投与（尿のアルカリ化）を行う。

◆ **尿酸生成抑制薬**：体内で尿酸はヒポキサンチン→キサンチン→尿酸という経路で生成されるが，いずれの反応も**キサンチンオキシダーゼ**により触媒される。ヒポキサンチン誘導体の**アロプリノール**とその代謝物オキシプリノール，非プリン型の**フェブキソスタット**，トピロキソスタットは，キサンチンオキシダーゼを阻害し尿酸生成を減少させ，血中尿酸濃度を低下させる。

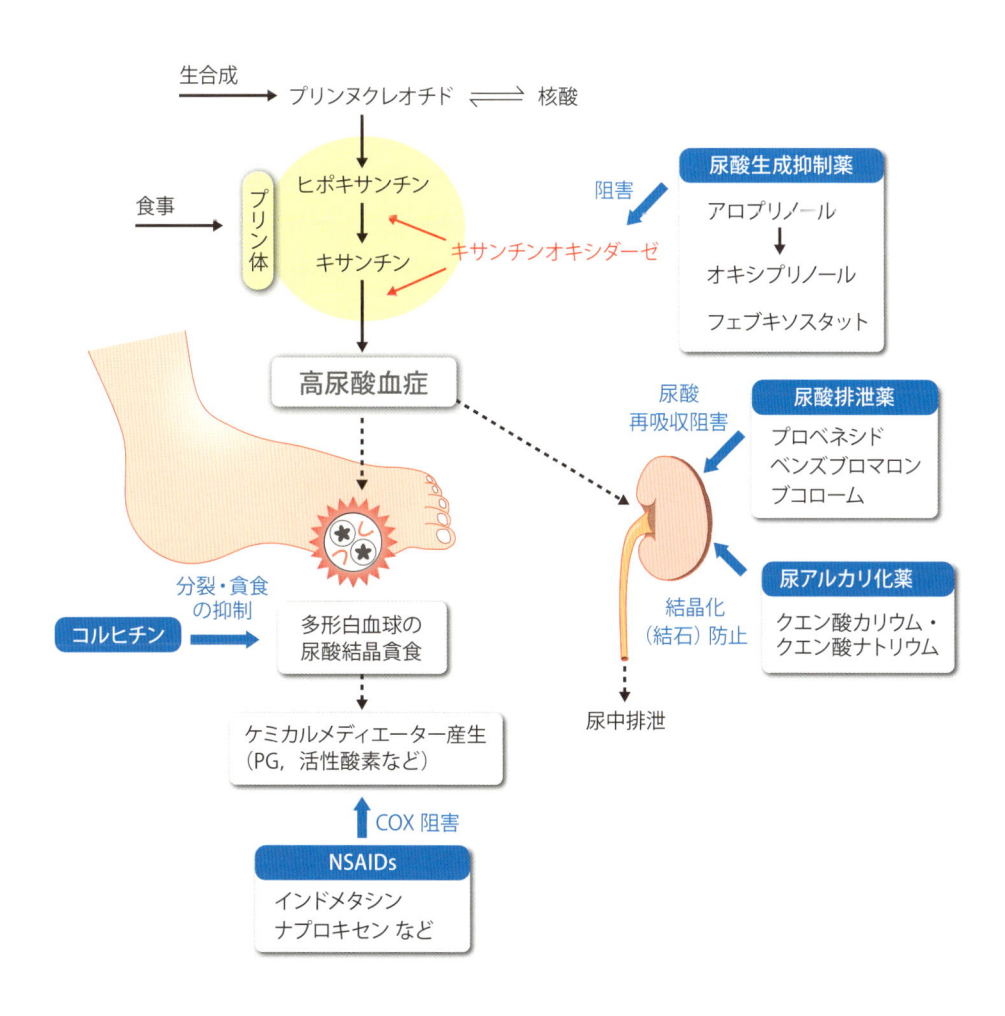

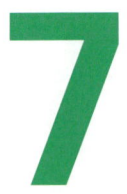呼吸器系に作用する薬物

Q129　Ⅰ型アレルギー反応とは

◉アトピー型喘息はⅠ型アレルギー反応によって起こる。

◆1963年に Gell と Coombs によってアレルギー反応の分類が提案され，アレルギー疾患がⅠ〜Ⅳ型に分類された。

Ⅰ型（アナフィラキシー，アトピー型）：外来性抗原と IgE 抗体が肥満細胞や好塩基球に働き，化学伝達物質を放出させる即時型反応。気管支喘息，枯草熱，鼻アレルギー，蕁麻疹，薬物アレルギーなど。

Ⅱ型：自己免疫性溶血性貧血，臓器移植時の拒絶反応など。

Ⅲ型：補体が関与する抗原抗体複合物による反応。糸球体腎炎など。

Ⅳ型：ツベルクリン反応でみられるような細胞性抗体による遅延型反応。

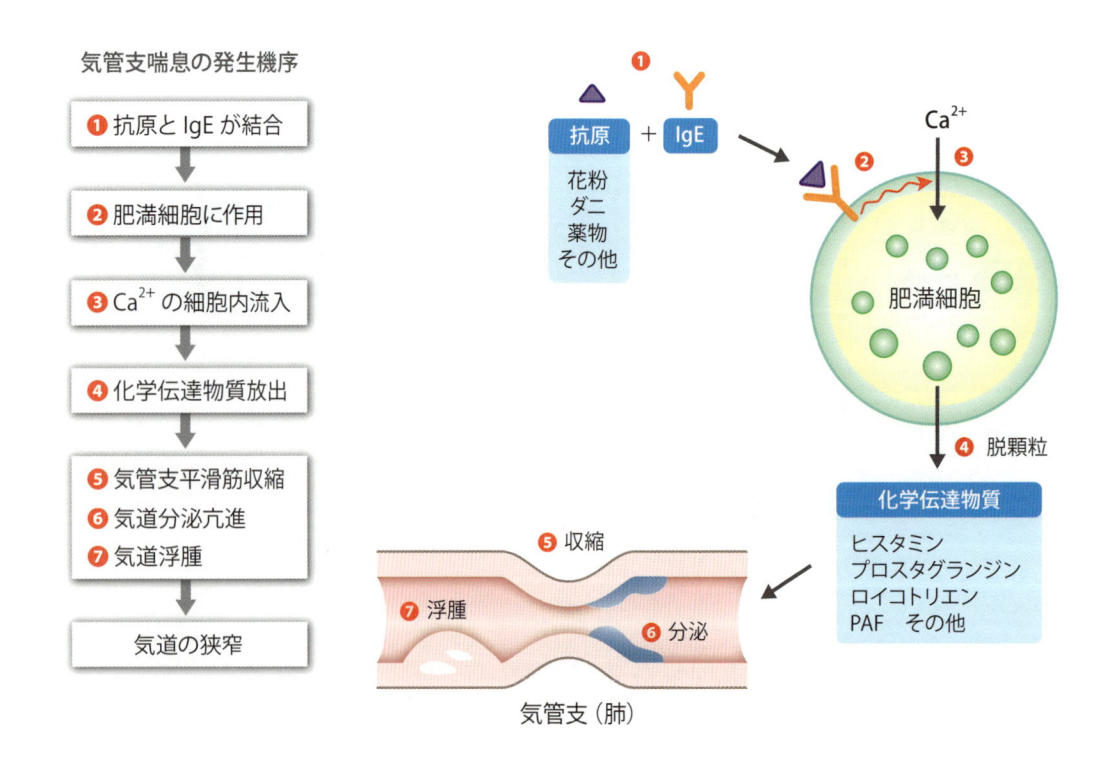

気管支喘息の発生機序

❶ 抗原と IgE が結合
↓
❷ 肥満細胞に作用
↓
❸ Ca^{2+} の細胞内流入
↓
❹ 化学伝達物質放出
↓
❺ 気管支平滑筋収縮
❻ 気道分泌亢進
❼ 気道浮腫
↓
気道の狭窄

❶
抗原　＋　IgE
花粉
ダニ
薬物
その他

Ca^{2+}
❷　❸
肥満細胞
❹ 脱顆粒

化学伝達物質
ヒスタミン
プロスタグランジン
ロイコトリエン
PAF　その他

❺ 収縮
❼ 浮腫
❻ 分泌
気管支（肺）

Q130 気管支喘息の発生機序

● 外因性のアレルゲン（抗原）により IgE（抗体）ができ，肥満細胞などから化学物質が放出され，それによって気道の狭窄，炎症，反応性亢進を起こす。

◆ 気管支喘息は①即時型喘息反応（IAR：抗原吸入直後に発症）と，②遅発型喘息反応（LAR：抗原吸入の数時間後に発症）に分けられる。

◆ 病態生理学的には，肥満細胞が抗原により活性化されると，ヒスタミン，ロイコトリエン，プロスタグランジン，PAF（platelet activating factor）などの化学物質を遊離し，これらの化学物質が気管支に作用して気管支平滑筋の収縮，血管透過性亢進，粘液分泌亢進など IAR（immediate asthmatic response）を発症させる。また，肥満細胞などから遊離されたサイトカインと好酸球を主体とする炎症細胞の気道局所への集積の結果，LAR（late asthmatic response）を引き起こす。

◆ 現在，気管支喘息は，その主たる特徴である気道の炎症，気道の反応性の亢進によって気道の狭窄がもたらされる疾患とされている。気道狭窄の機序を左頁の図に示した。

Q131 化学伝達物質の薬理作用

● 気管支収縮作用のあるものはヒスタミン，プロスタグランジン（PGD_2, $PGF_{2\alpha}$），トロンボキサン（TXA_2），ロイコトリエン（LTC_4, LTD_4, LTE_4），血小板活性因子（PAF）。

◆ Q121 にも述べたように，化学伝達物質（ケミカルメディエーター）の多くは気管支収縮作用を示し，気管支喘息に関与している。主なものを下表に示した。

化学伝達物質の薬理作用

		気管支収縮	気管支弛緩	子宮収縮	炎症惹起	血小板凝集
プロスタグランジン	PGD_2	●				
	$PGF_{2\alpha}$	●		●		
	PGE_2		●	●	●	
	PGI_2				●	
トロンボキサン	TXA_2	●				●
ロイコトリエン *	LTC_4	●				
	LTD_4	●				
	LTE_4	●				

*SRS-A：slow reacting substance of anaphylaxis

7

呼吸器系に作用する薬物

Q132 気管支平滑筋の収縮・弛緩メカニズム

◉気管支平滑筋は交感神経（β_2作用）で弛緩し，副交感神経（ムスカリン作用）で収縮する。

◆気管支や血管を構成する平滑筋は，細胞内 Ca^{2+} 濃度が低いときは弛緩し，濃度が高くなると収縮する。この Ca^{2+} 濃度は，**β_2 受容体**刺激により低下（気管支は拡張）し，**アセチルコリン受容体**刺激により上昇（気管支は収縮）する。これ以外にも，興奮性，抑制性の NANC（non-adrenergic non-cholinergic）神経の関与が考えられている。

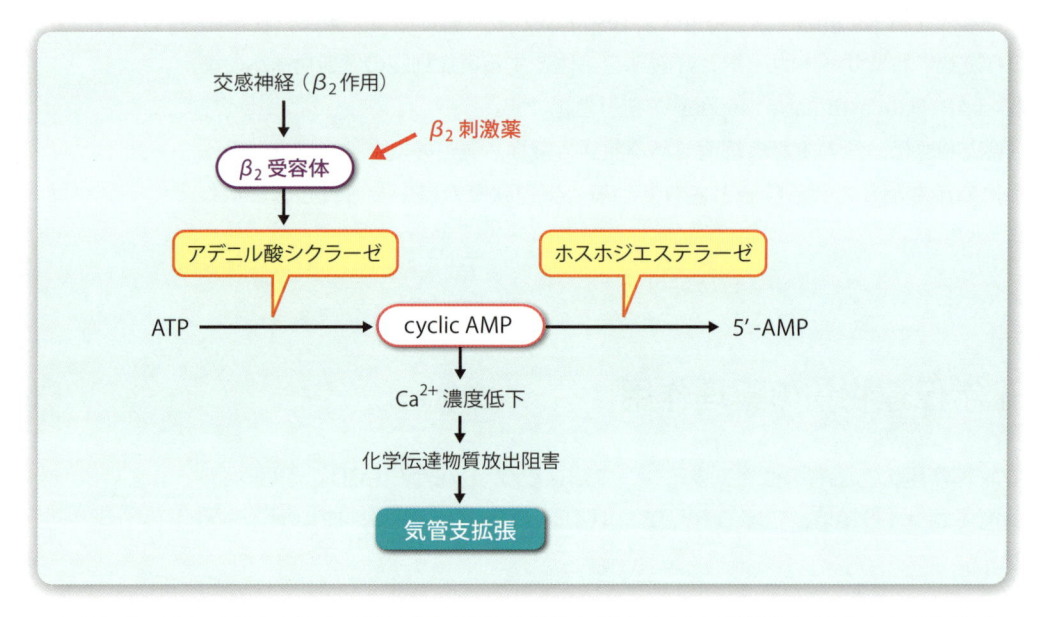

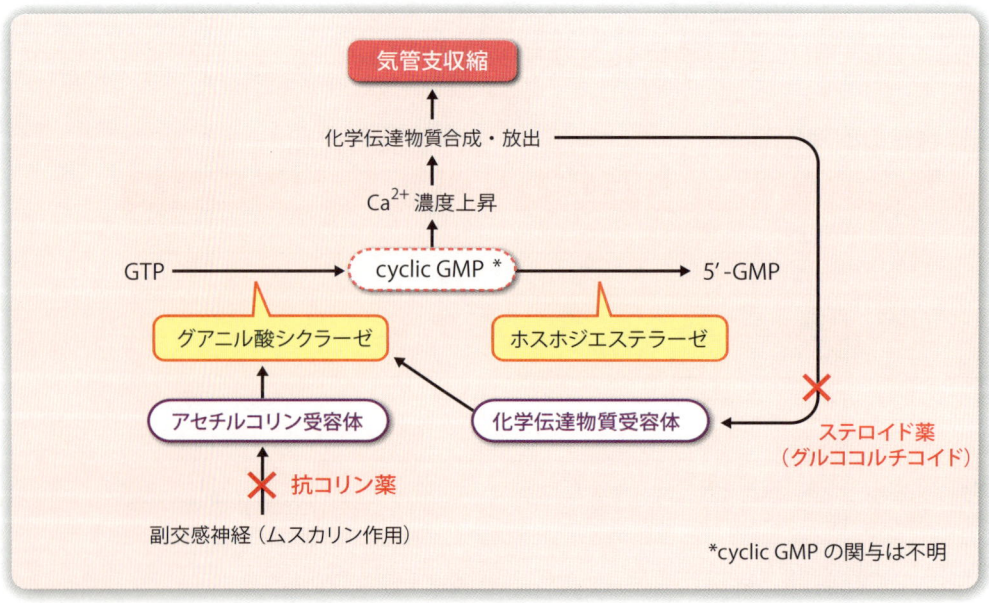

Q133 喘息治療に使われるステロイド薬

◉喘息の治療にはグルココルチコイド作用（抗炎症，免疫抑制，β受容体増加作用）を有するステロイド薬を用いる。

◆ステロイド（糖質ステロイド）薬の薬理作用は多岐にわたるが（☞Q123），気管支喘息に対する薬理作用としては，①アラキドン酸代謝により生合成される化学伝達物質の合成阻害作用と，②膜安定化作用による気道炎症の改善などが主である。

◆肺や肥満細胞内で，アラキドン酸は細胞膜のリン脂質より作られる。アラキドン酸はシクロオキシゲナーゼにより代謝され，プロスタグランジン（PG），トロンボキサン（TX）などの化学伝達物質となる。また，リポキシゲナーゼにより代謝され，ロイコトリエン（LT）などの化学伝達物質となる。これらの化学伝達物質が気道の攣縮，炎症を起こし，気管支喘息の症状を呈する。

◆上記の過程において，リン脂質からアラキドン酸が作られる際にはホスホリパーゼA_2の活性が必要であるが，ステロイド薬により誘導されたリポコルチンはこの活性化過程を阻害し，ホスホリパーゼ活性を低下させ，リン脂質からアラキドン酸が作られないようにする（☞Q121 図参照）。この結果，種々の化学伝達物質は産生されず，気道の炎症も改善されることになる。

◆近年，持続する気道の炎症は，気道リモデリング（気道の変形が治療に反応せず元に戻らなくなること）を引き起こし，非可逆性の気流制限を起こすことが明らかになっている。

◆グルココルチコイド作用の強いステロイド薬として，プレドニゾロン，デキサメタゾンが代表的である。気管支喘息発症後，早期に吸入ステロイド薬を開始することで，気管支喘息の発作回数を減少させることができる。副作用が少なく長期投与も可能な吸入ステロイド薬にベクロメタゾン，フルチカゾン，ブデソニド，シクレソニド，モメタゾンがある。

吸入ステロイド薬の種類

吸入ステロイド薬		$β_2$刺激薬との配合剤
ベクロメタゾン	（エアゾール）	アドエア® 〔サルメテロール ＋ フルチカゾン〕
フルチカゾン	（エアゾール，ドライパウダー）	シムビコート® 〔ホルモテロール ＋ ブデソニド〕
ブデソニド	（ドライパウダー，吸入懸濁液）	レルベア® 〔ビランテロール ＋ フルチカゾン〕
シクレソニド	（エアゾール）	
モメタゾン	（ドライパウダー）	フルティフォーム® 〔ホルモテロール ＋ フルチカゾン〕

7

呼吸器系に作用する薬物

Q134 喘息治療に使われる気管支拡張薬

●気管支拡張薬としてはβ_2刺激薬，キサンチン誘導体，抗コリン薬が使われる。

①β刺激薬

◆気管支平滑筋には交感神経のβ_2受容体があり， β_2刺激により気管支平滑筋が弛緩する。この点から考えると， β刺激薬の中でβ_2選択性のある薬物が喘息治療に適する（β_1刺激により心血管系作用が出現する）。β_2刺激薬は作用時間によって2種類に分類される。

◆長時間作用性β_2刺激薬（LABA：long acting β_2 agonist）は，吸入ステロイド薬（☞Q133）とともに気管支喘息の長期管理薬として用いられる。長期管理薬としてLABAを用いる際には，吸入ステロイド薬と併用することが必須である。吸入ステロイド薬と組み合わせて使用することにより，相互の作用が増強される。

◆短時間作用性β_2刺激薬（SABA：short acting β_2 agonist）は，気管支喘息発作時に頓用で用いられ，長期管理薬としては使用しない。

◆β_2作用の強い経口薬としてはメタプロテレノール，サルブタモール，テルブタリン，プロカテロール，ツロブテロール，ピルブテロール，フェノテロール，ホルモテロールなどがある。これらの中でメタプロテレノール，サルブタモール，プロカテロールなどは噴霧吸入薬としても使用される。

②キサンチン誘導体：テオフィリンやアミノフィリンが気管支拡張作用，抗炎症作用を有しており，以前より気管支喘息の治療薬として使用されてきた。アデノシン受容体の阻害，ホスホジエステラーゼの阻害作用を介して気管支拡張作用を示す。テオフィリンの血中濃度と薬理作用・有害作用の発現についてはQ135で述べる。

③抗コリン薬

◆副交感神経のムスカリン受容体を阻害することにより気管支平滑筋が弛緩し，気道反応性が低下する。抗コリン薬の代表はアトロピンであるが，口渇，便秘を起こすほか，気道分泌を抑制することにより喀痰粘度を上昇させ，線毛運動を抑制することに

気管支拡張薬の薬理作用

	薬理作用	薬物
β刺激薬	β_2作用による気管支平滑筋の弛緩（気管支拡張）	短時間作用性（SABA）：サルブタモール，プロカテロール，フェノテロール
		長時間作用性（LABA）：サルメテロール，ツロブテロール，インダカテロール，ホルモテロール
キサンチン誘導体	アデノシン受容体拮抗，ホスホジエステラーゼ阻害などによる気管支拡張	テオフィリン，アミノフィリン
抗コリン薬	ムスカリン受容体拮抗による気管支平滑筋の弛緩（気管支拡張）	短時間作用性（SAMA）：オキシトロピウム
		長時間作用性（LAMA）：チオトロピウム，グリコピロニウム，イプラトロピウム

より喀痰排泄を困難にするため，気管支喘息の治療には用いられない。

◆抗コリン薬も作用時間によって，長時間作用性抗コリン薬と短時間作用性抗コリン薬に分類されるが，気管支喘息の長期管理薬としては**長時間作用性抗コリン薬**（LAMA：long-acting muscarinic antagonist）が用いられる。代表的な薬剤にイプラトロピウム，フルトロピウムなどがある。

◆副作用に口渇がある。閉塞隅角緑内障，前立腺肥大症の患者には禁忌である。

Q135 テオフィリンの薬効と血中濃度の関係

◉有効血中濃度（至適治療濃度）は 5 〜 20 μg/mL。
◉肝機能，喫煙，他の薬剤などにより血中濃度が変わる。

◆テオフィリンは肝臓で代謝され体内から除去されるため，代謝機能の強弱によって血中濃度が変わる。喫煙はテオフィリンの代謝酵素を誘導するため，喫煙者では一般に血中濃度が低下する。

◆また，他の薬物がテオフィリンの代謝を促進または阻害する。たとえばシメチジンは40%，エリスロマイシンは25%，エノキサシンは45%，それぞれテオフィリンの代謝を低下させるので注意が必要である。

◆このようにテオフィリンは種々の要因により血中濃度が変化し，たとえ投与量が同じでも，その薬効に強弱が出ることが知られている。一方，テオフィリンの血中濃度と薬効および有害作用発現は正比例の関係にある。そこで，テオフィリンの血中濃度をモニターすることで治療の適否を判断している。

◆テオフィリンの有効血中濃度は 5 〜 20 μg/mL であり，それより低濃度では薬効は出にくい。血中濃度が 25 μg/mL 以上になると，①消化器症状（悪心，嘔吐など），②循環器症状（不整脈など），③不眠などの有害作用を示す。さらに 40 μg/mL 以上になると痙攣などの中枢症状を示し，危険な有害作用を発現する。

Q136 抗アレルギー薬の種類と作用

◉抗アレルギー薬は，化学伝達物質の合成阻害，遊離抑制，作用拮抗のいずれかの作用を持っている。

◆抗アレルギー薬とは一般にはアレルギー反応を抑制する薬をさすが，その呼び方は抗炎症薬，抗ヒスタミン薬，ステロイド薬，抗アレルギー薬などいろいろである。ここでは気管支喘息治療に関係する抗アレルギー薬について表（次ページ）にまとめた。

◆IgE 抗体の働きを阻害する抗体がオマリズマブで，重症の気管支喘息に使用される。IgE 抗体はアレルギー症状を引き起こす抗体である。IgE 抗体とオマリズマブが結合することにより，IgE 抗体を無効化させマスト細胞に結合することができなくなるため，気管支喘息症状の発現が抑制される。

喘息治療に用いられる抗アレルギー薬

アレルゲン感作の阻害	特異的免疫療法（減感作療法）	抗原エキス
	抗 IgE 抗体薬（IgE 阻害薬）	オマリズマブ
	非特異的免疫療法	ワクチン，ヒトγ-グロブリン
抗アレルギー薬	化学伝達物質遊離抑制薬	クロモグリク酸，トラニラスト 　抗ヒスタミン作用（−） 　ヒスタミン・ロイコトリエン遊離阻害作用
		ケトチフェン，アゼラスチン 　抗ヒスタミン作用（＋） 　ヒスタミン・ロイコトリエン遊離阻害作用 　抗 SRS-A 作用，抗 PAF 作用
	トロンボキサン A_2 合成阻害薬	オザグレル
	抗ロイコトリエン薬	プランルカスト，モンテルカスト，ザフィルルカスト
	Th2 サイトカイン阻害薬	トシル酸スプラタスト
抗ヒスタミン薬	ヒスタミン H_1 受容体拮抗薬	メキタジン，ケトチフェン，アゼラスチン，オキサトミド，エピナスチン

Q137 抗ヒスタミン薬の薬理作用

◉ ヒスタミンによる H_1 受容体の刺激は気管支の収縮・炎症をもたらし，喘息を引き起こす。

◆ H_1 受容体は血管や気管支の平滑筋などに分布しており，遊離ヒスタミンが H_1 受容体に結合すると H_1 作用を示す。H_1 作用とは平滑筋の緊張亢進，毛細血管透過性亢進，カテコラミン遊離促進，アセチルコリン遊離促進などである。

◆ H_1 作用に拮抗する抗ヒスタミン薬はこれら平滑筋の緊張，炎症などを除くため，ヒスタミンにより引き起こされるアレルギー反応による疾患（アレルギー性鼻炎，蕁麻疹）の治療に使用される。

◆ H_1 受容体拮抗薬の主な副作用に，眠気，口渇，粘膜乾燥感，便秘がある。眠気は抗ヒスタミン薬の中枢移行によって出現するため，中枢への移行の少ない（眠気の出にくい）薬剤が開発されている。

◆ H_2 受容体も多くの臓器に分布するが，最も注目されている H_2 作用は胃酸分泌である。H_2 作用に拮抗する薬物は一般に H_2 受容体阻害薬と呼ばれている。☞Q143

代表的な抗ヒスタミン薬

第1世代	中枢神経系副作用多い	ジフェンヒドラミン，プロメタジン，クロルフェニラミン
第2世代	中枢神経系副作用少ない	メキタジン，エメダスチン，フェキソフェナジン，ロタラジン，ベポタスチン，ビラスチン，ルパタジン

Q138 臨床でよく使われる喘息治療薬

◉喘息治療の柱は吸入ステロイド薬である。

◉吸入ステロイドの効果が不十分な場合は，気管支拡張薬（β_2刺激薬，抗コリン薬，キサンチン誘導体）や各種の抗アレルギー薬を併用する。

◉難治性喘息に対し，オマリズマブ（抗IgE抗体），メポリズマブ（抗IL-5抗体），ベンラリズマブ（抗IL-5受容体α鎖抗体）が使用されることもある。

喘息治療ステップ （日本アレルギー学会：喘息予防・管理ガイドライン2018より引用）

		治療ステップ1	治療ステップ2	治療ステップ3	治療ステップ4
長期管理薬	基本治療	吸入ステロイド薬（低用量）	吸入ステロイド薬（低〜中用量）	吸入ステロイド薬（中〜高用量）	吸入ステロイド薬（高用量）
		上記が使用できない場合下記のいずれかを用いる LTRA テオフィリン徐放錠（症状が稀であれば必要なし）	上記で不十分な場合下記のいずれか1剤を併用 LABA（配合剤使用可[5]） LAMA[6] LTRA テオフィリン徐放錠	上記に下記のいずれか1剤，あるいは複数を併用 LABA（配合剤使用可[5]） LTRA テオフィリン徐放錠	上記に下記の複数を併用 LABA（配合剤使用可） LAMA[6] LTRA テオフィリン徐放錠 抗IgE抗体[2,7] 抗IL-5抗体[7,8] 抗IL-5Rα抗体[7] 経口ステロイド薬[3,7] 気管支熱形成術[7,9]
	追加治療	LTRA以外の抗アレルギー薬[1]			
発作治療[4]		SABA	SABA[5]	SABA[5]	SABA

LABA：長時間作用性β_2刺激薬，LAMA：長時間作用性抗コリン薬，LTRA：ロイコトリエン受容体拮抗薬
SABA：短時間作用性吸入β_2刺激薬，抗IL-5Rα抗体：抗IL-5受容体α鎖抗体

1：抗アレルギー薬とは次を指す。メディエーター遊離阻害薬，ヒスタミンH_1受容体拮抗薬，トロンボキサンA_2阻害薬，Th2サイトカイン阻害薬
2：通年性吸入アレルゲンに対して陽性かつ，血清総IgE値が30〜1,500 IU/mLの場合に適応となる。
3：経口ステロイド薬は短期間の間欠的投与を原則とする。短期間の間欠投与でもコントロールが得られない場合は必要最小量を維持量とする。
4：軽度発作までの対応を示し，それ以上の発作については「急性増悪（発作）への対応（成人）」の項を参照。
5：ブデソニド/ホルモテロール配合剤で長期管理を行っている場合は同剤を発作治療にも用いることができる。長期管理と発作治療をあわせて1日8吸入までとするが，一時的に1日合計12吸入まで増量可能である。ただし，1日8吸入を超える場合は速やかに医療機関を受診するよう患者に説明する。
6：チオトロピウム臭化物水和物のソフトミスト製剤
7：LABA，LTRAなどICSを加えてもコントロール不良の場合に用いる。
8：成人および12歳以上の小児に適応がある。
9：対象は18歳以上の重症喘息患者であり，適応患者の選定は日本呼吸器学会専門医あるいは日本アレルギー学会専門医が行い，手技は日本呼吸器内視鏡学会気管支鏡専門医の指導の下で入院治療において行う。

Q139 鎮咳薬と去痰薬

◉鎮咳薬は中枢性（麻薬性，非麻薬性）と末梢性（去痰薬も含む）に大別される。

鎮咳薬
ちんがい

◆咳は物理的・化学的刺激により生じる激しい突発性呼吸運動である。咳反射は，①気管支粘膜に存在する受容体が刺激され，②その刺激が求心性（舌咽神経など）に中枢に伝えられ，③咳中枢から遠心性（迷走神経など）に喉頭，肋間筋，横隔膜，腹壁筋

7
呼吸器系に作用する薬物

など咳運動をする部位に伝えられる。

◆本来，咳反射は気道の異物を排除するための防御反射であるので，臨床的にはむやみに止めるべきではない。しかし，咳発作が持続すると睡眠障害や肺胞の破壊による肺気腫を起こすことがあり，このようなときには鎮咳薬が必要となる。

◆鎮咳薬には**中枢性鎮咳薬**と**末梢性鎮咳薬**があり，中枢性鎮咳薬はさらに麻薬性鎮咳薬と非麻薬性鎮咳薬に分けられる。中枢性鎮咳薬は求心性刺激に対する咳中枢の閾値を上昇させ，咳反射を抑制するものであり，末梢性鎮咳薬は気道における求心性刺激の発生を抑制するものである。

◆**麻薬性鎮咳薬**としてはコデイン，ジヒドロコデインがあるが，これらはモルヒネと同様に咳中枢に作用して咳反射を抑制するとともに，鎮痛，呼吸抑制，消化管平滑筋の攣縮作用がある。副作用としては便秘が多い。

◆**非麻薬性鎮咳薬**としてはノスカピン，デキストロメトルファンなどがあり，これらは鎮痛，呼吸抑制，薬物依存など麻薬としての作用を持たず，通常治療量では副作用も少ない。

去痰薬（きょたん）

◆去痰薬は，気道の分泌を促進して痰の粘稠性（ねんちょう）を下げ，粘膜を湿潤化して痰の喀出（かくしゅつ）を容易にする薬物である。去痰薬を作用機序により分けると，次のようになる。

①反射的に気道分泌を促進させるもの：トコンアルカロイド，サポニン類，アンモニウム塩など

②末梢性に気道分泌を促進させるもの：ブロムヘキシン（この活性代謝物アンブロキソールは作用が強い），ヨード塩，アンモニウム塩など

③痰の粘性を低下させるもの：システイン誘導体（アセチルシステイン，メチルシステイン，エチルシステイン），酵素製剤（DNA分解酵素；ドルナーゼ，蛋白分解酵素；トリプシン，キモトリプシンなど，多糖類分解酵素；リゾチーム）

Q140 呼吸興奮薬

◉ 呼吸中枢に対する直接刺激作用と，末梢受容体を介し反射的に呼吸中枢を刺激する作用がある。

①呼吸中枢を直接刺激するもの：臨床的に繁用されている薬物としては**ドキサプラム**，**ジモルホラミン**などがある。これらは呼吸中枢を選択的に刺激して呼吸促進作用を示し，麻酔薬などによる呼吸抑制，肺換気不全のときによく使用される。また，これらのあるものは頚動脈小体の化学受容器も刺激して呼吸促進作用を示し，さらに交感神経，血管運動中枢を刺激して血圧上昇作用を示す。

②反射的に呼吸中枢を刺激するもの：**頚動脈小体**の化学受容器を刺激し，反射的に呼吸中枢を刺激するものとしてロベリンがある。しかし，臨床的には使用されない。

8 消化器系に作用する薬物

Q141 消化管機能の調節機構

◉ 消化管機能は自律神経とホルモンにより調節されている。

◉ 交感神経系（アドレナリン）は機能抑制，副交感神経系（アセチルコリン）は機能促進に働く。

◆ 消化管の機能は運動機能と分泌機能に大別される。

◆ 消化管は交感・副交感の自律神経による**二重支配**を受けている。一般に交感神経系はαおよびβ受容体を介して，消化管の運動・分泌能に抑制的に働く。アドレナリン作動薬は，平滑筋線維上の抑制的に働くβ受容体と Auerbach 神経叢にある副交感神経節細胞のα受容体に作用し，消化管の運動を抑制すると考えられている。一方，副交感神経系は節後線維から放出される**アセチルコリン**のムスカリン作用により，消化管の運動・分泌を促進する。

◆ 胃運動の調節にはドパミンも関与している。ドパミンは胃運動に抑制的に働く。D_2 受容体遮断薬は副交感神経節後線維に存在する D_2 様受容体を遮断し，ドパミンによるアセチルコリン遊離抑制を解除することにより，結果的に胃運動を促進する。

◆ また，機械的刺激や pH などの変化により各種**消化管ホルモン**が分泌され，消化管の運動・分泌を調節している。☞Q208

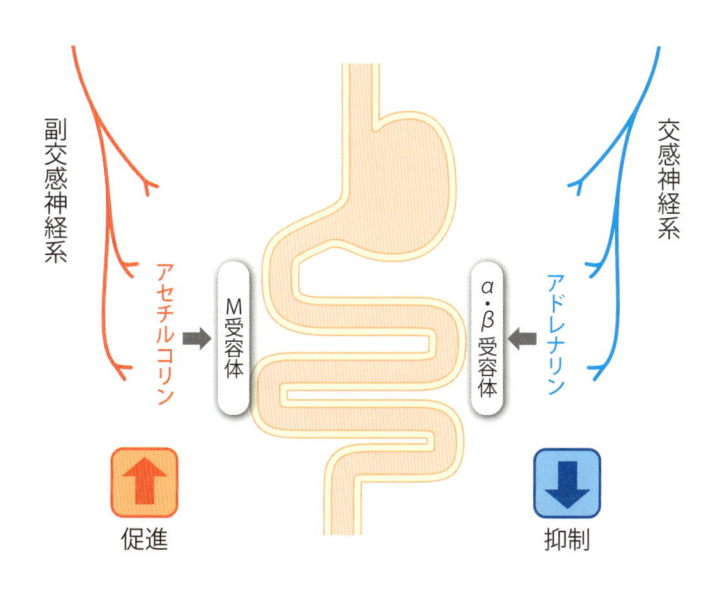

Q142 胃酸分泌のメカニズム

● 食物が胃に入ったときには胃酸はすでに用意されている。

● アセチルコリン，ガストリン，ヒスタミンは胃酸分泌を促進する。

◆ 胃酸分泌の調節は 3 相に区別される。

①**脳相**：視覚，味覚，嗅覚などの刺激が中枢を介して迷走神経を刺激し，胃酸を分泌する。

②**胃相**：食物が胃に達すると，胃粘膜の局所反射およびガストリン刺激により，胃酸が分泌される。

③**腸相**：食物が十二指腸に達すると，十二指腸粘膜から**セクレチン**などの消化管ホルモン（☞**Q208**）が血中に分泌され，胃酸分泌が抑制される。

◆ 壁細胞からの胃酸分泌には**アセチルコリン，ガストリン，ヒスタミン**が重要な役割を担っている。

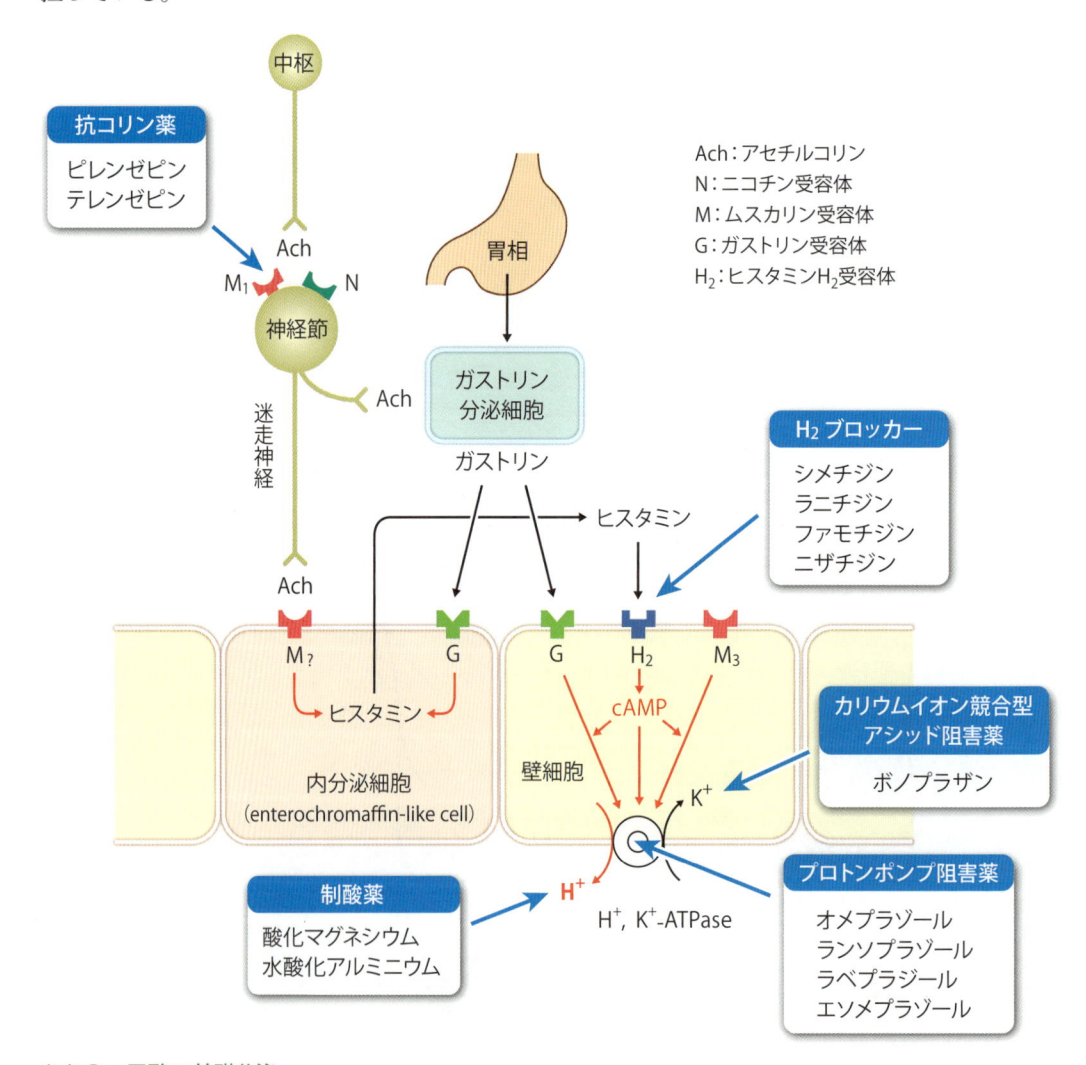

参考 🔮 **胃酸の基礎分泌**

刺激あるいは抑制しない状態での酸分泌量。正常男性の平均は 1.5 ～ 2.0 mEq/h。

Q143 胃酸分泌過剰に用いられる薬物

◉制酸薬は胃酸を中和，吸着する。

◉壁細胞受容体（M_1，H_2）拮抗薬，壁細胞 H^+, K^+-ATPase 阻害薬は胃酸分泌そのものを抑制する。

①制酸薬

◆制酸薬は，胃液の酸を中和あるいは吸着する薬であり，胃液分泌を抑制しない。制酸薬には吸収性制酸薬と局所性（非吸収性）制酸薬があり，前者には炭酸水素ナトリウム，後者には酸化マグネシウム，水酸化マグネシウム，ケイ酸マグネシウム，水酸化アルミニウム，ケイ酸アルミニウムがある。

◆制酸薬により胃幽門洞の pH が上昇するとガストリン分泌が増加し，二次的に酸とペプシンの分泌を引き起こす。その後，pH が元に戻ったとしても胃酸の分泌は持続する。これを酸反跳（acid rebound）という。

②抗コリン作用薬

◆ムスカリン様コリン拮抗薬は，胃酸の基礎分泌を 40 ～ 50％減少させることができる。ピレンゼピン，テレンゼピンは選択的 M_1 受容体拮抗薬で，他の非選択的ムスカリン拮抗薬と同程度の効力を有し，しかも口渇や頻脈などの有害作用の発現はない。

◆M_1 受容体拮抗薬の作用点はまだ明らかでないが，酸分泌だけでなく，M_1 受容体を介してアセチルコリンにより調節を受けているガストリン，粘液および HCO_3^- 分泌をも同時に抑制している可能性もある。

③H_2 受容体拮抗薬（H_2 ブロッカー）

◆H_2 受容体上でヒスタミンと拮抗し，胃酸分泌を抑制する。また，ガストリンあるいはムスカリン性作動薬によって惹起される胃酸分泌も，程度は落ちるが抑制する。H_2 受容体拮抗薬の作用強度はその血中濃度ときわめてよく相関する。

◆H_2 受容体拮抗薬は胃酸の基礎分泌や夜間分泌だけでなく，摂食，胃底部の膨張，各種薬理学的因子などの刺激による酸分泌も抑制し，臨床で広く用いられている。シメチジン，ラニチジン，ファモチジン，ニザチジンなどがある。

④H^+, K^+-ATPase（プロトンポンプ）阻害薬

◆胃酸分泌の最終段階は，壁細胞に存在する H^+, K^+-ATPase（プロトンポンプ）による H^+ の消化管への分泌である。H^+, K^+-ATPase 阻害薬は強力な胃酸分泌抑制薬であり，オメプラゾール，ランソプラゾールなどが知られている。オメプラゾールの作用強度は投与量と相関し，作用時間は血漿中から薬物が消失した後も数日間持続する。これは，オメプラゾールが H^+, K^+-ATPase を不可逆的に阻害するため，H^+, K^+-ATPase が新しく合成されるまでに期間を要するからである。

⑤カリウムイオン競合型アシッド阻害薬

◆ボノプラザンは従来のプロトンポンプ阻害薬と異なり，K^+ と H^+ の交換における K^+ と競合することで，胃酸（H^+）の分泌を抑制する。H^+, K^+-ATPase阻害は可逆的であり，オメプラゾールなどに比べ作用発現が早いことが特徴である。

8

消化器系に作用する薬物

Q144 消化性潰瘍の治療薬

◉ 攻撃因子は酸・ペプシン，防御因子は粘膜・粘液。

◉ ドパミン D_2 遮断薬は攻撃因子の作用時間を短縮する。

◆ 消化性潰瘍は，酸やペプシンなどの攻撃因子と胃十二指腸粘膜の防御機構とのバランスが崩れ，攻撃因子が優位になったために粘膜が消化されて起こる。したがって治療薬には，攻撃因子を抑制するものと防御因子を増強するものとがある。

1）攻撃因子を抑制する薬物

①鎮静薬：中枢神経系の興奮を抑制し，酸・ペプシンの分泌を抑制する（バルビツール酸誘導体 ☞Q50，ベンゾジアゼピン誘導体 ☞Q51）。

②制酸薬：過剰に分泌された胃酸の中和。☞Q143

③胃酸分泌を抑制する薬物：抗コリン作用薬，H_2 受容体拮抗薬（H_2 ブロッカー），H^+, K^+-ATPase 阻害薬。☞Q143

④ドパミン D_2 受容体遮断薬：胃の副交感神経節後線維に存在するドパミン D_2 受容体を遮断し，アセチルコリン遊離を促進する。その結果，胃運動を亢進させ胃内容物の停滞時間を短縮することにより，潰瘍面と酸・ペプシンの接触時間を短縮させる（スルピリド，メトクロプラミド，ドンペリドンなど）。

⑤抗ペプシン薬：胃液中のペプシンと結合して不活化させる（ショ糖硫酸エステルアルミニウム）。

⑥抗ガストリン薬：ガストリン受容体遮断作用により，胃酸分泌を抑制する（ガストロン，プログルミドなど）。

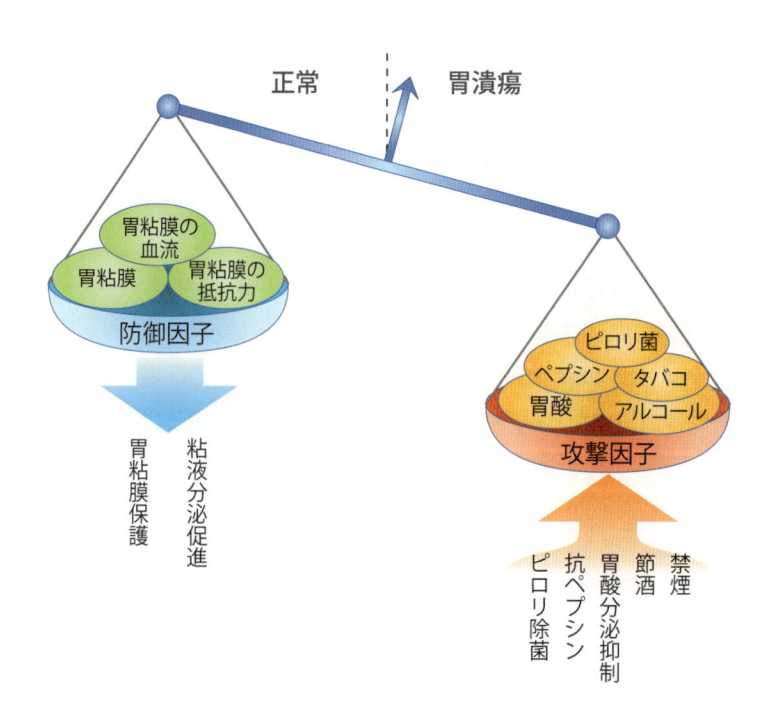

2) 防御因子を増強する薬物

◆ 粘液分泌を促進したり潰瘍面を覆うことにより，胃粘膜を保護し組織修復を促す。スクラルフェート，ビスマス化合物，プロスタグランジン誘導体（PGE_2，PGI_2）がある。

3) ヘリコバクター・ピロリの除菌

◆ 近年，胃十二指腸潰瘍の発生・再発に関して *Helicobacter pylori*（単鞭毛ラセン菌）の関与が話題となっている。本菌の感染により，ソマトスタチン産生細胞が減少し，ガストリンの過剰な分泌が起こる。その結果，胃粘膜細胞の障害が発生すると考えられており，再発を繰り返す症例では慢性萎縮性胃炎の防止のためにも除菌治療が推奨されている。除菌にはプロトンポンプ阻害薬と抗生物質（アモキシシリン，クラリスロマイシン）の併用療法が用いられている。

Q145 胃運動促進薬の作用機序

◎ 胃運動を促進させ，上腹部の不定愁訴を取り除く。

◆ 悪心，胸やけ，食後不快感などの上腹部不定愁訴は，一般に胃運動の低下によって胃内容物が停滞するために起こることが多い。

◆ 従来用いられている健胃薬は，胃の運動を促進し，唾液や胃酸の分泌を促進し，食欲を増進させる。味覚あるいは嗅覚を介して反射的に胃機能を亢進させるものと，直接胃の粘膜を刺激して運動を促進させるものがある。苦味薬（ゲンチアナ，センブリ，オオレンなどの生薬）や芳香薬（ケイヒ，サンショウ，コショウなど）がある。

◆ また，制吐薬として知られているドパミン D_2 受容体遮断薬（スルピリド，メトクロプラミド，ドンペリドン）も，胃の副交感神経節後線維に存在するドパミン D_2 受容体を遮断し，アセチルコリン遊離を促進して胃運動を亢進させる。

NOTE ✏️ 消化管運動に関する新しい知見

• 5-HT（セロトニン）受容体の1つである 5-HT₄ 受容体は，消化管に対して分泌亢進および蠕動運動を促進することが報告されている。5-HT₄ 受容体への刺激は，アデニル酸シクラーゼを活性化して細胞内 cAMP を増加させるとともに，コリン作動性介在ニューロンを介して間接的にエンテロクロマフィン細胞（腸クロム親和性細胞，EC 細胞）からの 5-HT の遊離を促進すると考えられている。

Q146 嘔吐の発現機序 〈制吐薬の作用点〉

◉制吐薬は CTZ の D_2 受容体を遮断し，嘔吐中枢へ刺激が伝わらないようにする。

◉抗悪性腫瘍薬による嘔吐の抑制には 5-HT_3 拮抗薬が使用される。

◆嘔吐は，延髄の外側網様体にある嘔吐中枢が刺激されて起こる。嘔吐中枢への刺激は，第四脳室最後野に存在する CTZ（chemoreceptor trigger zone），内耳の前庭器官，より高位の脳幹や皮質領域，求心性自律神経（胃腸や心臓からの求心性線維）などから伝わる。

◆また，最後野では血液–脳関門があまり発達していないので，血液を介して運ばれる嘔吐物質（エメチン，アポモルヒネ，ニコチン，オピオイドなど）は容易に CTZ に到達する。CTZ にはドパミン D_2 受容体，5-HT_3 受容体が存在し，この刺激が嘔吐中枢に伝わる。前庭器官，皮質領域，内臓求心性線維からの刺激は直接嘔吐中枢に伝わり，CTZ を介さない場合もある。

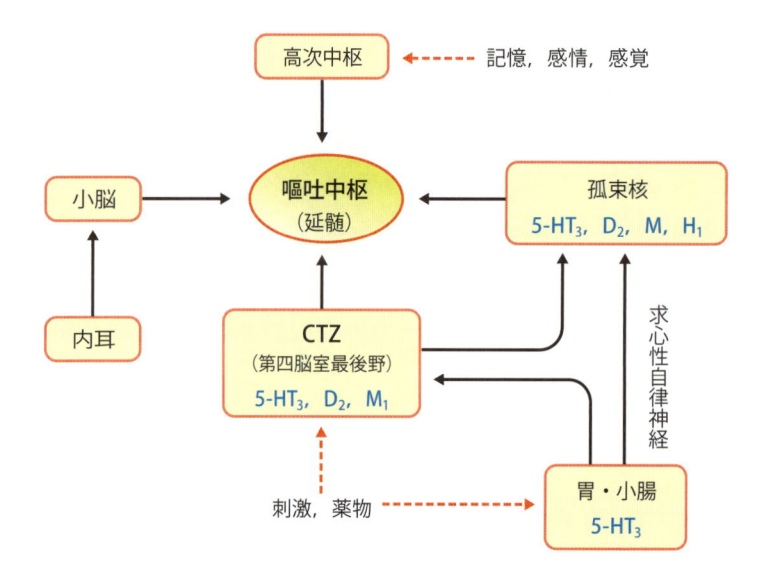

◆制吐薬には次のものがある。

①ドパミン D_2 受容体遮断薬（☞ Q144）

②鎮静薬であるフェノチアジン誘導体（クロルプロマジン）やブチロフェノン誘導体（ハロペリドール）（☞ Q56）

③動揺病に効果のある抗コリン作用を持つ H_1 受容体拮抗薬（ジフェンヒドラミン，プロメタジンなど）

④カンナビノール類や糖質コルチコイドも制吐作用があり，癌化学療法時の制吐に用いられるが，その機序は明らかでない。癌化学療法に伴う悪心・嘔吐の抑制には 5-HT_3 拮抗薬であるグラニセトロン，オンダンセトロン，パロノセトロン，ラモセトロン，アザセトロン，インジセトロンなどが使用され，高い有効率を示している。

Q147 下痢の原因と制瀉薬の作用機序

◉ 下痢は，腸の運動亢進と分泌亢進による便の水分過剰。

◆ 下痢は腸の運動・分泌が亢進するために起こる。腸管の蠕動が異常に亢進すると，便が腸管内を速やかに通過するため水分の吸収が十分に行われず，軟便や水様便となる。また，腸粘膜からの分泌亢進により，便中の水分はさらに増加する。

◆ 原因として，①不消化物や腐敗，発酵による刺激，②感染症（炎症），潰瘍，腫瘍などの腸病変，③過敏性腸症候群や心因性のもの，④細菌毒や薬物による中毒，などがある。急激に起こる下痢は感染性のものが多いが，腸管のびらんや全身症状が認められなければ化学療法は意味がなく，効果も期待できない。

◆ 特別な治療法はないが，脱水や電解質異常による全身的な障害が懸念される場合には，水・電解質の経口あるいは非経口的投与が行われる。また，腸運動亢進による不快感を除く目的で制瀉薬が用いられる。制瀉薬の作用機序は以下のとおりである。

① ビスマス類（次サリチル酸ビスマス），タンニン酸類（タンナルビン）：腸粘膜表面を覆って保護し，刺激を緩和する。

② ロペラミド：腸管のオピオイド受容体に作用して腸蠕動を抑制する。

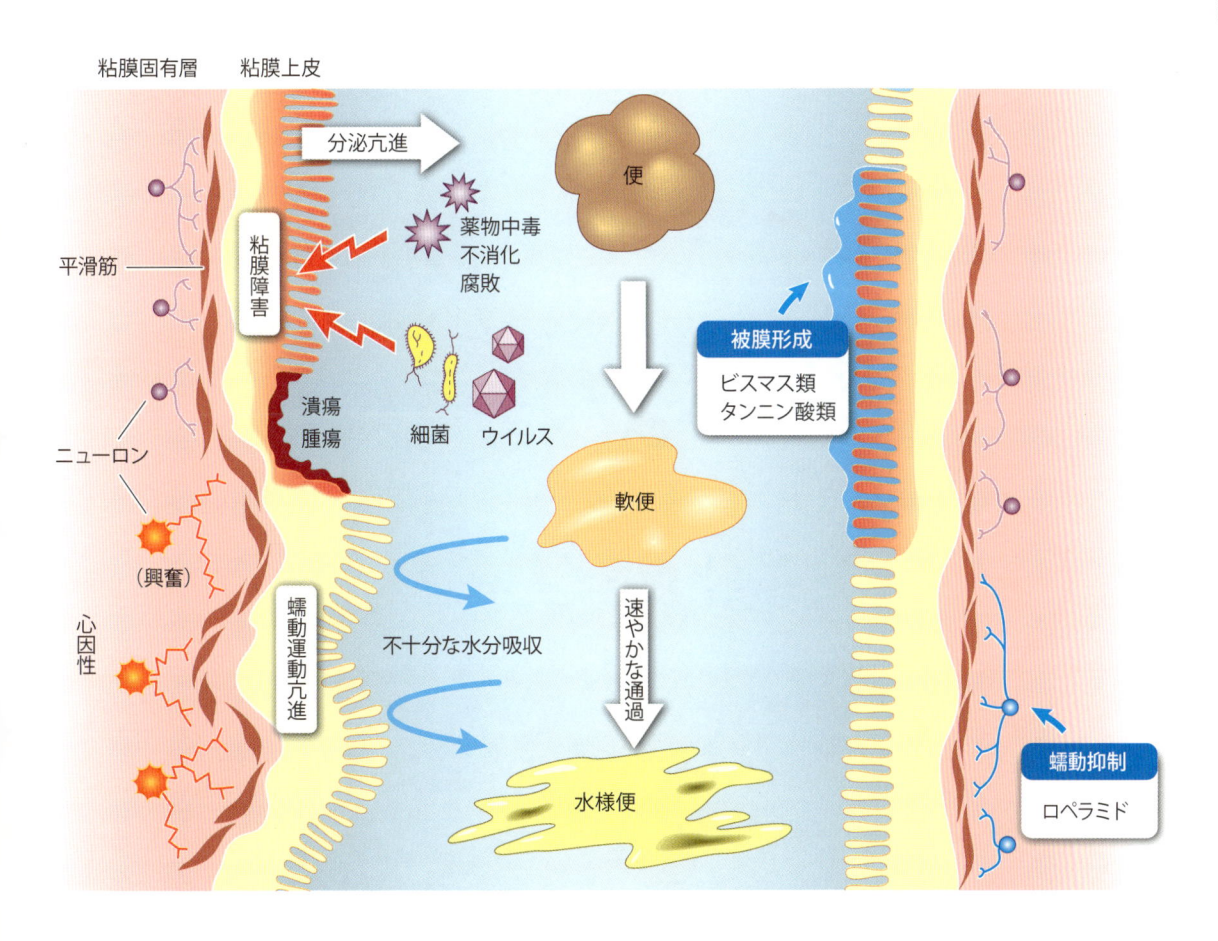

Q148 便秘の原因と下剤の作用機序

◉水分を保ち，便を軟化・膨大させることが下剤の目的。

◆排便の回数は個人により異なり，正常値といえるものはない。平均すると1日1回であるが，週3回から1日3回までの範囲にあるとされている。腸内容物が結腸内に長期間留まると水分が吸収され，便は硬くなり，排便の量と回数は減少する。便秘の原因には，器質性（大腸内腔の狭窄）と機能性（大腸壁の痙攣・弛緩）がある。

◆便秘の治療は第一に十分な食物繊維と水を摂取することであり，それでも是正困難な場合に下剤を用いる。下剤の種類としては，塩類下剤（硫酸マグネシウム），膨張性下剤（カルボキシメチルセルロース），粘滑性下剤（流動パラフィン），刺激性下剤（ヒマシ油），コリン作動薬（ネオスチグミン），浣腸薬（グリセリン）などがある。これらの作用機序は以下のとおりである。

①親水性または高浸透圧により結腸内容物の水分を保持し，便の量と軟らかさを増し移動を速める。

②直接あるいは間接的に結腸粘膜に作用し，水とNaClの吸収を減らす。

③腸運動を盛んにすることにより水と電解質の吸収を減らす。

◆最近では，腸上皮に直接作用して腸液分泌を増加させる便秘薬（ルビプロストン，リナクロチド）や，胆汁酸の再吸収を抑制することで腸管内の水分増加と大腸の蠕動運動を促進させる便秘薬（エロビキシバット）も使われている。

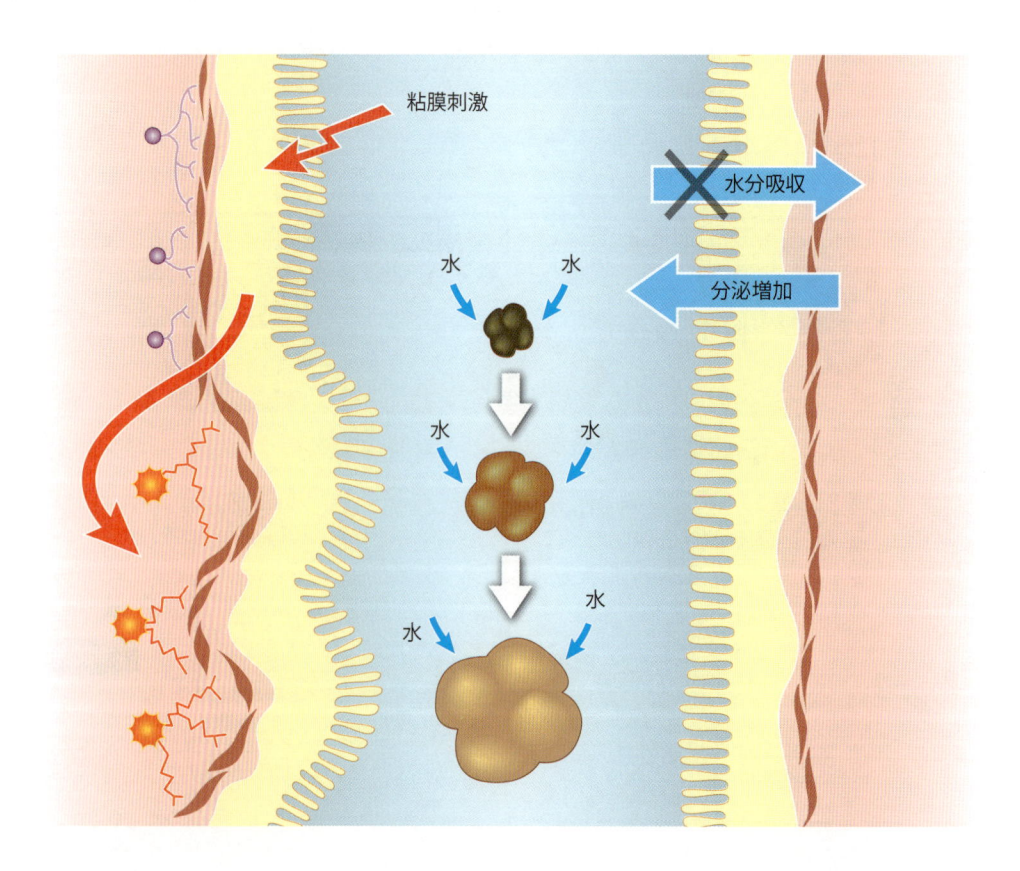

Q149 炎症性腸疾患の治療薬

◉ 炎症性腸疾患は，腸の特発性・慢性の炎症状態である。

◉ 治療の主体は，5-ASA と糖質コルチコイドである。

◉ 難治例には免疫抑制薬，抗 TNF-α抗体が用いられる。

◆ 炎症性腸疾患（inflammatory bowel disease）とは，腸の特発性・慢性の炎症状態を指し，潰瘍性大腸炎（ulcerative colitis）およびクローン病（Crohn's disease）が代表的な疾患である。下痢，腹痛，消化管出血，貧血，体重減少などの症状を示し，寛解と再発，悪化を繰り返す。若年者に多い。

◆ 炎症性腸疾患の治療は状態によって異なり，症状の緩和，寛解の導入，再発の防止，である。

◆ 炎症性腸疾患の治療に使用される薬物には，メサラジン（5-aminosalicylic acid, 5-ASA），ステロイド薬（糖質コルチコイド，ブデソニド），免疫抑制薬，抗生物質，抗 TNF-α抗体薬がある。5-ASA には，pH の変化により空腸で放出する徐放製剤がある。

◆ アザチオプリン，メルカプトプリンなどの免疫抑制薬は腎毒性や副作用があるため，リスクとベネフィットに関する注意深い評価が必要である。メトトレキサートやシクロスポリンは，他の薬剤が無効な場合に限り使用を考慮する。

◆ 抗生物質としてメトロニダゾール，シプロフロキサシン，クラリスロマイシンは，活動状態時の併用療法やクローン病の手術後再発予防などに使用される。

◆ 抗 TNF-α抗体は，免疫抑制薬と同様に難治例に使用される。腫瘍壊死因子（tumor necrosis factor-α；TNF-α）による炎症反応を阻害することにより，炎症性腸疾患の治療効果を得る。TNF-αそのものに結合して阻害作用を発現する抗体製剤のインフリキシマブ，アダリムマブ，ウステキヌマブ，ゴリムマブ，PEG-セルトリズマブと，TNF-αの受容体への結合を阻害する受容体製剤のエタネルセプトなどがある。

8

消化器系に作用する薬物

Q150 胆嚢に作用する薬物

◉硫酸マグネシウムは Oddi 括約筋を弛緩させ胆汁排出を促す。

◆胆汁酸（bile acid）とその抱合体は，胆汁の重要な成分である。ヒトの胆汁酸ではコール酸，ケノデオキシコール酸，ウルソデオキシコール酸が特に重要な成分である。

◆これら胆汁酸類は強力な両極性物質で，胆汁内のリン脂質とともに食物中の脂質（コレステロールなど）とミセルを作り，消化・吸収の準備状態を形成する。胆汁は胆嚢に貯留・濃縮され，食物刺激などにより排泄される。

◆臨床的に胆嚢に作用する薬物としては次のものがある。

①胆汁分泌促進薬（デヒドロコール酸，ウルソデオキシコール酸）

②胆汁排泄薬（硫酸マグネシウム）

③胆石溶解薬（ケノデオキシコール酸）

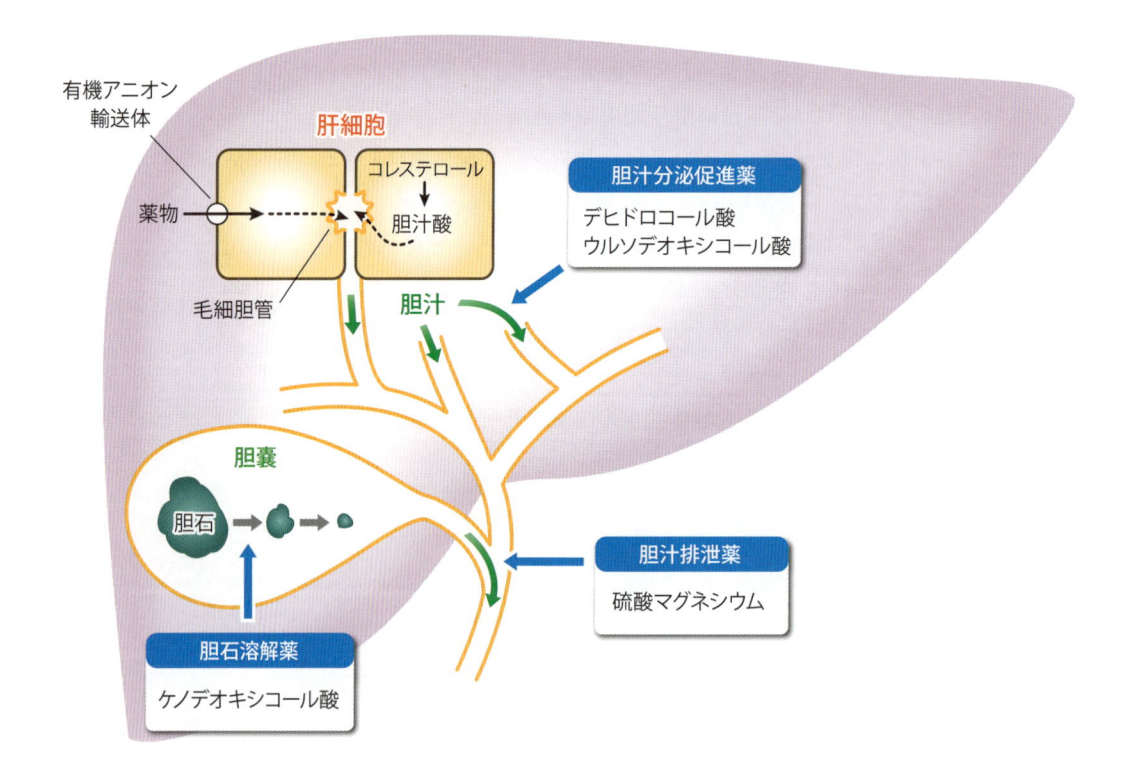

Q151 C 型慢性肝炎の治療薬

◉C 型慢性肝炎の薬物治療には，インターフェロン（IFN）が用いられる。

◉IFN は HCV の増殖を抑えるが，HCV の遺伝子型によりその効果は異なる。

◉HCV RNA 量が高値あるいは IFN 単独療法で無効または再燃した患者に対しては，リバビリンが併用される。

◆ C 型肝炎ウイルス（HCV）の感染者数は明らかでないが，約 200 万人に上ると推定されている。C 型慢性肝炎は放置すると 20 〜 30 年で肝硬変，30 〜 40 年で肝癌へと進行するといわれている。

◆ C 型慢性肝炎の薬物治療には，インターフェロン（IFN-α，IFN-β）が用いられる。IFN は HCV の増殖を抑えるが，HCV の遺伝子型によりその効果は異なる。HCV の 2 型と 3 型は IFN に反応するが，1 型と 4 型は抵抗性である。

◆ IFN は，日本では連日あるいは 1 週間に 3 回投与することになっている。治療方法の目安は HCV RNA 量である。HCV RNA 量が高値あるいは IFN 単独療法で無効または再燃した患者に対しては，リバビリンが併用される（IFN-α のみ）。リバビリンはプリンヌクレオシド誘導体で，DNA あるいは RNA ウイルスの複製を阻害する。

◆ IFN は頻回の投与が必要であるが，近年 IFN の骨格にポリエチレングリコールを付加したペグ IFN（pegIFN）が登場した。pegIFN は，吸収および消失を遅延させることにより，体内で高濃度の IFN を持続させることができ，1 週間に 1 回の投与が可能となった。日本ではリバビリンとの併用で承認されている。

◆ 近年，肝炎ウイルスに対して直接作用する抗ウイルス薬（DAAs：direct-acting anti-viral agents）が承認された。☞ Q177

◆ 日本での IFN 療法をまとめると，次のようになる。

　① IFN（α，β）単独

　② IFN（α）＋リバビリン

　③ pegIFN ＋リバビリン

8

消化器系に作用する薬物

 泌尿器系に作用する薬物

Q152 尿の生成 〈なぜ 1 日尿量は約 1,500 mL なのか〉

◉ 糸球体で血液から濾過される濾液は約 100 mL/min であるが，尿細管を通過する過程で水分はほとんど再吸収され，最終的に尿となるのは約 1 mL/min。

◉ 主に Na の再吸収に伴って，水分は再吸収される。

◆ 腎臓は生体内で最も血流量の多い臓器であり，心拍出量の 25％を占める。腎皮質に分布する糸球体は血液を濾過し，糸球体濾液（原尿）を近位尿細管に送る。

◆ 近位尿細管では細胞外の Na，Cl の濃度が高いため，<mark>濃度勾配により Na，Cl が尿細管腔から細胞内に再吸収され，それに伴って水分も再吸収される</mark>。近位および遠位尿細管に存在する炭酸脱水酵素は Na の再吸収を促進し，それによっても水分は再吸収される。この過程で糸球体濾液の約 80％は再吸収されてしまう。

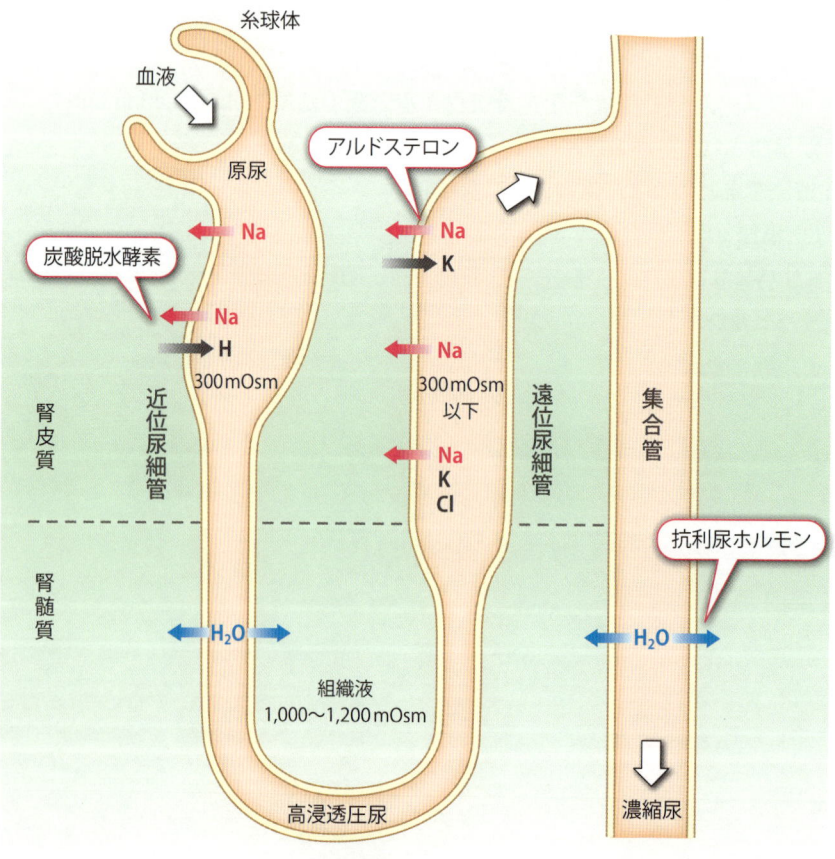

◆次に，尿はヘンレ係蹄に入って行くが，ヘンレ係蹄は腎髄質にあるため組織液の浸透圧が高く，水分はさらに再吸収され高浸透圧尿となり，ヘンレ上行脚の膨大部に達する。この部の細胞膜は特殊な性質を持ち，Na，K，Cl などの電解質は強力に再吸収するが水分は再吸収しないため，尿は再び元の浸透圧に戻り，さらに腎皮質の遠位尿細管へと達する頃にはむしろ低浸透圧尿になる。遠位尿細管ではアルドステロンが作用し，Na を再吸収し K を排泄させる。このアルドステロンの作用によっても水分は再吸収される。

◆最後に尿は集合管に入り，腎髄質を通過して排泄される。集合管では抗利尿ホルモン（ADH）が集合管の細胞膜に作用して膜の水分透過性を良くし，尿が高浸透圧の腎髄質を通過するときに水分の再吸収を容易にするよう働く。その結果，尿は濃縮されて出て行く。

Q153 浮腫の原因〈体液の構成〉

◎浮腫とは細胞外液が異常に貯留した状態であり，利尿薬の適応となる。

◎腎臓は体内の水分・電解質のバランスを維持する重要な臓器である。

◆体内の水分量は体重の約 2/3 といわれ，小児はその割合が大きく，老齢者は逆に小さい。体内の水分は細胞内液と細胞外液に大別され，その体重比は細胞内液が 40 ～ 50％，細胞外液が 20％である。細胞外液はさらに血漿（5％）と組織液（15％）に分けられる。

◆体液の区分は，細胞膜によってなされている。細胞膜は強力なイオンポンプを持ち，蛋白質を透過させない。そのため電解質，蛋白により細胞内外の浸透圧を保ち，体液を平衡に保っている。細胞内液は蛋白質を多く含み，電解質としては K が重要である。一方，細胞外液は Na，Cl が重要であり，これら Na，K が浸透圧の維持に大きな役割を果たしている。

◆細胞外液は飲水，食物，代謝などにより生成され，尿，不感蒸発（汗）により排泄され，一定の量を保っている。しかし，何らかの原因によりその変動をきたすことがある。細胞外液が不足した状態が脱水であり，異常に貯留した状態が浮腫である。うっ血性心不全，低蛋白血症，アルドステロンの過剰などでは細胞外液の貯留が起こり，浮腫となる。逆にアルコールを飲むと脳下垂体後葉からの抗利尿ホルモン分泌が抑制され，尿量が増え脱水気味となる。

参考 尿崩症

脳下垂体後葉から抗利尿ホルモンが分泌されないために起こる疾患。腎集合管細胞膜の水分透過性が悪く，結果として尿は濃縮されず，希釈な尿が多量に出る。

Q154 利尿薬の種類と尿細管における作用点

◉利尿薬は，その種類により尿細管の異なる部位に働く。

◆糸球体濾液（原尿）は，尿細管の各部位で Na などの再吸収に伴う水分の再吸収により 99％が再吸収され，残りの 1％が尿として排泄される（☞**Q152**）。このいずれかのメカニズムを抑制する薬が利尿薬である。下表に利尿薬の種類と作用点をまとめた。

利尿薬の種類と作用点

種　類	作用点	作用メカニズム
浸透圧利尿薬	近位尿細管	糸球体濾液（原尿）の浸透圧を高める
炭酸脱水酵素阻害薬		炭酸脱水酵素の可逆的阻害
ループ利尿薬	ヘンレ上行脚膨大部	電解質（Na, Cl）の再吸収を強力に阻害
チアジド系利尿薬	遠位尿細管	電解質（Na, Cl）の再吸収を阻害
ミネラルコルチコイド受容体拮抗薬		アルドステロン拮抗作用
バソプレシン受容体拮抗薬	集合管	バソプレシン V_2 受容体拮抗

◆**トルバプタン**はバソプレシン受容体拮抗薬で，腎臓の集合管においてバソプレシンの V_2 受容体への結合を選択的に阻害し，尿中から血中への水の再吸収を減少させる。Na などの電解質排泄に直接影響せずに，水分のみを体外へ排出することから，**水利尿薬**と呼ばれる。ループ利尿薬など他の利尿薬で効果不十分な心不全や，肝硬変の浮腫・腹水にも有効である。脱水や急激な血清 Na の上昇に注意して使用する。

◆チアジド（サイアザイド）系利尿薬の**ヒドロクロロチアジド**は，遠位尿細管における $Na^+ \cdot Cl^-$ 共輸送体を抑制することによって，Na と水の再吸収を減少させる。結果的に尿として水分を排泄する。副作用に高尿酸血症，耐糖能低下，低 K 血症がある。

Q155 浸透圧利尿薬の特性

◉尿細管の浸透圧を高め，水分の再吸収を防ぐ。

◆浸透圧利尿薬の特性は，①腎糸球体で自由に濾過される，②尿細管で再吸収されにくい，③薬理活性がない，④代謝を受けないなどである。**マンニトール，イソソルビド，尿素**などがこれにあたる。

◆浸透圧利尿薬は糸球体で濾過され近位尿細管に入るが，これらの溶質は近位尿細管で再吸収されない特性を持つため，濾液の浸透圧を高め，水分の再吸収を抑制し，尿量を増加させる。

◆また，これらの浸透圧利尿薬を投与すると血漿浸透圧が上昇し，組織から水分を引っ張り血流量を増加させる。腎髄質の血流量も増えるため，髄質組織液中の浸透圧物質

（Na，Cl，尿素など）を組織から逆に血中に拡散させる。これを洗い流し現象という。この結果，腎髄質組織の浸透圧は低下し，集合管での水分再吸収による尿の濃縮が起こりにくくなり，尿量はさらに増える。

◆一般に血圧が 70 mmHg 以下に低下した状態では糸球体濾過率は急激に低下するといわれている。しかし，マンニトールなどは糸球体機能が低下しても十分濾過されるため，急激な糸球体機能の低下状態においても尿量の維持が可能である。したがって，心血管系の手術などによる急性腎不全の予防にも使用されている。

Q156 　炭酸脱水酵素阻害薬の薬理作用

◎近位尿細管で本酵素を阻害し，Na ⟷ H のイオン交換を抑え，それに伴う水分の再吸収を抑制する。

◆炭酸脱水酵素（carbonic anhydrase；CA）は近位尿細管以外にも遠位尿細管，赤血球，眼，胃，膵臓などにも存在する。本酵素の作用を下図に示す。通常は反応により H^+ が生成され，この H^+ と尿細管中の Na^+ が交換される。その際，Na^+ の吸収に伴って水分が再吸収される。

◆したがって，本酵素を阻害することにより Na^+ の再吸収が抑えられ，その結果水分も再吸収されず，利尿を促すことになる。尿は $NaHCO_3$ が増え，アルカリ尿となる。

◆アセタゾラミドがこの作用を持つ薬物であるが，現在は利尿薬としてよりは，眼圧降下薬として緑内障の治療に使用されている。

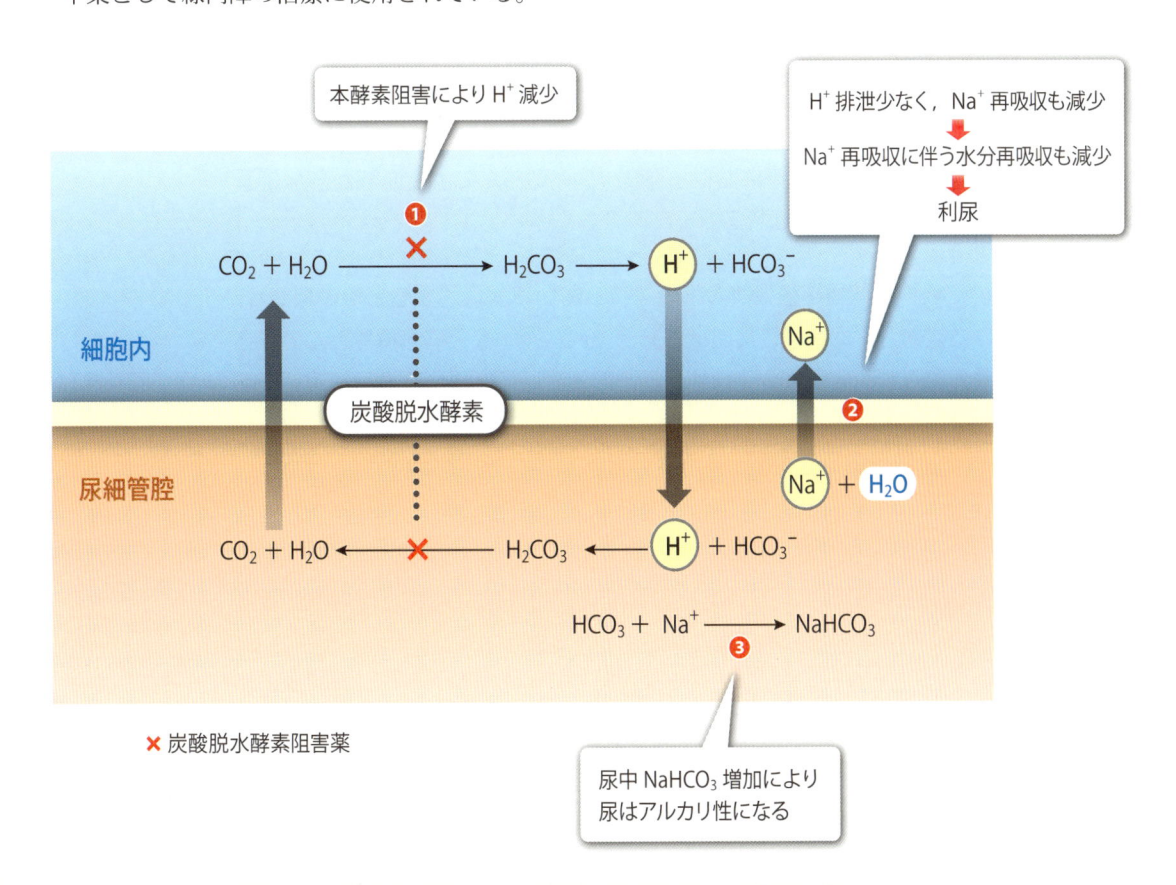

本酵素阻害により H^+ 減少

H^+ 排泄少なく，Na^+ 再吸収も減少
→ Na^+ 再吸収に伴う水分再吸収も減少
→ 利尿

❶

$CO_2 + H_2O \longrightarrow H_2CO_3 \longrightarrow H^+ + HCO_3^-$

細胞内

Na^+

❷

炭酸脱水酵素

尿細管腔

$Na^+ + H_2O$

$CO_2 + H_2O \longleftarrow H_2CO_3 \longleftarrow H^+ + HCO_3^-$

$HCO_3 + Na^+ \longrightarrow NaHCO_3$
❸

✕ 炭酸脱水酵素阻害薬

尿中 $NaHCO_3$ 増加により尿はアルカリ性になる

9

泌尿器系に作用する薬物

Q157 ループ利尿薬はなぜ高天井（high-ceiling）利尿薬と呼ばれるのか？

◉ ループ利尿薬は投与量の増加に伴い際限なく利尿作用を現す強力な利尿薬である。

◆ ループ利尿薬（フロセミド，ブメタニド，エタクリン酸など）は，ヘンレ上行脚膨大部で電解質（Na, Cl）の再吸収を強力に抑制し，強力な利尿作用を示す。臨床において，浮腫，腹水，うっ血性心不全，腎不全，急性肺水腫などに対して繁用されている。投与されたこれら薬物は血流により腎臓に運ばれ，近位尿細管で尿細管分泌（☞Q158）により尿細管腔に入り，作用部位であるヘンレ上行脚の膨大部へ運ばれ作用を発現する。つまり，糸球体濾過機能が低下している場合でも十分利尿作用を発揮できるのである。

◆ ループ利尿薬の薬理作用は，そのほとんどが上述の Na, Cl の再吸収抑制であるが，フロセミド，ブメタニドは腎臓におけるプロスタグランジン生合成作用も持つ。プロスタグランジンは腎血管を拡張させ腎血流量を増やし，浸透圧物質の洗い流し現象（☞Q155）を起こす。その結果，腎髄質の浸透圧を下げ，尿の濃縮を起こりにくくし，利尿をつける。また，弱い炭酸脱水酵素阻害作用も有している。

◆ このような強力な利尿作用を持つ一方，ループ利尿薬は副作用として急性の電解質喪失を起こしやすく，特に低カリウム血症が頻発する。また，内リンパの電解質の変動により聴覚障害を起こすことがあるので，アミノ配糖体系抗生物質との併用には注意を要する。

Q158 近位尿細管における薬物の輸送

◉ 利尿薬のいくつかは近位尿細管における分泌（能動輸送）により血液から尿細管内に移行し，各作用部位に運ばれる。

◆ 腎臓は生体内の不要物や薬物を排泄する機能を持っている。大別するとその機能は，①糸球体における濾過と，②尿細管における分泌である。本来，排泄機能として存在するこれらの機能のうち，尿細管分泌は利尿薬のあるものにとっては非常に重要な薬物輸送システムとなっている。

◆ ループ利尿薬のフロセミド，ブメタニド，チアジド（サイアザイド）系利尿薬のクロロチアジド，アルドステロン拮抗薬スピロノラクトンの活性代謝物カンレノンなどは経口投与後，消化管より吸収され血中に入る。その後血流により腎臓に運ばれ，尿細管分泌により尿細管内に移行し，それぞれの尿細管作用部位に到達し作用を発現する。これらの薬物にとって近位尿細管における分泌（能動輸送）は非常に重要である。一方，尿酸排泄促進薬のプロベネシド，抗炎症薬のサリチル酸などは尿細管分泌を抑制する作用を持っているため，これらの薬物との併用では利尿作用が減弱されることがある。

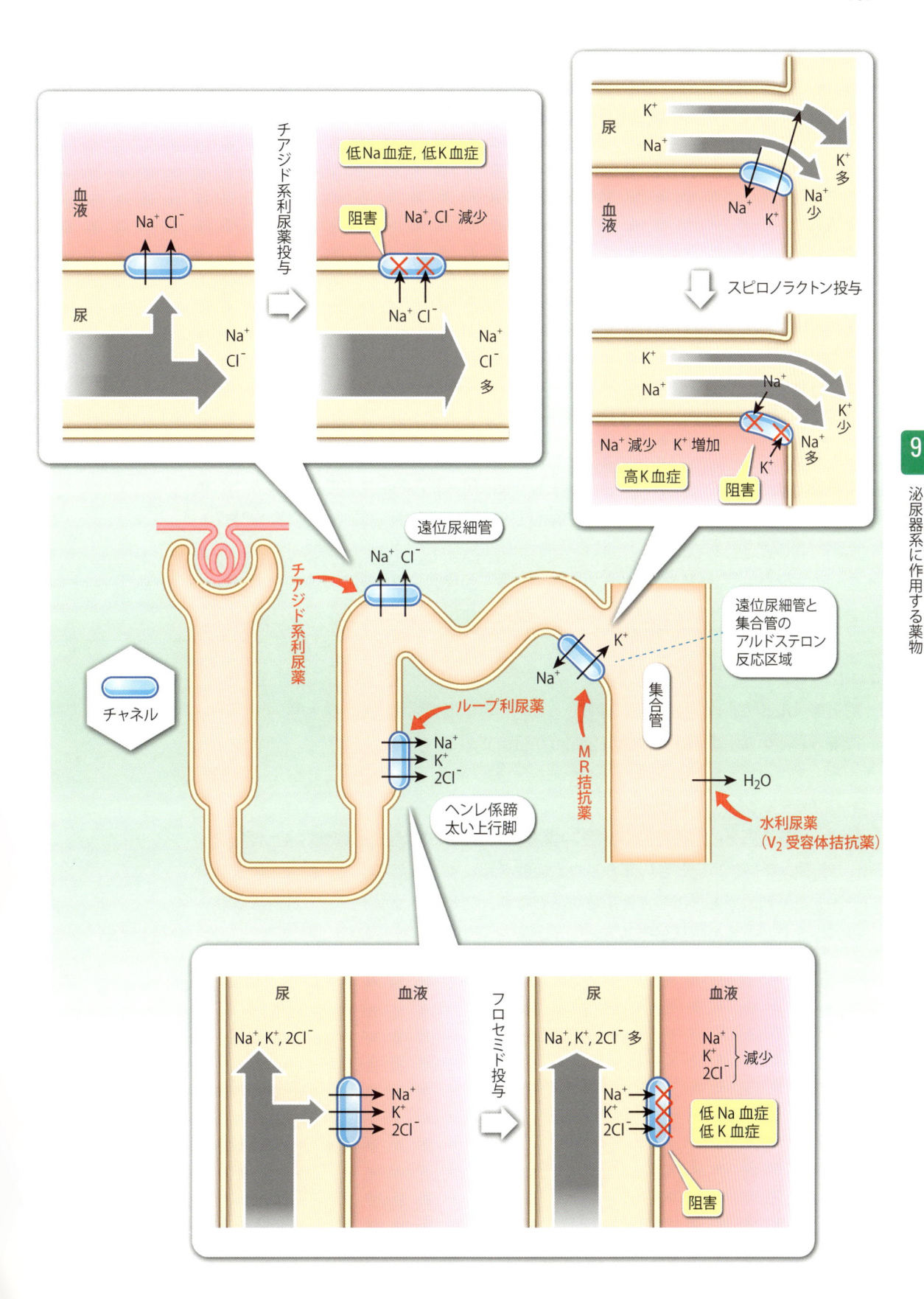

Q159 血中カリウムを保持する利尿薬

◉ミネラルコルチコイド受容体（MR）拮抗薬の特長は，他の利尿薬にはない血中カリウムの保持である。

◆カリウム保持性利尿薬は，アルドステロン拮抗作用のある**ミネラルコルチコイド受容体（MR）拮抗薬**と，アルドステロン拮抗作用のない**トリアムテレン，アミロライド**に分類される。作用部位は遠位尿細管である。ミネラルコルチコイド受容体拮抗薬は，遠位尿細管のアルドステロン受容体に拮抗し，Na再吸収とK分泌を抑制することにより，利尿作用を示す。

①スピロノラクトン

◆遠位尿細管のアルドステロン受容体と結合してアルドステロンの作用を競合的に阻害し，NaとKの交換反応を低下させる。すなわちNaの再吸収を抑制し，Kの尿への分泌を抑制する。この作用によりNaの再吸収に伴って再吸収される水分は少なくなり利尿がつき，同時に尿へのK分泌を減らし低カリウム血症を防ぐ（逆に高カリウム血症になることもある）。

◆スピロノラクトンは経口投与されると肝臓で多くが代謝され，活性代謝物のカンレノンとなる。この**カンレノン**がアルドステロン拮抗作用を持っている。

②エプレレノン

選択性アルドステロン受容体拮抗薬である。受容体選択性が高く，スピロノラクトンにみられる女性ホルモン様作用がないのが特徴である。

③トリアムテレン，アミロライド

遠位尿細管腔内外の電位差（30mV）による受動的なNaの流入（再吸収）を阻害する。Kの排泄はないため，ときに高カリウム血症を起こす。したがって，ループ利尿薬やチアジド系利尿薬と併用して使用される。なお，スピロノラクトンとの併用は高カリウム血症を起こすので禁忌である。

Q160　心房性ナトリウム利尿ペプチドとは

◉ヒト心房細胞から放出される生理活性ペプチドに Na 利尿作用があることがわかった。

◆ヒト心房細胞より脱顆粒して血中に放出される心房ホルモンが，腎臓において Na，水分の排泄促進作用があることがわかってきた。このホルモンは分子量 3,000，アミノ酸 28 個からなるペプチドで，ヒト心房性ナトリウム利尿ペプチド（α-human atrial natriuretic polypeptide；αhANP）と呼ばれる。

◆αhANP の薬理作用は，①糸球体濾過量を増加させ水・Na 利尿を促進する作用，②末梢血管拡張による血圧低下作用，③アルドステロン分泌抑制作用などである。血中 αhANP は心房負荷の状態，腎不全，心不全などの疾患で上昇することがわかっている。日本では心不全治療薬として臨床使用されはじめた。

◆現在，αhANP と構造が非常に類似している B 型ナトリウム利尿ペプチド（BNP）や C 型ナトリウム利尿ペプチド（CNP）についても検討がなされている。これらも内分泌系，局所内分泌系，神経系の 3 つの系で重要な生理的役割を演じており，生体内の血液循環の調節などを行っていることがわかってきた。BNP は米国では心不全治療薬として，日本では心不全診断検査の対象として臨床応用されはじめ，CNP は特に骨形成への関与と治療への応用が検討されている。

9

泌尿器系に作用する薬物

10 抗感染症薬

Q161 感染症の定義と抗生物質療法の目的

◉感染・炎症の治癒の主役は宿主生体である。

◆感染症とは，組織内への微生物の侵入と増殖の結果起こる局所細胞障害による疾患である。病原微生物には種々のものがあるが，感染症と診断するためには，これら病原微生物が原因であることの証明が必要である。そのためには，発熱の有無をはじめとして現病歴，理学的所見をとり，必要な検査（CRP，血沈，白血球数）を行う。また，推定病変部位から検体を採取し，染色，培養により病原体の同定を行う。病原体の検出が不可能な場合，血清学的反応による診断も行われる。臓器別感染の存在が明らかになれば，かなりの確率で原因菌を推定できる。

◆起炎菌の検索を目的とする場合は，抗生物質療法を開始する前に検体を採取しておくことが大原則である。病原体が同定されれば，薬剤感受性テストを行い，感受性を持つ抗感染症薬を選択する。

◆薬物の選択にあたっては，薬剤感受性のほか，静菌的か殺菌的か，投与量と投与間隔，薬物動態，患者の状態，有害反応，相互作用などに注意する。なお，感染・炎症の治癒の主役は宿主生体であり，宿主の生体防御機構を損なわないようにしなければならない。

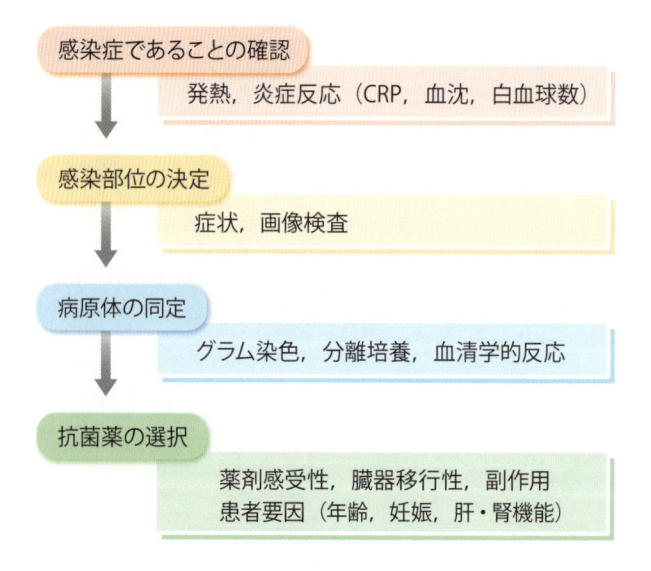

Q162 抗生物質の作用機序による分類

◉ 細菌の細胞壁のペプチドグリカン，細胞膜のリン脂質，核酸 DNA，リボソームが具体的な攻撃目標である。

◆ **細胞壁合成阻害**：細菌の細胞壁を構成しているペプチドグリカンの生合成を阻害する。具体的には，ペプチドの架橋形成に働く酵素である transpeptidase（ペニシリン結合蛋白；PBP）を阻害する。ペニシリン，セファロスポリンなどがこれに属する。

◆ **細胞膜障害**：細菌の細胞膜のリン脂質（真菌ではステロール）に結合して膜の透過性を変化させ，殺菌的に作用する。ポリペプチド系（ポリミキシン B，コリスチン），ポリエン系（アムホテリシン B，ナイスタチン）などがこれに属する。

◆ **核酸合成阻害**：細菌の DNA の超らせん構造あるいは弛緩型構造の変換に関与する酵素である **DNA gyrase** を阻害する。ノルフロキサシン，オフロキサシン，エノキサシンなどのニューキノロン薬がこれに属する。また，リファンピシンは DNA 依存性 RNA ポリメラーゼの B サブユニットに結合し，細菌の RNA 合成を阻害する。

◆ **蛋白合成阻害**：細菌のリボソーム上では，mRNA の情報に従って蛋白質が合成される。**ストレプトマイシン**は 30S リボソームに結合し，蛋白合成の初期段階を抑えるとともに，mRNA からの情報の誤判断を起こさせる。**テトラサイクリン**は 30S リボソームに作用して tRNA が A site に結合するのを阻害する。**クロラムフェニコール**は 50S リボソームに作用してペプチド転移酵素を阻害する。**マクロライド系**は 50S リボソームに作用し，tRNA が A site から P site に移動するのを阻害する。エリスロマイシンがこれに属する。

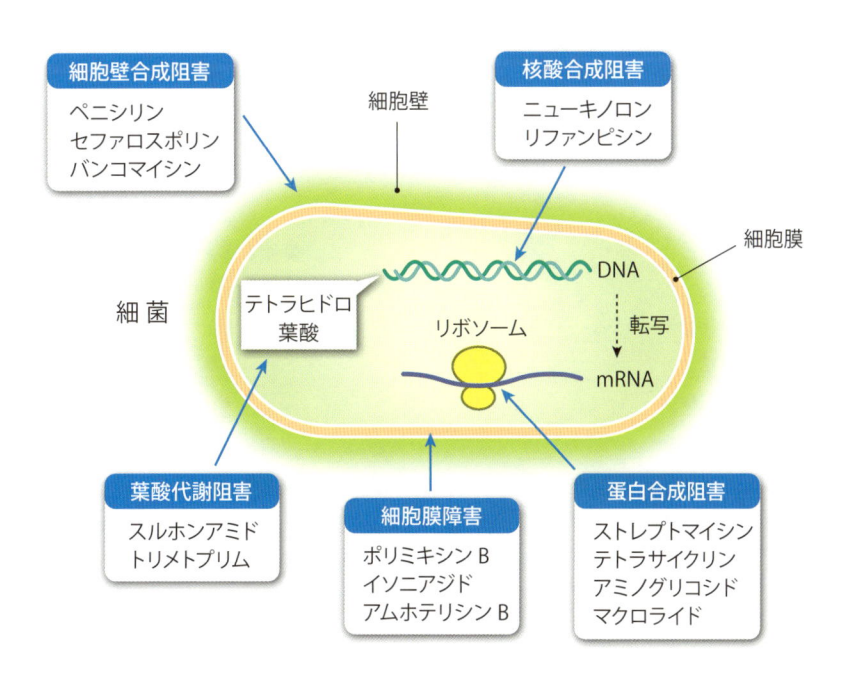

10

抗感染症薬

Q163　抗菌スペクトルとは

◉ 薬剤により有効菌種の範囲が異なる。

◉ MIC が小さいほど抗菌力は強い。

◆ 病原微生物には細菌，リケッチア，原虫，真菌，ウイルスなどがあり，細菌にも好気性，嫌気性，グラム陽性，グラム陰性と種々の種類がある。**抗菌スペクトル**とは，これら各種の病原微生物に対する抗感染症薬の有効な範囲を示したものである。

◆ 抗菌スペクトルはその薬剤の**最小発育阻止濃度（MIC）**に基づいて決められる。☞ 次頁参照

◆ 原因菌が同定され単独菌感染症の場合は狭域性抗菌スペクトルを持つ薬剤がよいが，複数菌感染症の場合には広域性抗菌スペクトルを持つ薬剤を用いる。しかし，不必要に広域性抗菌スペクトルを持つ薬剤を長期間使用すると耐性菌の問題が起こる。☞Q164

抗菌スペクトル		ペニシリンG	アンピシリン	セファクロル	セフォチアム	セフタジジム	メロペネム	ゲンタマイシン	エリスロマイシン	ミノサイクリン	レボフロキサシン	クリンダマイシン	リファンピシン	ST合剤
グラム陽性球菌	連鎖球菌	●	●	●	●	●	●		●	●		●		
	肺炎球菌	●	●	●	●	●	●		●	●		●		
	ブドウ球菌		●	●	●	●	●	●	●	●	●	●		
グラム陰性球菌	淋菌	●	●						●	●	耐			
	髄膜炎菌	●					●							
グラム陰性桿菌	大腸菌		●	●	●	●	●			●	●			●
	クレブシエラ			●	●	●	●			●	●			●
	エンテロバクター			●	●	●	●				●			●
	インフルエンザ菌		●		●	●					●			●
	サルモネラ					●					●			●
	赤痢菌		●								●			●
	セラチア					●	●				●			●
	緑膿菌		ピ			●	●	●			●			
抗酸菌	結核菌										●		●	
	らい菌												●	
その他	嫌気性菌		ピ				●				ト	注		
	梅毒トレポネーマ	●	●						●	●				
	マイコプラズマ								●	異		注		
	クラミジア								●	●	●			
	レジオネラ								ア		●			
	リケッチア								●	●				

耐 淋菌性尿道炎には耐性化のため無効　　ピ ピペラシリンならば抗菌作用あり
異 異型肺炎に適応　　注 注射剤　　ア アジスロマイシンはより抗菌作用が強い
　　　　　　　　　　　　　　　　　　ト トスフロキサシンならば抗菌作用あり

NOTE ✏️ MIC（最小発育阻止濃度）と MBC（最小殺菌濃度）

- **MIC**；minimum inhibitory concentration（**最小発育阻止濃度**）：培地に段階状に異なる濃度の薬物を加えておき，それに一定量の被検菌を接種して培養したとき，菌の発育を阻止することができる最小の薬物濃度。

- **MBC**；minimum bacteriocidal concentration（**最小殺菌濃度**）：菌の発育を認めなかった試験管から薬物を含有しない培地に移して培養し，それでもなお発育を認めなかった最小の薬物濃度。

- MIC と MBC がほぼ等しければ**殺菌性**，両者の濃度が離れていれば**静菌性**と考えられる。

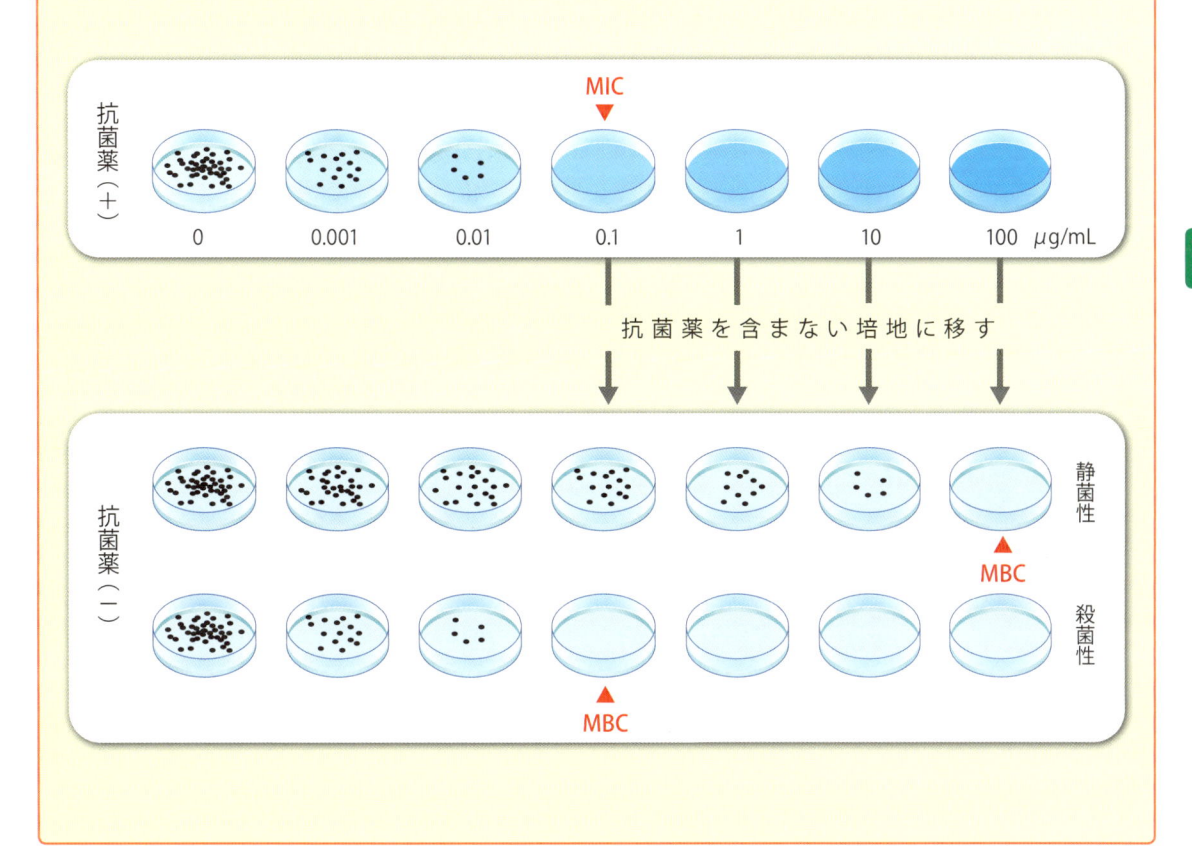

Q164 耐性菌の出現機序

◉耐性獲得の機序は，薬物不活化酵素の産生，菌体内透過性の変化，薬物作用点の変異など。

β-ラクタム系抗生物質の耐性機構

◆ グラム陽性菌では薬物は**β-ラクタマーゼ**により加水分解を受け，また作用点であるムレイン架橋酵素が変異する。β-ラクタマーゼはβ-ラクタム系抗生物質によって誘導され，これを不活化する酵素である。☞**Q166**

◆ グラム陰性菌では**外膜透過性**の変化が考えられる。

◆ **MRSA（メチシリン耐性黄色ブドウ球菌）**では**ペニシリン結合蛋白（PBP）**が変異したPBP-2′が認められる。PBP-2′は薬物存在下でも細胞壁のムレイン架橋酵素として働くことができるため，細胞壁合成が可能となり耐性化する。多くのβ-ラクタム系抗生物質は PBP-2′ に親和性がきわめて低く，結合できない。MRSA 感染症に対してはバンコマイシン，リネゾリド，テジゾリドが使用される。

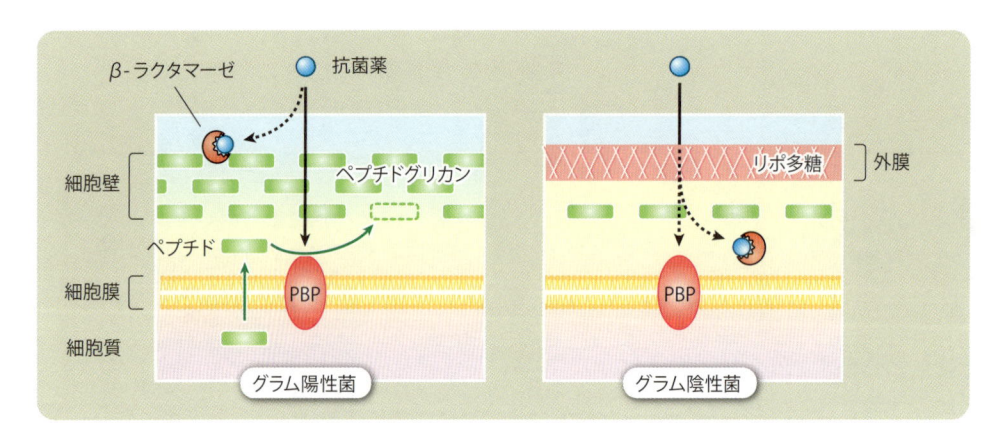

ニューキノロン薬の耐性機構

◆ DNA gyrase に対応する遺伝子の変異により，DNA gyrase のサブユニットに変異が起こり，ニューキノロン薬の核酸合成阻害作用（☞**Q162**）が低下する。

アミノ配糖体の耐性機構

◆ 不活化酵素の産生，リボソーム耐性変異による作用点への結合性の低下，菌体内透過性の変化が起こる。

◆ **VRE（バンコマイシン耐性腸球菌）**による敗血症が欧米で問題になっている。VRE が検出された患者背景には，臓器移植や AIDS，あるいは抗癌剤の投与などによる好中球減少が共通してみられる。バンコマイシン耐性はプラスミドとして導入されて生じたものではなく，遺伝的な変異であると考えられている。今後日本においても医療現場で拡散する可能性が高い。そのため，特にバンコマイシンの使用に際しては，定められた適応症，使用方法に従うことが大切である。VRE 感染症に対してはオキサゾリジノン系抗菌薬のリネゾリドが有効である。

Q165 抗生物質の体内動態

◉ 抗生物質の種類により，その吸収率，蛋白結合率，代謝，血中半減期，尿中排泄率などが異なる。

◆ **吸収率**：アミノ配糖体，ポリペプチド系，ポリエン系抗生物質は消化管からほとんど吸収されない。エリスロマイシンの生体内有効利用率は 18 ～ 45％と吸収はあまりよくない。それ以外の抗生物質は比較的よく吸収される。

◆ **血漿蛋白結合率**：アミノ配糖体は血漿蛋白とほとんど結合しない。アンピシリンは 15％，コリスチンは 50％，セフェム系ではセファゾリン・セフォキシチン・セフメタゾール（約 80％），セフトリアキソン（約 92％）を除き，10 ～ 50％と低い。ジクロキサシリンは 98％と最も高い。

◆ **代謝**：アミノ配糖体はほとんど代謝を受けない。

◆ **血中半減期**：ペニシリン系，セフェム系で 30 ～ 90 分と比較的短い。セフェム系のうちセフトリアキソンは 8 時間と例外的に長い。アミノ配糖体は 2 ～ 3 時間，マクロライド系は 1 ～ 3 時間，テトラサイクリン系は比較的長くミノサイクリンで 18 時間，ポリエン系のアムホテリシン B も 15 ～ 24 時間と長い。

◆ **尿中未変化体排泄率**：アミノ配糖体は非常に高く，ゲンタマイシンで 90 ～ 100％である。β-ラクタム系は比較的よく排泄される。マクロライド系，テトラサイクリン系は比較的低い。

10

抗感染症薬

NOTE 📝 病原性大腸菌 O157 感染症

• 少量の菌の感染により発症し，溶血性尿毒症症候群（HUS）などの重篤な症状を呈する。O157 は腸管出血性大腸菌（ベロ毒素産生性大腸菌）に属する。

• O157 感染による下痢症は細菌感染症であるので，抗菌薬を使用することが基本である。しかし，増殖した腸管内の菌を抗菌薬が一度に破壊することによって，

大量の毒素が遊離し，症状を悪化させることが懸念されている。

• 現時点では，上記のことを念頭に置いて，ニューキノロン，ホスホマイシンなどの抗菌薬を使用する。抗菌薬の使用期間は 3 ～ 5 日間とし，耐性菌と判明した場合は直ちに中止する。

Q166 β-ラクタム系抗生物質とβ-ラクタマーゼ

◉ β-ラクタム系抗生物質はβ-ラクタマーゼを誘導する。

◉ β-ラクタマーゼはβ-ラクタム系抗生物質の共通構造であるβ-ラクタム環を開環する。

◆ 分子中に**β-ラクタム環**を有するものをβ-ラクタム系抗生物質と呼ぶ。これには 6-アミノペニシラン酸を母核とする**ペニシリン系**と**セフェム系**，そのほか**モノバクタム系，カルバペネム系**などがある。

◆ セフェム系はさらに，基本骨格に 7-アミノセファロスポラン酸（7-ACA）を持つセファロスポリン系，7-ACA の 7 位にメトキシ基を持つセファマイシン系，セファマイシン系の 1 位の硫黄（S）が酸素（O）に置き換わったオキサセフェム系に分けられる。

◆ ペニシリン系とセファロスポリン系薬物の β-ラクタム環を開環する水解酵素を**β-ラクタマーゼ**という。この開環により薬物の抗菌力は消失する。ペニシリン系をより分解する β-ラクタマーゼを**ペニシリナーゼ**といい，特にグラム陽性菌によって産生される。セファロスポリン系をより分解する β-ラクタマーゼを**セファロスポリナーゼ**といい，特にグラム陰性菌によって産生される。これら β-ラクタマーゼは低濃度のペニシリンやセファロスポリン系抗生物質によって誘導される。

◆ カルバペネム系（イミペネム，メロペネム，ドリペネム）は，グラム陽性球菌から緑膿菌を含むグラム陰性桿菌，嫌気性菌に広い抗菌スペクトルを持つ。ESBL（基質特異性拡張型 β-ラクタマーゼ）には安定であるが，メタロ β-ラクタマーゼにより失活する。

β ラクタム環

ペナム（PC, SBT）	セファロスポリン
ペネム	オキサセフェム（LMOX, FMOX）
カルバペネム（IPM, PAPM）	カルバセフェム
オキサペナム	モノバクタム（AZT, CRMN）

Q167 β-ラクタム系抗生物質の有害作用

◉最も重篤な有害作用はアナフィラキシーショックで，ペニシリン系で起こりやすい。

◆ペニシリン系に共通した最も重要な有害作用は**アナフィラキシーショック**である。ペニシリンG，アンピシリンで起こりやすく，処置を誤ると致死的になりかねない。セフェム系ではペニシリン系より頻度は少ないが，やはりアナフィラキシーショックが起こる。

◆皮膚のアレルギー反応の発生率はアンピシリンで最も高い。伝染性単核球症患者の90％にアンピシリン投与後発疹が現れる。カルベニシリン，スルベニシリン製剤はNa含量が多く，高Na血症に注意する。メチシリンでは間質性腎炎が起こることがある。第3世代セフェム系で出血を起こすことがあり，腸内細菌叢の急激な抑制に伴うビタミンKの欠乏と肝障害がその原因と考えられる。アズトレオナムは肝機能障害を起こしやすい。

◆テトラゾール基を持つセフォペラゾン，セフォテタン，ラタモキセフなどでは，飲酒による**ジスルフィラム様症状**（顔面潮紅，心悸亢進，めまい，頭痛，嘔気など）が起こることがある。チオメチルテトラゾール基は体内で代謝を受け，テトラゾールチオールを遊離する。これはアルデヒドデヒドロゲナーゼを阻害するため，アルコール飲用により生成されるアセトアルデヒドが分解されなくなる。したがって，これらの薬物服用時には飲酒は禁忌である。

10

抗感染症薬

NOTE ✎ PAE (post antibiotic effect)

• 抗菌薬が細菌に短時間接触したのち，薬物を取り除いてもなお持続する再増殖抑制効果をいう。sub-MIC濃度によるものは除く。

• in vitroではグラム陽性菌に対してはすべての抗菌薬で認められ，グラム陰性菌に対しては蛋白合成阻害薬，核酸合成阻害薬で認められる。

抗菌薬		細菌	PAE（時間）	
			in vitro	*in vivo*
β-ラクタム薬		グラム陽性球菌	1～2	2～6
		グラム陰性桿菌	<1	<1
蛋白・核酸合成阻害薬	アミノ配糖体 キノロン テトラサイクリン マクロライド クロラムフェニコール リファンピシン	グラム陽性球菌	2～6	4～10
		グラム陰性桿菌	2～6	2～8

Q168 ペニシリン系抗生物質の抗菌スペクトル

◎ ペニシリン系は本来グラム陽性菌に強く作用する。

◎ 抗菌特性により 4 群に大別される。

天然ペニシリン

◆ ペニシリン G

◆ ペニシリナーゼを産生しないグラム陽性球菌およびグラム陰性球菌 (淋菌), スピロヘータに有効。

ペニシリナーゼ抵抗性ペニシリン

◆ (メチシリン), クロキサシリン (アンピシリンとの複合ペニシリンとして)

◆ ペニシリナーゼ産生溶連菌, 黄色ブドウ球菌 (耐性ブドウ球菌) に有効。

広域半合成ペニシリン

◆ アンピシリン, アモキシシリン, バカンピシリン

◆ 緑膿菌以外のグラム陰性桿菌 (特にインフルエンザ菌, プロテウス・ミラビリス, 赤痢菌) およびグラム陽性球菌に有効。

第 2 群広域合成ペニシリン

◆ ピペラシリン

◆ 緑膿菌, プロテウス (インドール陽性), 嫌気性菌に有効。

NOTE ✐ **ペニシリン耐性肺炎球菌 (PRSP)**

- ペニシリン G の MIC が 0.125 μg/mL 以上を示すものをペニシリン耐性肺炎球菌と定義する。これには中等度耐性 (PISP ; 1.0 μg/mL 以下) と高度耐性 (PRSP ; 2.0 μg/mL 以上) を含む。

- 保菌部位は咽頭などの上気道で, 肺炎, 中耳炎, 髄膜炎, 菌血症を起こす。肺炎球菌による全身感染症は重篤であり, 乳幼児や高齢者では死亡率が高い。

- 経口セフェムで十分な効果が得られない場合は, 静注による治療を行う。経口剤としてはセフェム系 (セフジニル, フロモックス), ケトライド系 (テリスロマイシン), ペネム系, 静注剤としてはセフトリアキソン, セフェピム, カルバペネム系を用いる。

- 肺炎球菌ワクチンは高齢者や摘脾患者, 移植患者に有効な予防策である。

Q169 セフェム系抗生物質の抗菌スペクトル

◉ グラム陽性菌のみならずグラム陰性菌にも抗菌力が強い。

◉ 抗菌特性により第1世代〜第4世代に大別する。

第1世代セフェム系

◆ セファロチン，セファゾリン，セファレキシン，セファクロルなど。

◆ グラム陽性菌と R プラスミド（R因子）を持たない強毒のグラム陰性菌には抗菌力が強い。β-ラクタマーゼ，特にセファロスポリナーゼでよく加水分解されるので，それを多量に産生するグラム陰性桿菌には抗菌力が及ばない。

第2世代セフェム系

◆ セフォチアム，セフメタゾール，セフォキシチンなど。

◆ グラム陰性桿菌の①外膜透過性，②β-ラクタマーゼに対する安定性，③作用点であるペニシリン結合蛋白（PBP）に対する結合親和性の3つの性質のうち，一部が改良されたものである。ブドウ球菌を含むグラム陽性菌から，R因子の有無に関わらず強毒のグラム陰性菌まで強い抗菌力を示す。セラチア，緑膿菌には抗菌力が及ばない。

10
抗感染症薬

	第1世代	第2世代	第3世代	第4世代
セファロスポリン系	セファクロル セファレキシン セフロキサジン セファゾリン セファロチン	セフォチアム セフロキシム	セフォタキシム セフォペラゾン セフタジジム セフトリアキソン	セフピロム セフェピム セフォゾプラン
セファマイシン系		セフォキシチン セフメタゾール	セフォテタン	
オキサセフェム系		フロモキセフ	ラタモキセフ	
抗菌力 グラム陰性桿菌	弱	やや強	強	強
グラム陽性球菌	強	やや強	弱	強
緑膿菌	無効	無効	一部有効	有効
β-ラクタマーゼに対する安定性	不安定 （ペニシリナーゼには安定）	安定	安定	安定

参考 ◯ R因子（Rプラスミド）

抗菌薬に対する耐性を他の菌に伝達するプラスミド（遺伝性因子）。抗菌薬を非活性物に代謝する酵素の合成をコントロールする場合が多い。これらの酵素にはβ-ラクタマーゼのほか，acetylation，adenylation，phosphorylation に関与する酵素が含まれている。

第 3 世代セフェム系

◆ セフォタキシム，セフォペラゾン，セフタジジム，セフトリアキソン，ラタモキセフなど。

◆ グラム陰性菌に対する抗菌力がさらに強くなり，抗緑膿菌作用を持つものもある。血中半減期が比較的長く，β-ラクタマーゼに対する安定性も良い。セラチアをはじめとするブドウ糖非発酵グラム陰性菌に抗菌力があるが，グラム陽性球菌に対する抗菌力は逆に弱まっている。R 因子を有する各種のグラム陰性桿菌に耐性となりやすい。

◆ 第 3 世代セフェムはグラム陽性菌でも陰性菌でも，R 因子の有無に関わらず，強毒菌・弱毒菌を問わず広範囲の細菌に強い抗菌力を示すが，ブドウ球菌に対する抗菌力が第 1 および第 2 世代セフェムに劣る。この欠点を忘れて広く臨床に使用した結果増殖したのが MRSA（メチシリン耐性黄色ブドウ球菌）である。現在，MRSA 感染には硫酸アルベカシンと塩酸バンコマイシンが有効とされている。

第 4 世代セフェム系

◆ グラム陽性菌（ブドウ球菌を含む）と緑膿菌を含むグラム陰性菌の双方に抗菌力を持つ。使用時には菌交代症に十分に気を付ける。

◆ 注射剤としてセフピロム，セフェピムやセフォゾプランなどがある。

Q170 緑膿菌感染症に有効な抗生物質

◉ 緑膿菌はブドウ糖非発酵グラム陰性桿菌で，日和見感染症の代表的な菌種である。

◆ 緑膿菌感染症は日和見感染症（ひよりみ）の代表的なものであり，尿路感染症や，重篤なものでは肺炎，菌血症を起こす。

◆ 第一選択薬として広域合成ペニシリンがあげられる。ピペラシリンがあるが，比較的高用量の投与が必要である。最近はノルフロキサシン，レボフロキサシン，シプロフロキサシンなどのニューキノロン薬も使用される。肺炎，菌血症には上記ペニシリンに加えて，ゲンタマイシン，ジベカシン，トブラマイシンなどのアミノ配糖体も併用される。上記アミノ配糖体が耐性の場合，アミカシンが使用される。

◆ 第二選択薬として第 3 世代セフェム系があげられる。セフタジジム，セフォペラゾンなどがある。

◆ そのほかカルバペネムとしてイミペネム / シラスタチン，メロペネム，モノバクタムとしてアズトレオナムが使用される。モノバクタムはグラム陽性菌には無効である。

◆ しかし，上記抗生物質の使用に伴い，耐性化の問題がでてきている。シプロフロキサシン（MIC $\geqq 4\,\mu g/mL$），アミカシン（$\geqq 32\,\mu g/mL$），イミペネム（$\geqq 16\,\mu g/mL$）の 3 剤すべてに耐性を示す場合に多剤耐性緑膿菌（MDRP）と判定される。保菌部位は尿路，腸管，創部などで，敗血症，尿路感染症，肺炎，創部感染症を起こす。イミペネム耐性緑膿菌にはアミノグリコシド系，ニューキノロン系薬を用いる。

Q171　マイコプラズマ感染症に有効な抗生物質

◉ マイコプラズマは細胞壁を持たないため，β-ラクタム薬は無効。

◉ マクロライド系，テトラサイクリン系が有効。

◆ マイコプラズマは自己増殖能を持つ微生物の中では最小であり，無細胞人工培地での増殖が可能である。マイコプラズマは一般細菌が持つ細胞壁を有さず，ペニシリン結合蛋白を持たない。

◆ マイコプラズマは原発性非定型性肺炎を起こす。オリンピックの年に特に流行するとされている。年長児に多いとされていたが，乳幼児例の存在も明らかとなり，小児にとって重要な疾患である。β-ラクタム薬は無効であり，マクロライド系（エリスロマイシン，クラリスロマイシン，アジスロマイシンなど）が最も有効である。テトラサイクリン系（ドキシサイクリン，ミノサイクリン）も臨床上有効である。そのほか臨床的にはまだ使用されていないが，ニューキノロン薬にも感受性を有する。

◆ エリスロマイシンに耐性の報告はあるが，テトラサイクリン系ではない。

10

抗感染症薬

Q172　クラミジア感染症に有効な抗生物質

◉ 非淋菌性尿道炎，急性濾胞性結膜炎を起こす。

◉ テトラサイクリン系，マクロライド系，一部のニューキノロンが有効。

◆ クラミジアにはトラコーマクラミジアとオウム病クラミジアがあり，前者は性行為感染症（sexually transmitted diseases；STD），後者は呼吸器感染症の主要な起炎微生物である。トラコーマクラミジアは男性では特に非淋菌性尿道炎の起炎菌となり，尿道炎から副睾丸炎や前立腺炎に進展する。女性では子宮頚管炎の原因菌となる。新生児への垂直感染では，急性濾胞性結膜炎や肺炎を起こす危険もある。

◆ 第一選択薬としてミノサイクリン，ドキシサイクリンがあげられる。

◆ 第二選択薬としてマクロライド系があげられる。これにはエリスロマイシン，クラリスロマイシン，アジスロマイシンなどがある。

◆ 最近ニューキノロン薬のうちレボフロキサシンがクラミジア感染症への適応を認められている。トラコーマクラミジアに有効な薬物として期待されている。しかし，治療期間はドキシサイクリン，ミノサイクリンより長期間の投与が必要である。レボフロキサシンは淋菌性尿道炎に対して適応になっているが，耐性化のため現在では有効性が期待できない。

Q173　配合抗菌薬の配合理由

◉２剤を配合することにより，尿中移行を良くしたり，β-ラクタマーゼを阻害したり，相乗効果が得られる。

◆ **イミペネム / シラスタチン**：イミペネムは単独投与では腎臓において dehydro-peptidase Ⅰ により分解され，尿中移行率が低い。dehydropeptidase Ⅰ の特異的阻害薬であるシラスタチンを１：１の割合で配合することにより，イミペネムの分解は阻害され，イミペネムの尿中への移行性がよくなる。

◆ **クラブラン酸 / アモキシシリン**：アモキシシリンに対する耐性化機構のうち，最も一般的なものは β-ラクタマーゼによる加水分解である。クラブラン酸は β-ラクタマーゼ，特にペニシリナーゼの不可逆的阻害薬である。両薬を配合することにより，β-ラクタマーゼ産生耐性菌にも感受性菌と同様の抗菌活性を示し，有効菌種が拡大される。

◆ **スルバクタム / セフォペラゾン**：セフォペラゾンは単独投与では β-ラクタマーゼによる加水分解により耐性化が起こる。スルバクタムは β-ラクタマーゼ，特にセフロキシマーゼ，ペニシリナーゼの不可逆的阻害薬である。両薬を配合することにより，β-ラクタマーゼ産生耐性菌にも感受性菌と同様の抗菌活性を示し，有効菌種が拡大される。

◆ **スルバクタム / アンピシリン**：ペニシリナーゼの不可逆的阻害薬スルバクタムを配合することにより，市中感染で問題となるグラム陽性球菌，グラム陰性桿菌，嫌気性菌を幅広くカバーできる。しかし，緑膿菌には無効である。

◆ **タゾバクタム / ピペラシリン**：β-ラクタマーゼ阻害薬配合のペニシリンである。院内感染で問題となるグラム陰性桿菌（*Serratia, Pseudomonas, Acinetobacter, Citrobacter, Enterobacter*；SPACE）のうち *Acinetobacter* を除く４菌種は感受性がある。配合薬は嫌気性菌，特に *Bacteroides fragilis* を代表とするグラム陰性桿菌にも抗菌スペクトルが広がった。

◆ **ST 合剤（スルファメトキサゾール / トリメトプリム）**：スルファメトキサゾールはパラアミノ安息香酸と競合して，ジヒドロ葉酸合成を阻害する。トリメトプリムは直接ジヒドロ葉酸還元酵素を阻害し，ジヒドロ葉酸からのテトラヒドロ葉酸の産生を妨げる。両薬の併用により，細菌の葉酸代謝経路の連続した２ヵ所を同時に阻害し，相乗効果が得られる。

◆ **アトバコン / プログアニル**：ニューモシスチス肺炎治療薬のアトバコンと，海外で販売されているマラリア予防薬プログアニルの配合剤。マラリア原虫による感染症に使用される。

Q174 ニューキノロン薬の抗菌スペクトルと作用機序

◉ グラム陽性菌から緑膿菌を含むグラム陰性菌まで広い抗菌活性を示す。

◉ 細菌の DNA gyrase の機能を阻害する。

◆ キノロン系抗菌薬を基本骨格の上から分類すると，①キノリン系誘導体（ノルフロキサシン，レボフロキサシン，シプロフロキサシン，ロメフロキサシン），②ナフチリジン系誘導体（ナリジクス酸，トスフロキサシン），③ピリドピリミジン系誘導体（ピロミド酸，ピペミド酸）などがある。

◆ ニューキノロン薬はいずれも 6 位にフッ素，7 位にピペラジンが導入されている。疎水性のあった旧キノロン薬に適度の親水性の性質が加わり，蛋白結合率が低下し，生体内で代謝されにくい特性を持つ。

◆ 旧キノロン薬の抗菌スペクトルは腸内細菌群のグラム陰性桿菌のみに限られていたが，ニューキノロン薬の抗菌スペクトルはグラム陽性球菌にまで拡大した。ブドウ球菌ではメチシリン・ゲンタマイシン耐性株に対しても，多剤耐性のブドウ糖非発酵菌に対しても，またレジオネラ菌，ナイセリア属，ブランハメラ・カタラリス，インフルエンザ菌などにも優れた抗菌力を示す。しかし，連鎖球菌，腸球菌，アシネトバクター属，シュードモナス属に対する抗菌力は中等度である。

◆ 細菌の DNA にキノロンが結合すると，二本鎖 DNA の二重らせんが巻き戻る。これによって DNA，gyrase，キノロンの 3 者の複合体構造に変化を生じ，DNA gyrase の機能（スーパーコイリング活性およびリラキシング活性）が阻害される。☞Q162

◆ トスフロキサシンは嫌気性菌にも抗菌作用があり，小児にも使用できる。

10
抗感染症薬

NOTE ニューキノロン薬と痙攣

・ γ-アミノ酪酸（GABA）は中枢神経系での抑制性伝達物質である。GABA はシナプス後膜の受容体に結合し，Cl⁻ チャネルを開き，Cl⁻ イオンの流入を増大させ，シナプス後膜を過分極させる（☞Q51）。

・ ニューキノロン薬は GABA 受容体結合を阻害するため，興奮性が増大し痙攣を誘発する可能性がある。その強さは，ノルフロキサシン＞シプロフロキサシンの順に強い。

・ また，シプロフロキサシンと非ステロイド性抗炎症薬であるケトプロフェンとの併用時に痙攣が誘発されたという報告がある。ケトプロフェンの共存下で，ニューキノロン薬の GABA 受容体結合に対する阻害効果は著しく増強される。したがって，ニューキノロン薬と非ステロイド性抗炎症薬の併用は避ける必要がある。

参考 DNA gyrase（DNA ジャイレース）

細菌が持つ DNA トポイソメラーゼの一種。DNA 複製の際に二重らせんをほどく働きをする。キノロン系抗菌薬は真核生物の DNA トポイソメラーゼは阻害せず，細菌の DNA ジャイレースのみを選択的に阻害する。

Q175　結核の治療と抗結核薬の作用機序

◉ 結核菌は抗酸菌に属し，その増殖は緩慢である。

◉ リファンピシン，イソニアジドが第一選択薬である。

◆ 結核の治療は従来，ストレプトマイシン（SM），イソニアジド（INH），パラアミノサリチル酸（PAS）が一次抗結核薬とされ，これら 3 剤併用が初期治療では一般的であった。1980 年代には INH，リファンピシン（RFP）を主軸とした初回治療が一般的となり，さらに SM あるいはエタンブトール（EB）を加えた 3 剤併用療法が行われた。最近は，イソニアジド，リファンピシン，エタンブトール，ピラジナミドの 4 剤による標準治療を 2 ヵ月間行い，その後，上記 3 剤併用療法を 4 ヵ月間行う。結核菌はらい菌と同様，抗酸菌に属し，その増殖は緩慢である。

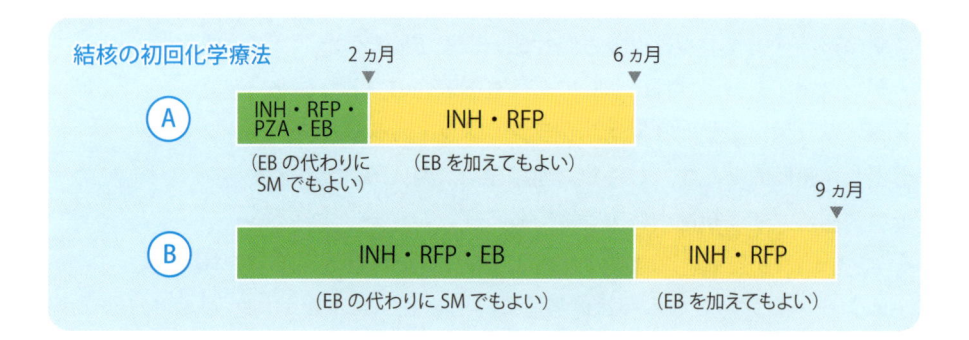

◆ イソニアジド：はっきりした作用機序は不明であるが，結核菌その他のミコバクテリアの補酵素である NAD（nicotinamide adenine dinucleotide）の生合成をニコチン酸の類似体として阻害する。一方，ミコバクテリア細胞壁の特異成分であるミコール酸の生合成を抑制するともいわれている。

◆ リファンピシン：DNA 依存性 RNA ポリメラーゼの B サブユニットに結合し，細菌の RNA 合成を阻害する。分裂期のみならず分裂休止期の細菌にも作用する。結核菌のほか，らい菌にも抗菌活性がある。

◆ エタンブトール：結核菌細胞壁においてミコリルアセチルトレハロース，ミコール酸を転移するのに必要なアシルトランスフェラーゼを競合的に阻害する。

◆ デラマニド，ベダキリン：多剤耐性結核に使用する。

抗結核薬の種類

First-line drugs (a)	抗菌力の強いもの	リファンピシン（RFP），イソニアジド（INH），ピラジナミド（PZA）
First-line drugs (b)	静菌的で(a)と併用するもの	ストレプトマイシン（SM），エタンブトール（EB）
Second-line drugs	多剤併用で効果が期待できるもの	カナマイシン（KM），エチオナミド（ETH），エンビオマイシン（EVM），パラアミノサリチル酸（PAS），サイクロセリン（CS），レボフロキサシン（LVFX）

Q176 抗感染症薬におけるサルファ薬の位置づけ

◉ 広域ペニシリン，セフェム系，ニューキノロンの出現により，サルファ薬の使用
頻度は減少した。

◆ サルファ薬は，ペニシリンをはじめとする抗生物質の出現以前には抗感染症薬として
重要であった。しかし，耐性菌が速やかに出現すること，抗菌作用が比較的弱く静菌
作用にとどまること，さらに副作用の出現や他剤との併用による相互作用が比較的多
いことから，抗生物質の出現とともにその使用頻度は低下した。

◆ 現在は高溶解性のサルファ薬（スルフイソキサゾール，スルファメチゾールなど），
持続性サルファ薬（スルファメトキサゾール，スルファジメトキシンなど），ST 合剤
（☞Q173）が使用されている。

◆ サルファ薬の抗菌スペクトルは溶血性連鎖球菌，グラム陰性桿菌のほか，クラミジ
ア，ノカルジア，放線菌に有効である。ST 合剤はニューモシスチス・カリニに有効
である。

◆ 副作用としては，皮膚反応，血液障害（顆粒球減少症など），肝・腎・胃腸障害，薬
剤熱などがあり，長時間作用型にその発現率が高い。皮膚反応では重篤な多形滲出性
紅斑，Stevens Johnson 症候群，中毒性表皮壊死などの報告がある。

◆ また，蛋白結合を場とした薬物相互作用を起こす薬物として，フェニルブタゾン，ス
ルフィンピラゾン，トルブタミド，クマリン系薬などがあげられる。アセチル化能の
低い個体に minor な副作用がかなり高率に発現するといわれている。グルコース-6-
リン酸脱水素酵素（G6PD）欠乏症患者にサルファ薬を投与すると，ヘモグロビン尿
を伴う急性溶血発作を生ずる。

Q177 ウイルス感染症の治療薬

◉ ヘルペスウイルス感染症にアシクロビル，HIV 感染症にジドブジンなどがある。

◆ ウイルス感染症は非常に多いにもかかわらず，抗ウイルス薬は少ない。その理由は，
①ウイルスの自己複製と宿主の細胞内代謝が密接に関係しているため，宿主細胞に
対して毒性を持たずにウイルスの増殖のみを抑える薬物を見出すことが難しいこと，
②痘瘡（天然痘），ポリオ，麻疹，風疹，B 型肝炎などではワクチンが効果的にこれ
らの疾患を予防するため，抗ウイルス薬の開発が急務ではないことがあげられる。

◆ しかし，ヒト免疫不全ウイルス（HIV）感染が社会問題となり，この方面の研究の進
歩に伴い，今後は抗ウイルス薬の開発が盛んになると思われる。

◆ ジドブジン：ヒト免疫不全ウイルス（HIV）感染細胞内でリン酸化され，ウイルス
の逆転写酵素を競合的に阻害し，ウイルス増殖を抑制する。後天性免疫不全症候群
（AIDS）に対する最初の治療薬である。しかし，重篤な貧血，白血球減少症を起こす
ことがある。

- **インジナビル**：プロテアーゼ阻害薬で，HIV のウイルス増殖の最終段階で，プロテアーゼによりウイルスの前駆体蛋白をウイルス酵素と構造蛋白に切断し，感染性を持つウイルスをつくる過程を阻害する。類薬にサキナビル，リトナビルがある。

- **アシクロビル**：ヘルペス群ウイルス感染細胞内でチミジンキナーゼによりリン酸化され，活性型アシクロビル 3 リン酸となり，これがウイルス DNA ポリメラーゼを阻害し，ウイルス DNA 合成を阻害する。単純ヘルペスウイルスおよび水痘・帯状疱疹ウイルスに起因する感染症に適応がある。

- **ガンシクロビル**：サイトメガロウイルス感染細胞内でデオキシグアノシンキナーゼによりリン酸化され，ウイルス DNA ポリメラーゼを阻害し，感染細胞内ウイルスの複製を阻害する。重篤なサイトメガロウイルス感染症に適応となる。

- **ビダラビン**：ウイルスの DNA ポリメラーゼを阻害し，抗ウイルス作用を発現する。単純ヘルペスウイルスおよび水痘・帯状疱疹ウイルスに対して増殖抑制作用を示す。

- **イドクスウリジン (IDU)**：チミジンに似たハロゲン化ピリミジンである。*in vitro* でヘルペスウイルス，ワクシニアウイルス (DNA ウイルス) のプラーク形成を阻止する。この作用は，DNA 合成過程で IDU がチミジンの取り込みに競合するためといわれている。通常は点眼薬として単純ヘルペスウイルスに起因する角膜炎の治療に用いる。

- **オセルタミビル，ザナミビル，ペラミビル**：インフルエンザ A 型および B 型ウイルスのノイラミニダーゼを阻害する機序でウイルスの出芽過程を抑制する。オセルタミビルは経口剤，ザナミビルは外用吸入剤，ペラミビルは注射剤である。発症 48 時間以内に投与する必要がある。

- **アマンタジン**：インフルエンザ A 型ウイルスが細胞内に取り込まれてからウイルス被殻を脱殻する過程を抑制する。

- **バロキサビル**：細胞内で新たなインフルエンザウイルスを作り出すために必要な酵素（キャップ依存性エンドヌクレアーゼ）を阻害する。単回経口投与で良い。耐性化が懸念されている。

NOTE 🖉 ART 療法

- ジドブジンはプラセボとの 6 ヵ月間の二重盲検比較試験で AIDS に対する治療効果が認められた。プラセボ投与群では 137 人中 19 例が死亡したのに対し，ジドブジン投与群では 145 人中 1 例のみの死亡であった。
- 1987 年，ジドブジンが初の抗 HIV 薬として FDA により承認された。同じ核酸系逆転写酵素阻害薬 (NRTI) としてはジダノシン，テノホビル，エムトリシタビンが上市された。その後，非核酸系逆転写酵素阻害薬 (NNRTI) が開発され，ネビラピン，エファビレンツが上市された。さらに，作用機序が NRTI と異なるプロテアーゼ阻害薬が開発され，サキナビル，リトナビル，インジナビルが上市された。

- これら抗 HIV 薬は単剤投与では耐性ウイルスが出現し，効果には限界があった。一方，複数のクラスの抗 HIV 薬が処方可能となり，1996 年以降は NRTI 2 剤と NNRTI もしくはプロテアーゼ阻害薬 1 剤を組み合わせた薬剤併用療法 combination antiretroviral therapy (cART) が標準的治療法となった。cART 療法の導入により，生命予後は著しく改善した。
- 最近では，逆転写酵素によりウイルス RNA から変換されたウイルス DNA が宿主の染色体に組み込まれる過程に関与する酵素であるインテグラーゼを阻害するラルテグラビルが上市されている。

◆ **抗肝炎ウイルス薬**：インターフェロン（IFN）α，βはB型およびC型慢性肝炎の治療に用いられる。ラミブジン，エンテカビル，テノホビルは逆転写酵素阻害薬で，B型肝炎ウイルスの増殖を抑制する。エンテカビルはラミブジン耐性B型肝炎ウイルスにも効果が認められる。テノホビルは抗HIV薬でもある。C型慢性肝炎に対してはペグIFN，リバビリン，シメプレビルの3剤併用が標準治療であったが，直接作用型抗ウイルス薬の開発によりIFNを併用しない経口剤のみの治療が主流となった。

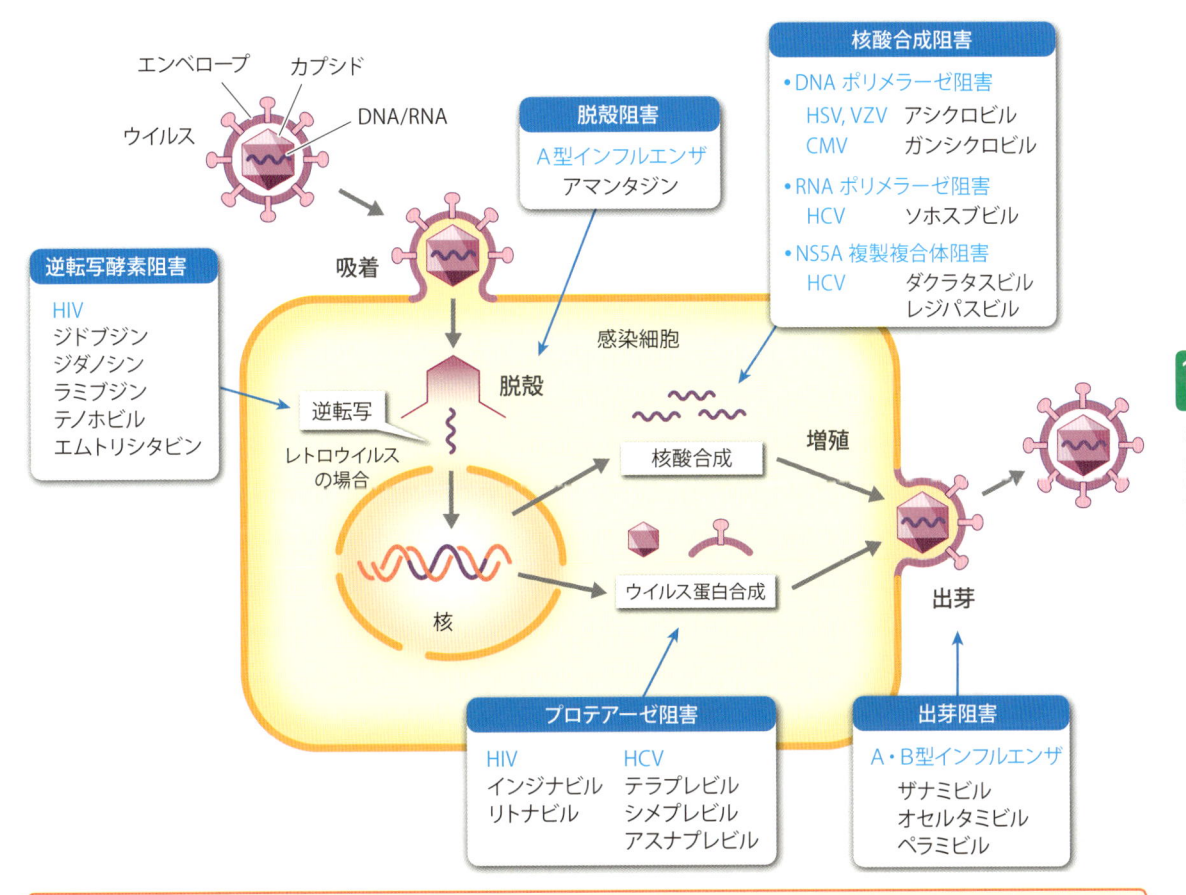

10

抗感染症薬

NOTE🖊 抗 HCV 薬の進歩

- 1990年代，C型肝炎に対するインターフェロン（IFN）単独投与では，遺伝子型1型・高ウイルス量症例のウイルス学的著効（SVR）率は10％に満たなかった。2000年代に入ってIFNとリバビリン（RBV）の併用療法が始まり約20％，持続型のペグIFNが導入されて約50％と成績が向上した。
- 直接作用型抗ウイルス薬（DAA）であるテラプレビルはセリンプロテアーゼを阻害し，C型肝炎ウイルスの増殖を抑える。ペグIFN，RBV，テラプレビルの3剤併用療法のSVR率は70％以上となり，治療期間も短縮した。テラプレビルには重篤な皮膚障害があるが，第2世代プロテアーゼ阻害薬のシメプレビルはSVR率が約90％と高く，副作用も少ない。これらのDAAは，IFNとの併用が前提である。
- IFNとRBVを使用しない治療法として，NS5A複製複合体阻害薬ダクラタスビルとNS3/4Aセリンプロテアーゼ阻害薬アスナプレビルの併用療法がある。遺伝子型1型のC型慢性肝炎のうち，IFNを含む治療法が不適格あるいは無効の患者が適応となる。
- ソホスブビル（NS5Bポリメラーゼ阻害薬）はRBVとの併用で遺伝子型2型のC型慢性肝炎の経口治療薬として承認された。ソホスブビルとレジパスビルの配合剤は，遺伝子型1型および2型のC型慢性肝炎に使用される。

Q178　真菌感染症と抗真菌薬の位置づけ

◉ 皮膚糸状菌による表在性真菌症と，カンジダなどによる深在性真菌症がある。

◉ アムホテリシン B は真菌細胞膜のステロールに結合し，膜の透過性を亢進させる。

◆ 真菌感染症の薬物治療は，細菌感染症における抗生物質の開発に比べると著しく遅れている。その理由は，真菌感染症の大部分は表在性真菌症であってそれほど重篤ではなく，抗真菌薬の開発が意欲的に行われなかったためである。

◆ しかし最近は，癌に対する強力な化学療法による免疫力低下や，AIDS 患者，高齢患者にみられる重篤な深在性真菌症が重要視されるようになった。一方，深在性真菌症に使用されている全身的抗真菌薬には強い副作用がある。

表在性真菌症

◆ 皮膚糸状菌による表在性真菌症には通常，外用薬が適応となる。クロトリマゾール，ミコナゾール，ビフォナゾール，ケトコナゾール，ルリコナゾールなどのイミダゾール系が多い。

◆ 経口剤としてはホスラブコナゾールが使用される。1 日 1 回内服投与で，相互作用や禁忌が少ない。

深在性真菌症

◆ 深在性真菌症には経口投与，静脈内投与が行われる。アムホテリシン B，ミコナゾール，フルコナゾール，イトラコナゾール，ボリコナゾールなどがある。

◆ これらの薬剤には従来から副作用の問題があった。アムホテリシン B では悪寒戦慄，発熱は必発で，重篤な副作用として肝障害，腎障害がある。ケトコナゾールは長期投与における肝障害のため，外用薬のみ市販されている。ミコナゾールおよびフルコナゾールは副作用が比較的少なく繁用されている。イトラコナゾールは表在性真菌症と深在性真菌症の経口治療薬として使用される。

◆ 全身的抗真菌薬にあっては，耐性菌に対する活性，抗菌スペクトルの拡大のほかに，毒性の軽減にも主眼をおいた開発研究が望まれる。

Q179 寄生虫感染症の治療薬

◉抗線虫薬としてピペラジン，メベンダゾール，チアベンダゾール，サントニン，イベルメクチンがある。

◉抗扁虫薬としてプラジカンテルがある。

駆虫薬

◆抗線虫薬としてピペラジン，メベンダゾール，チアベンダゾール，サントニン，イベルメクチンがあげられる。また，抗扁虫薬としてプラジカンテルがある。

◆ピペラジン：回虫および蟯虫の駆除に使用。虫体筋を収縮するアセチルコリンの作用を遮断し，虫体の運動を麻痺させる。

◆メベンダゾール：鞭虫の駆除に使用。微小管阻害，グルコース取り込み阻害，グリコーゲン合成抑制，ATP 合成抑制作用がその機序として考えられている。

◆チアベンダゾール：糞線虫の駆除に使用。

◆サントニン：回虫の駆除に使用。

◆イベルメクチン：疥癬，腸管糞線虫症，オンコセルカ症，リンパ系フィラリア症（象皮病）に使用。

◆プラジカンテル：肝吸虫，肺吸虫，横川吸虫の駆除に使用。吸虫体に取り込まれ，外皮膜リン脂質との相互作用で膜構造を不安定化し，Ca^{2+} の流入を促進，吸虫を致死させると考えられている。

抗原虫薬

◆イセチオン酸ペンタミジン：ニューモシスチス・カリニによる肺炎に適応。

◆アトバコン／プログアニル配合剤：マラリア原虫に適応。

◆メトロニダゾール：腟トリコモナスによる感染症に適応。

◆プリマキン：三日熱マラリア，卵形マラリアの根治療法に使用。

◆アルテメテル／ルメファントリン配合剤：非熱帯熱マラリアと合併症のない熱帯熱マラリアに使用。

Q180 消毒の定義と消毒薬の種類

● 微生物の増殖を止めることも消毒である。

● 細菌芽胞は消毒薬に対する抵抗力が強い。

◆ 消毒とは，局所に投与して微生物を死滅させ，あるいは増殖を止めることにより感染を防止することをいう。消毒薬には次のような種類のものがある。

① フェノール系：クレゾール石鹸液。芽胞のない細菌，結核菌には有効であるが，細菌芽胞，ウイルスには無効。手指の消毒，痰の消毒に用いられる。

② アルコール系：消毒用エタノール。約80%エタノールを含む液体である。細菌，結核菌，ウイルス，スピロヘータに有効。ただし，細菌芽胞，B型肝炎ウイルスには無効。皮膚の消毒に用いられる。

③ 四級アンモニウム系：逆性石鹸（塩化ベンザルコニウム，塩化ベンゼトニウム）。普通石鹸とは逆に陽イオンが作用する。グラム陽性菌・陰性菌に有効。細菌芽胞，結核菌には無効。手指の消毒に用いられる。

④ ヨウ素系：ヨードチンキ。一般細菌のみならず細菌芽胞，結核菌，真菌，ウイルスに有効である。手術部位の消毒に用いられる。

⑤ アルデヒド系：グルタルアルデヒド液。細菌，ウイルスなどほとんどの微生物に有効である。手術器具の消毒に用いられる。人体には使用できない。

⑥ 塩素系：次亜塩素酸ナトリウム液。細菌，ウイルスには有効であるが，結核菌には無効である。患者用食器，衣類の消毒に用いられる。

⑦ クロルヘキシジン：一般細菌には有効であるが，結核菌，細菌芽胞，ウイルスには無効である。手指，皮膚の消毒に用いられる。

Q181 消毒効果に影響を及ぼす因子

● 消毒効果には，消毒薬の濃度と温度，消毒部位の有機物の存在などが影響する。

◆ 濃度：消毒薬の効果を発揮するには，最適の濃度に調整する必要がある。エタノールの場合，約80%の濃度のものが用いられる。これ以上だと蛋白凝固により消毒効果が低下する。各消毒薬について至適濃度を知ることが大切である。

◆ 温度：消毒薬の抗菌効果は温度が10℃上昇すると倍加する。

◆ 有機物の存在：消毒部位に有機物があると，消毒効果は低下する。逆性石鹸液がこの例にあたる。したがって，通常は普通石鹸で有機物を取り除き，石鹸を十分洗い流したのち，逆性石鹸液を作用させると効果的である。普通石鹸が残っていると，逆性石鹸の効果が低下する。通常，汚物の消毒にはクレゾール石鹸液，次亜塩素酸カルシウム，ホルマリンが使用される。

11 抗腫瘍薬

Q182 癌化学療法の基本コンセプト

◉ 抗腫瘍効果と有効性（治癒率），実地医療と研究調査を区別すること。

◆ 癌化学療法において，**抗腫瘍効果**と**有効性**を混同してはならない。

◆ 固形癌の効果判定規準（RECIST）ガイドラインによると，抗腫瘍効果は，腫瘍縮小効果を客観的な判定基準で評価する。すなわち次の 4 段階で判定する。

① **完全奏効**（CR；complete response）：すべての標的病変が消失した場合。一般的には4 週間持続する必要がある。

② **部分奏効**（PR；partial response）：ベースライン長径の和と比較して，標的病変の最長径の和が 30％以上減少した場合

③ **安定**（SD；stable disease）：PR とするには腫瘍の縮小が不十分，かつ PD とするには腫瘍の増大が不十分な場合。

④ **進行**（PD；progressive disease）：治療開始以降の最小の最長径の和に比して，標的病変の最長径の和が 20％以上増加した場合。

◆ 完全奏効と部分奏効を含めて**奏効率**と呼ぶ。しかし，これは決して有効率とは呼ばないことが望ましい。なぜなら，抗腫瘍効果があっても，それが生存期間の延長に結びつかなければ意義は低いからである。生存率が一定になる時点で，**治癒率**を定義することができる。すなわち，化学療法後何年もフォローして生存曲線を描き，それが平行になっていることを確認して，はじめてその化学療法による治癒率あるいは有効性が証明される。この際，**生命の質（quality of life）**を損なわずに，生存期間を延長することが重要である。

◆ 実地医療の対象となる癌は，化学療法によりある程度の治癒率が証明され，生存期間の延長が認められたものである。実地医療としての化学療法は，当然そのスタンダードの治療法を用いるべきである。

◆ スタンダードの治療法が確立していない場合は，研究としての化学療法（研究調査）が行われることになる。第 I 相試験は最大耐容量，用量制限毒性，薬物動態を研究する。第 II 相試験は抗腫瘍効果をヒトにおいて証明する。通常，第 II 相試験のレベルで抗腫瘍薬の認可がなされる。しかし本来，薬物の有効性は，第 III 相試験のレベルすなわち無作為比較試験によって，既存のスタンダードとなっている治療に対して，あるいはプラセボに対してどの程度有効かという相対的な評価がなされなければならない。第 III 相試験では，生存率，生存期間あるいは生命の質も吟味される。

Q183 細胞周期と抗腫瘍薬

◉細胞周期の各時期ごとに感受性を示す薬物が異なる。

◆癌細胞の細胞周期（cell cycle）は，質的には正常細胞と同じである。細胞の増殖は，分裂直後，DNA の産生に必要な酵素あるいは RNA が産生される G_1 期に開始される。G_1 期を経て DNA 合成が行われる S 期に移行する。DNA 合成が完了すると，細胞は分裂前期（G_2 期）に入り，蛋白合成や RNA 合成が活発に行われる。G_2 期の細胞は短時間で分裂期（M 期）に移行する。分裂期の最終段階で，細胞は 2 個の細胞に分かれ，それぞれの細胞は再び G_1 期に移行する。G_1 期は G_0 期とも呼ばれる休止状態と平衡状態にある。

◆抗腫瘍薬は，細胞周期のどの時期の細胞に効果的であるかによって分類される。

①細胞回転周期特異性薬物（cell cycle phase specific drug）：細胞周期のある時期の細胞に対してのみ特異的に作用する。より多くの癌細胞を死滅させるためには，その薬物が作用を発揮する細胞周期に移行してくるより多くの細胞と接触しうるように，長時間にわたって薬物を持続的に投与するか反復投与し，細胞内薬物濃度を高く維持する必要がある。G_1 期にはマイトマイシン C，アスパラギナーゼ，プレドニゾロンが，S 期には代謝拮抗薬（メトトレキサート，5-FU），G_2 期にはブレオマイシン，エトポシドが，M 期にはビンクリスチン，ビンブラスチン，ビンデシンなどがある。

②細胞回転周期非特異性薬物（cell cycle phase nonspecific drug）：分裂を続けている細胞のいずれの周期にも作用する。殺細胞的に作用するので，one shot 高用量で投与される。アルキル化薬，抗生物質，シスプラチンなどがある。

③細胞回転非特異性薬物（cell cycle nonspecific drug）：分裂周期あるいは休止期のいずれの細胞にも作用する。ニトロソウレア，ナイトロジェンマスタードなどがある。

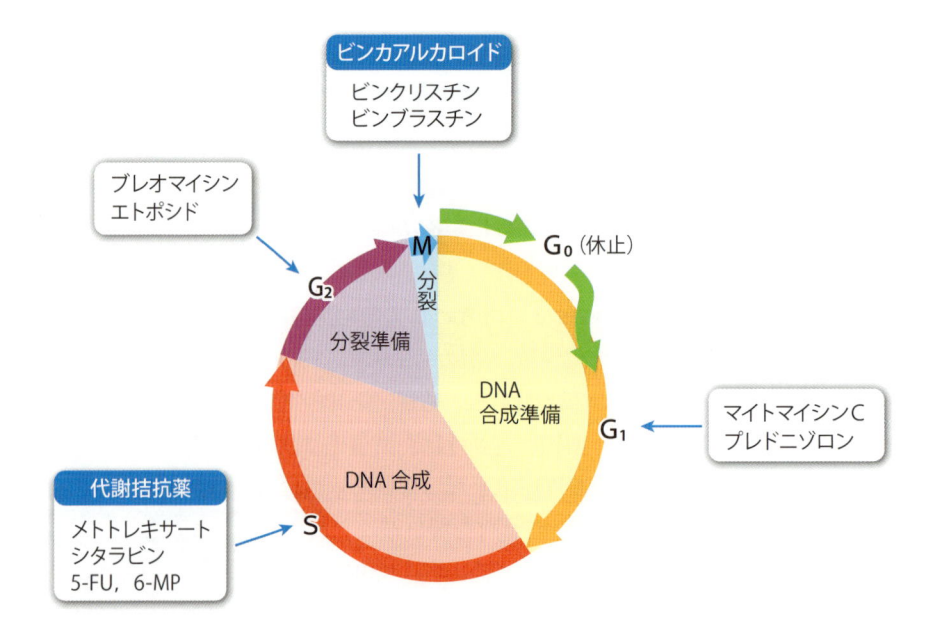

Q184 抗腫瘍薬の分類と作用機序

◉作用点は核酸合成過程，DNA，チュブリン蛋白。

◆抗腫瘍薬にはアルキル化薬，代謝拮抗薬，抗生物質，ビンカアルカロイド，トポイソメラーゼ阻害薬，タキソイド系，ホルモンなどがある。

◆**アルキル化薬**：アルキル化薬とは，核酸，蛋白や多くの低分子と分子結合が可能な化合物の総称である。代謝を受け活性化された反応性の高い分子とDNAとの相互作用により，DNAとの置換反応，交差結合反応，あるいはDNA鎖の破壊を起こす。その結果，DNAの複製阻害や誤ったDNAの生合成が起こり，腫瘍細胞の変異や細胞死を引き起こす。**ナイトロジェンマスタード類**，**エチレンイミン類**，**アルキルスルホン類**，**ニトロソウレア**がある。白金製剤の**シスプラチン**は，DNAとの間に鎖間架橋を形成し，DNA合成を阻害する。

◆**代謝拮抗薬**：腫瘍細胞の発育に必須な代謝物質と拮抗することにより，核酸合成に関わる酵素を阻害したり，核酸の中に組み込まれて誤った情報を作り出し，最終的にはDNA合成を阻害する。6-メルカプトプリン（6-MP）はプリン合成を阻害する。5-フルオロウラシル（5-FU）はチミジル酸合成酵素を阻害する。シタラビンはDNAポリメラーゼを阻害する。メトトレキサートはジヒドロ葉酸還元酵素を阻害する。

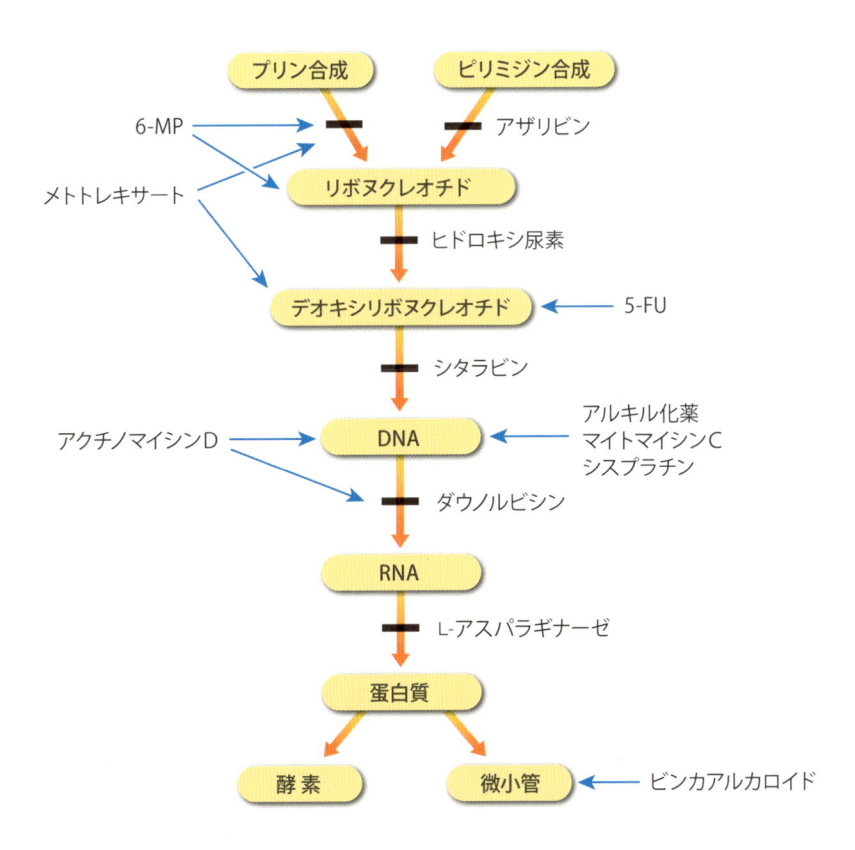

◆**抗生物質**：アクチノマイシンD，ドキソルビシン（アドリアマイシン）は二本鎖DNAの塩基対の間に嵌入して，DNAとDNA依存性RNAポリメラーゼによるRNA合成を阻害する。マイトマイシンCは二本鎖DNAの間に鎖間架橋をつくり，DNA合成を阻害する。ブレオマイシンはDNA鎖を切断する。

◆**ビンカアルカロイド**は植物アルカロイドの一種で，微小管の蛋白（チュブリン）と結合し，有糸分裂を阻害する。**タキソイド系**もチュブリン蛋白に結合し，細胞分裂を阻害する。ドセタキセル，パクリタキセルは卵巣癌，乳癌，非小細胞肺癌などに使用される。パクリタキセルを用いる際には，過敏反応を防ぐために前投薬としてデキサメタゾン静注，ジフェンヒドラミン経口投与，H_2ブロッカー静注などが必要である。

◆**トポイソメラーゼ阻害薬**：細胞が分裂するためにはDNA分子を分離および再結合する酵素であるトポイソメラーゼが必要である。植物アルカロイドであるカンプトテシンの類縁体イリノテカンは，トポイソメラーゼⅠの阻害薬である。エトポシド，ドキソルビシン，ダウノルビシンなどはトポイソメラーゼⅡの阻害薬である。

◆**ホルモン類**：グルココルチコイドはリンパ球を溶解し，リンパ球の核分裂を抑制する。プレドニゾロンが急性白血病に，ジエチルスチルベストロールが前立腺癌に，テストステロンが乳癌の治療に使用される。リュープロレリンはLH-RHアゴニストで，持続的に投与するとLH・FSHおよび性ホルモンの分泌抑制を起こす。閉経前乳癌，前立腺癌に使用される。タモキシフェンはエストロゲン受容体の競合的拮抗薬で乳癌に，フルタミドはアンドロゲン受容体の拮抗薬で前立腺癌に使用される。

抗腫瘍薬の分類

分　類		一般名
アルキル化薬	マスタード類	シクロホスファミド，メルファラン，ブスルファン，ベンダムスチン，イホスファミド
	ニトロソウレア	ニムスチン
抗腫瘍抗生物質	アントラサイクリン系 ほか	ドキソルビシン（アドリアマイシン），アクチノマイシン，マイトマイシン，ブレオマイシン
白金製剤		シスプラチン，カルボプラチン，オキサリプラチン
代謝拮抗薬	プリン系	6-メルカプトプリン（6-MP），アザチオプリン
	ピリミジン系	5-フルオロウラシル（5-FU），テガフール，シタラビン，ゲムシタビン
	葉酸系	メトトレキサート，プララトレキサート
微小管阻害薬	ビンカアルカロイド	ビンクリスチン，ビンブラスチン，ビンデシン
	タキソイド系	パクリタキセル，ドセタキセル
トポイソメラーゼ阻害薬	トポイソメラーゼⅠ阻害	イリノテカン
	トポイソメラーゼⅡ阻害	エトポシド，ダウノルビシン，ドキソルビシン，イダルビシン
ホルモン類似薬	グルココルチコイド	プレドニゾロン
	抗エストロゲン薬	タモキシフェン
	アロマターゼ阻害薬	アナストロゾール，エキセメスタン，レトロゾール
	抗アンドロゲン薬	フルタミド，ビカルタミド
	LH-RHアゴニスト	ゴセレリン，リュープロレリン

Q185　抗腫瘍効果が得やすい腫瘍と得にくい腫瘍

◉ 胃癌，大腸癌，多くの肺癌は抗腫瘍薬が奏効しにくい。

◉ 抗腫瘍効果は腫瘍細胞の doubling time と関係がある。

◆ **抗腫瘍効果が得やすい腫瘍**：急性白血病（リンパ性・骨髄性），ホジキンリンパ腫，
非ホジキンリンパ腫，絨毛上皮腫，精巣腫瘍，小児固形腫瘍（ウィルムス腫瘍，ユー
イング肉腫）など。また，小細胞肺癌，乳癌，卵巣癌でもある程度の治癒率が得られ
ている。急性リンパ性白血病，ホジキンリンパ腫，絨毛上皮腫の doubling time は 3
日前後と短い。

◆ **抗腫瘍効果が得にくい腫瘍**：非小細胞肺癌，胃癌，大腸癌など。これらの癌の
doubling time は 80 〜 90 日と長い。

◆ 悪性腫瘍の治療は通常，下表に示すような薬物の併用療法が主体となっている。

悪性腫瘍	抗腫瘍薬の併用療法：薬剤の組み合わせ
急性骨髄性白血病	IDR-Ara-C：イダルビシン，シタラビン
急性リンパ性白血病	L-AdVP：L- アスパラギナーゼ，アドリアマイシン（ドキソルビシン），ビンクリスチン，プレドニゾロン
ホジキン病	ABVD：アドリアマイシン（ドキソルビシン），ブレオマイシン，ビンブラスチン，ダカルバジン
非ホジキンリンパ腫	R-CHOP：リツキシマブ，シクロホスファミド，アドリアマイシン，ビンクリスチン，プレドニゾロン
精巣腫瘍	PVB：シスプラチン，ビンブラスチン，ブレオマイシン BEP：ブレオマイシン，エトポシド，シスプラチン
乳癌	CMF：シクロホスファミド，メトトレキサート，フルオロウラシル CAF：シクロホスファミド，アドリアマイシン，フルオロウラシル
卵巣癌	カルボプラチン，パクリタキセル
小細胞肺癌	Cis-VP：シスプラチン，エトポシド
大腸癌	FOLFOX：フルオロウラシル，ホリナートカルシウム，オキサリプラチン FOLFIRI：フルオロウラシル，ホリナートカルシウム，イリノテカン

11

抗腫瘍薬

NOTE 📝 分化誘導療法

- 白血病細胞は特定の分化誘導因子により機能的・形態的に分化することが知られている。急性前骨髄球性白血病（APL）に対して，分化誘導因子の 1 つである all-trans レチノイン酸（トレチノイン）が著効を示すという報告がなされ，さらに APL におけるレチノイン酸受容体の異常が遺伝子レベルで解明された。

- また，三酸化砒素（亜砒酸）が再発または難治性の APL に適応になった。副作用として，心電図 QT 延長，APL 分化症候群，白血球増加症に注意する必要がある。なお，亜砒酸は廃棄物処理法により特定有害産業廃棄物に指定されている。

参考 ❷　doubling time

腫瘍が 2 倍になるのに要する時間。腫瘍が小さいときは doubling time は短いが，その腫瘍が大きくなれば doubling time は長くなる。抗腫瘍薬は doubling time が短いほど，言い換えれば増殖速度が速い腫瘍ほど効果的に作用する。

Q186 分子標的治療薬

◉ 悪性腫瘍に特異的な分子を標的にした治療法である。

◉ イマチニブ，トラスツズマブ，ゲフィチニブなどがある。

◆ **分子標的治療**とは，それぞれの悪性腫瘍に特異的な分子生物学的特徴に対応する分子を標的とした治療法である。

◆ 慢性骨髄性白血病は 9 番と 22 番の染色体で相互転座が起こり，BCR-ABL 蛋白が生成され，ABL チロシンキナーゼ活性が亢進し癌化することで起こる。**メシル酸イマチニブ**は ABL チロシンキナーゼ阻害薬であり，BCR-ABL 蛋白への ATP の結合と競合的に拮抗し，リン酸化を阻害する。経口剤として投与され，IFN-α 療法をしのぐ高い有効性が認められている。有害作用として骨髄抑制，水分貯留による下肢・顔面のむくみがある。

◆ HER2/neu 陽性転移性乳癌は全乳癌の 25 ～ 30％を占め，陰性乳癌に比較して予後が悪い。注射剤の**トラスツズマブ**は，ヒト上皮増殖因子受容体 2 型（HER2）に対するモノクローナル抗体であり，HER2 に特異的に結合する。HER2 過剰発現が確認された転移性乳癌に適応がある。有害作用は初回投与時に発熱，悪寒，戦慄が認められるが，軽度である。臨床的に問題となるのは心毒性で，4.7％に心不全が認められる。

◆ **ゲフィチニブ**は，上皮成長因子受容体（EGFR）チロシンキナーゼを選択的に阻害することにより腫瘍の増殖を抑制する。非小細胞肺癌に用いられるが，有効性に人種差があり，白人に比べ日本人を含む東洋人のほうが有効性が高い。有害作用として急性肺障害，間質性肺炎の併発に注意する必要がある。

◆ **トレチノイン**は PML/RARα 遺伝子に作用し，白血病細胞の増殖を抑制し，成熟顆粒

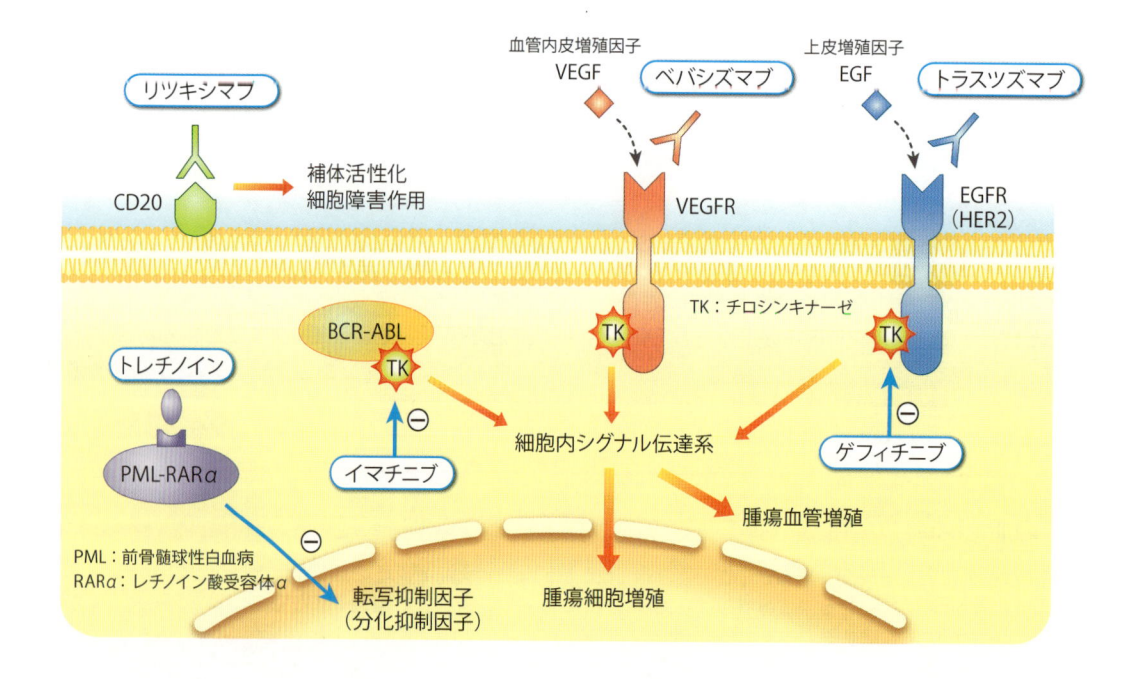

球への分化を誘導する（分化誘導薬）。

◆ **リツキシマブ**は，Bリンパ球表面の分化抗原CD20に対するモノクローナル抗体である。CD20陽性B細胞性非ホジキンリンパ腫に適応がある。

◆ **ベバシズマブ**は血管内皮増殖因子（VEGF）に対するモノクローナル抗体であり，腫瘍の血管新生を抑制する。切除不能な進行・再発の大腸癌，膵癌に適応がある。

◆ **プロテアソーム阻害薬**としてボルテゾミブ，カルフィルゾミブ，イキサゾミブがある。多発性骨髄腫に用いられる。

分子標的治療薬

	標的分子	薬物	主な適応症
チロシンキナーゼ阻害薬	EGFR	ゲフィチニブ	EGFR遺伝子変異陽性非小細胞肺癌
		エルロチニブ	EGFR遺伝子変異陽性非小細胞肺癌，膵癌
		オシメルチニブ	EGFR遺伝子変異陽性非小細胞肺癌
	BCR/ABL	イマチニブ	慢性骨髄性白血病，GIST，Ph1陽性急性リンパ性白血病
		ニロチニブ	慢性骨髄性白血病
		ポナチニブ	慢性骨髄性白血病，Ph1陽性急性リンパ性白血病
	VEGFR	レンバチニブ	甲状腺癌，肝細胞癌
		アキシチニブ	腎細胞癌
	プロテアソーム	ボルテゾミブ	多発性骨髄腫，マントル細胞リンパ腫
		カルフィルゾミブ	多発性骨髄腫
		イキサゾミブ	多発性骨髄腫
	ALK	クリゾチニブ	ALK融合遺伝子またはROS1融合遺伝子陽性非小細胞肺癌
		セリチニブ	クリゾチニブ耐性ALK融合遺伝子陽性非小細胞肺癌
	BRAF	ダブラフェニブ	BRAF遺伝子変異陽性黒色腫，非小細胞肺癌
		ベムラフェニブ	BRAF遺伝子変異陽性黒色腫
	MEK	トラメチニブ	BRAF遺伝子変異陽性黒色腫，非小細胞肺癌
	PARP	オラパリブ	再発卵巣癌の維持療法，HER2陰性乳癌
	BTK	イブルチニブ	慢性リンパ性白血病，マントル細胞リンパ腫

	標的分子	薬物	主な適応症
モノクローナル抗体	HER2	トラスツズマブ	HER2陽性乳癌，胃癌
	VEGF	ベバシズマブ	大腸癌，非小細胞肺癌，乳癌，悪性神経膠腫，卵巣癌，子宮頸癌
	VEGF-2	ラムシルマブ	胃癌，大腸癌，非小細胞肺癌
	CD20	リツキシマブ	CD20陽性・B細胞性非ホジキンリンパ腫
	SLAMF7	エロツズマブ	多発性骨髄腫
	PD-1	ニボルマブ	悪性黒色腫，非小細胞肺癌，腎細胞癌，ホジキンリンパ腫，頭頸部癌，胃癌，悪性胸膜中皮腫
		ペムブロリズマブ	悪性黒色腫，非小細胞肺癌，ホジキンリンパ腫，尿路上皮癌
	PDL1	アテゾリズマブ	非小細胞肺癌
		アベルマブ	メルケル細胞癌
		デュルバルマブ	非小細胞肺癌
	CTLA-4	イピリムマブ	悪性黒色腫，腎細胞癌

11

抗腫瘍薬

Q187 免疫チェックポイント阻害薬

◉ 癌免疫療法が外科手術，化学療法（抗腫瘍薬），放射線療法に次ぐ第4の治療法となった。

◉ ニボルマブ（オプジーボ®），イピリムバブ（ヤーボイ®）などがある。

◆ 免疫細胞には正常な細胞を攻撃しないよう過剰な免疫が働かないためのブレーキとなる抑制機構が備わっており，これを**免疫チェックポイント機構**という。

◆ 免疫チェックポイント阻害薬は，負の共刺激分子 **PD-1**（programmed cell death 1）および **CTLA-4**（細胞障害性 T リンパ球抗原 -4）を標的とした抗体療法である。癌反応性 T 細胞の抑制を解除して，癌への攻撃を可能にすることがその作用機序である。

◆ 癌細胞が免疫反応にブレーキをかける仕組みは，癌細胞に発現している **PD-L1**（PD-1 リガンド）が T 細胞に発現している PD-1 と結合して T 細胞が働かないようストップさせる信号を送り，T 細胞が攻撃をストップすることによる。

◆ **ニボルマブ**は PD-1 に対するモノクローナル抗体であり，PD-1 と PD-L1 との結合を阻害することで，癌細胞によって不応答となっていた T 細胞を活性化させる。この作用により癌細胞を攻撃できるようになり，抗腫瘍効果を示す。

◆ 日本では悪性黒色腫に加え，非小細胞肺癌，腎細胞癌，頭頸部癌，ホジキンリンパ腫，悪性胸膜中皮腫，胃癌に使用される。

◆ 免疫関連有害事象として間質性肺疾患，1 型糖尿病，皮膚障害などが知られており，注意が必要である。

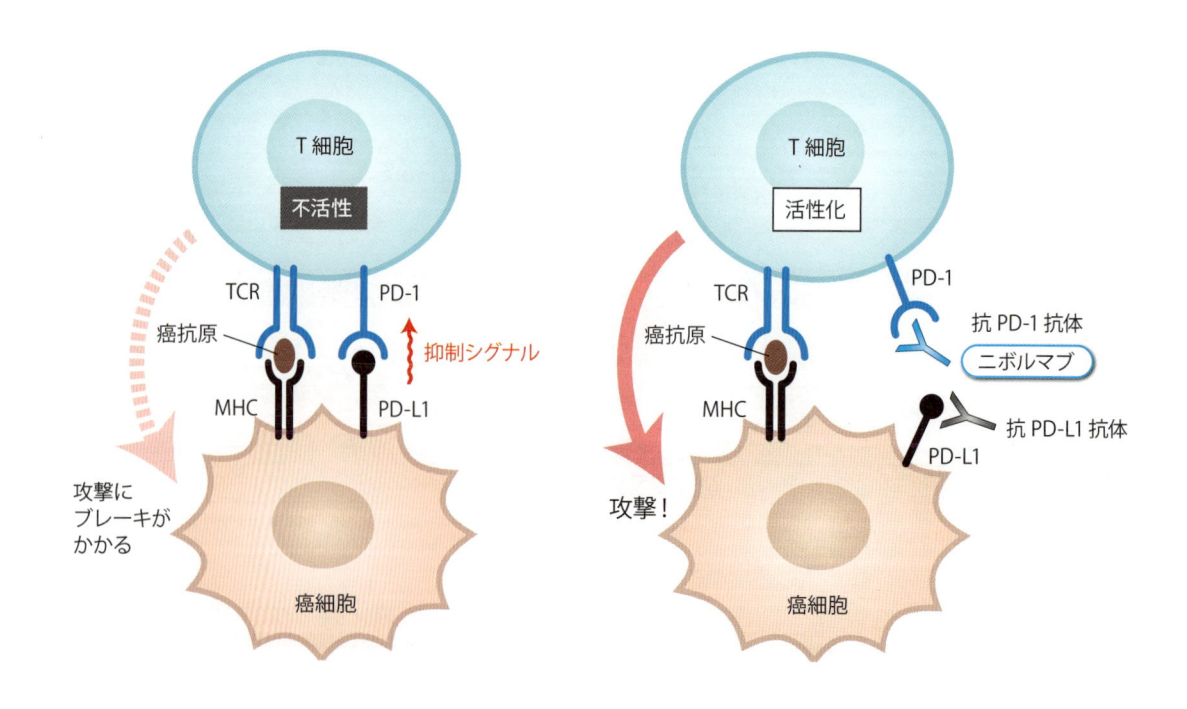

Q188 抗腫瘍薬の有害作用

◉ 正常組織でも迅速に成長する細胞，すなわち造血器，生殖器，腸上皮，毛根細胞が障害される。

◆ 抗腫瘍薬の有害作用は比較的類似している。すなわち，正常組織でも迅速に成長する細胞，たとえば造血器，生殖器，腸上皮，毛根細胞が障害されやすい。有害作用として骨髄抑制，貧血，白血球減少，血小板減少，易感染性，消化器障害（悪心，嘔吐，下痢），脱毛などがあげられる。

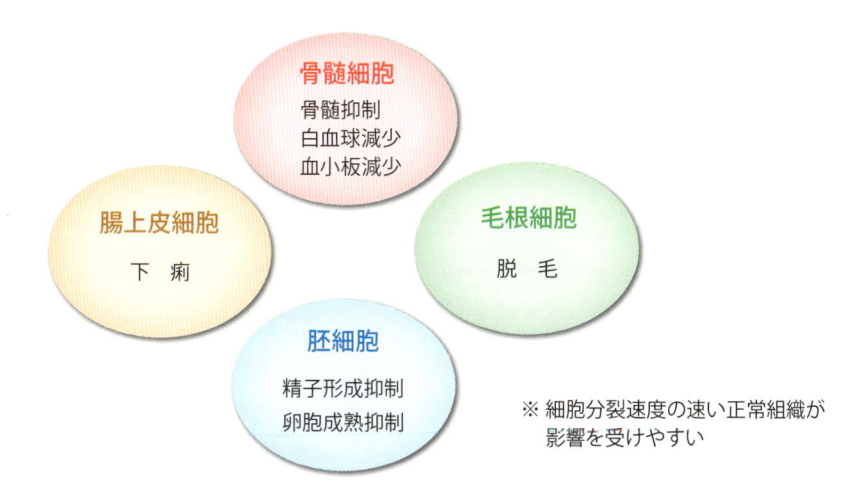

※ 細胞分裂速度の速い正常組織が影響を受けやすい

◆ そのほか，共通の毒性とはいえないが，下記のように薬物により特徴的な有害作用がある。
- シクロホスファミド：出血性膀胱炎
- シスプラチン：腎毒性
- ドキソルビシン（アドリアマイシン）：心筋障害
- ブレオマイシン：肺線維症
- ビンカアルカロイド：神経毒性（麻痺性イレウス）

◆ 副作用対策として，白血球減少に対しては顆粒球コロニー形成刺激因子（G-CSF），悪心・嘔吐に対しては 5-HT$_3$ 拮抗薬が使用可能である。

NOTE 📝 nadir（ナディア，底）

- 副作用が最も強く起きてくる時点をいう。この時点は薬物によりかなり異なる。
- 骨髄抑制を例にとると，代謝拮抗薬の有害作用はその投与とほぼ同時に始まるが，薬物が体内から消失すれば回復する。すなわちナディアは 1 週間である。アド

リアマイシンのナディアは 2 週間，シスプラチンのそれは 3 週間である。シスプラチンの場合，その後の回復は 2 週間と遅い。
- このように，ナディアは薬物を組み合わせる場合に不可欠な知識である。

Q189 抗腫瘍薬に対する薬剤耐性

◎ 薬剤耐性には P 糖蛋白と呼ばれる細胞膜輸送蛋白の過剰発現が関連している。

◆ 抗腫瘍薬に対する薬剤耐性は，初回の治療に対して薬効が得られない自然耐性と，効果的であった初回治療後に薬物抵抗性を示す獲得耐性がある。耐性発現には細胞動態学的，生化学的，薬理学的要因が関係している。

◆ 増殖の極期に細胞周期の異なる細胞が存在するため，特に代謝拮抗薬に耐性が起こる。構造も作用機序も異なる抗腫瘍薬が同時に効かなくなる多剤耐性（multidrug resistance；MDR）では，P 糖蛋白と呼ばれる細胞膜輸送蛋白の過剰発現が認められる。ヒトの P 糖蛋白遺伝子ファミリーがクローニングされている（MDR_1，MDR_2）。

◆ 多剤耐性化した腫瘍細胞において，P 糖蛋白は細胞内から抗腫瘍薬を能動的に汲み出し，抗腫瘍薬の蓄積量を減少させ，腫瘍細胞を耐性化する。カルシウム拮抗薬であるベラパミルは，P 糖蛋白の機能を阻害することにより耐性を克服し，耐性化した腫瘍細胞に抗腫瘍薬が有効性を示すようになる。

◆ 薬理学的要因としては，抗腫瘍薬の吸収不良，分解，排泄促進などによる血中濃度の低下が関係する。

Q190 免疫抑制療法

◎ リンパ球の働きを抑え，過敏反応を抑制する。
◎ 臓器移植後の拒絶反応，アレルギー性疾患に用いる。

◆ シクロスポリン：ヘルパー T 細胞に作用して，T 細胞増殖因子であるインターロイキン-2 を含むリンホカインの産生・遊離を抑制し，precursor T 細胞から細胞障害性 T 細胞への分化と増殖を阻害することにより，強力な免疫抑制作用を示す。臓器移植における拒絶反応に対する第一選択薬である。有害作用として腎障害，高血圧，振戦，多毛，歯肉肥厚がみられ，血中濃度のモニタリングが必要である。タクロリムスの免疫抑制作用はシクロスポリンの 10 〜 100 倍強いといわれている。最近，シクロスポリンは関節リウマチや気管支喘息などのアレルギー疾患の治療に試みられている。

◆ アザチオプリン：体内で SH- 化合物により 6- メルカプトプリンに分解される。6- メルカプトプリンはリンパ球の増殖を阻害し，細胞性免疫を抑制し，また抗体産生を抑制する。腎臓移植後の拒絶反応の抑制に有用である。

◆ シクロホスファミド：本来は抗腫瘍薬であるが，骨髄抑制作用が強いので，骨髄移植後の拒絶反応の抑制に用いられる。

◆ 副腎皮質ステロイド：マクロファージや単球からのインターロイキン-1 の分泌を抑制する。また，リンパ球溶解作用と抗炎症作用が免疫抑制療法に有利に働くため，急性の拒絶反応の治療に使用される。

Q191 BRM 薬の作用機序

◉ 免疫増強薬，免疫調節薬がこれにあたる。

◉ BRM 薬は腫瘍細胞に対する生体の免疫応答力を高める。

◆ BRM（biological response modifiers；生体応答修飾物質）は**免疫増強薬，免疫調節薬**とも呼ばれる。BRM 薬にはリンパ球やマクロファージを活性化させるものや，インターフェロンの産生を促進したり，抗ウイルス作用や抗腫瘍作用を持つものもある。具体的には，BCG 生菌およびその菌体成分，レンチナン（シイタケの子実体から抽出した多糖体），クレスチン，ピシバニール，インターフェロンなどがあげられる。

◆ **インターフェロン（IFN）**：ヒト IFN-α は主として白血球，IFN-β は線維芽細胞，IFN-γ はリンパ球から産出される。遺伝子組換え型 IFN として α-2a，α-2b，γ-1a がある。腫瘍細胞に対する生体の応答力を高める NK 細胞，K 細胞，単球，マクロファージを活性化させ，腫瘍細胞に対する細胞障害性を高める。また，抗ウイルス作用として B 型・C 型慢性活動性肝炎におけるウイルス血症を改善する。

◆ その他の BRM 薬は，再評価により化学療法薬との併用による生存期間の延長など，癌患者への適応にかなり制限が加えられている。

11

抗腫瘍薬

12 ホルモン・ビタミン

Q192 ホルモン療法の意義

◎ ホルモンの生理作用は多彩であり，その適応も内分泌疾患のみにとどまらない。

◆ ホルモンは各内分泌腺から天然に分泌され，多くの薬物が生体にとって異物であるのと異なる。

◆ ホルモンは内分泌疾患の診断，治療（補充療法）のほかに，内分泌疾患以外の疾患の治療にも用いられる。糖尿病に対するインスリン療法，Addison 病に対する副腎皮質ホルモン投与などは補充療法の代表例である。内分泌疾患以外の疾患の治療には薬理量（生理的量以上の大量）のホルモンが投与される。たとえば，関節リウマチ，白血病，膠原病に対して合成副腎皮質ホルモンが用いられる。

◆ 近年，遺伝子工学による DNA 組換え技術を用いて，微生物を利用した各種ホルモンの合成が可能になってきた。

◆ ホルモン以外の薬物も内分泌臓器の機能に影響することがある。たとえば，多くの中枢神経作用薬は視床下部・下垂体ホルモンの分泌を変化させ，経口血糖降下薬はインスリンの分泌を促進し，抗甲状腺薬は甲状腺ホルモンの合成を阻害する。また，受容体におけるホルモン作用を抑制するホルモン拮抗薬も臨床に応用されている。

NOTE 🖉 **遺伝子工学の手法によるホルモン合成**

• ペプチド・蛋白化学の進歩により，ホルモンのアミノ酸配列の決定，ペプチド類の自動合成法が確立され，各種ペプチドの合成が可能となった。さらに，分子生物学の発展により，DNA 組換え技術を用い，ヒトの ホルモン合成に必要なコードを持つクローン遺伝子を微生物のゲノム中あるいは成熟核細胞内に取り込ませることにより，ヒトホルモンの大規模な合成が可能となった。

Q193 ホルモンの作用機序

◉細胞膜上の受容体に結合するものと，細胞質内または核内の受容体に結合する
　ものとがある。

◉前者では cAMP などのセカンドメッセンジャーが必要。

◆多くのホルモンは，その作用を発現する特定の標的臓器や組織を持っている。標的細
　胞への結合の仕方は次の 2 とおりである。

①ペプチドホルモンとアミンホルモンは，標的細胞の細胞膜に存在する特異的受容体に
　結合する。ホルモン-受容体複合体は G 蛋白質を伝達器として，効果器であるアデニ
　ル酸シクラーゼを介し，cyclic AMP を生成する。cyclic AMP は細胞内でのホルモン
　伝達物質として働く（☞Q28）。一部のホルモン，たとえばインスリンや成長ホルモン
　はプロテインキナーゼを内包する細胞膜上の受容体に作用する。

②甲状腺ホルモンおよびステロイドホルモンは，細胞質内または核内の受容体に結合す
　る。ホルモン-受容体複合体は核内に移動し，DNA 中の特異的調節分子と結合して，
　mRNA 転写を介して特定の蛋白合成を促進する（☞Q27）。

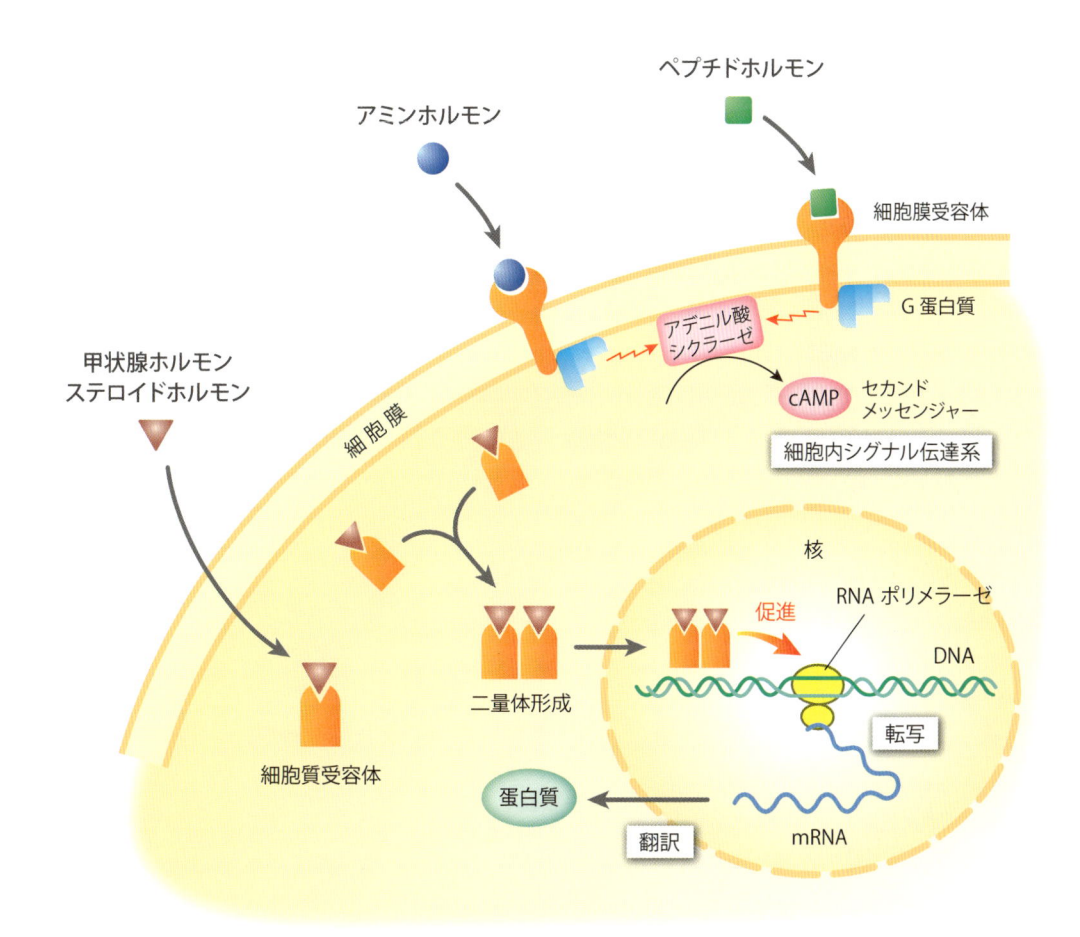

Q194 視床下部ホルモンの種類と作用，臨床応用

◉ 視床下部ホルモンは下垂体ホルモンの分泌を調節する。

◉ 臨床に用いられるのは Gn-RH と TRH。

◆ 視床下部ホルモンは，視床下部の門脈系を介して下垂体前葉ホルモンの分泌を調節する。下記の 6 種類が確認されている。それぞれ各下垂体前葉ホルモンに対し，特異的に分泌を促進するホルモンと抑制するホルモンがある（次頁の図も参照）。臨床に用いられているのは Gn-RH と TRH である。

成長ホルモン放出因子（GH-RH）

44 個のアミノ酸残基を有するペプチドで，成長ホルモン（growth hormone；GH）の合成・放出作用がある。成長ホルモン欠損症の診断と治療に有用と思われる。

ソマトスタチン

GH 放出を抑制するホルモンであるが，その他の多くの内分泌および外分泌器官の分泌を抑制する。視床下部のみならず消化管，膵臓からも分泌される。ソマトスタチン作動薬は，腫瘍などによる二次的な分泌過多症の治療薬として研究されている。

性腺刺激ホルモン放出ホルモン（Gn-RH）

アミノ酸 10 個のペプチドで，下垂体前葉細胞の膜受容体に作用し，黄体形成ホルモン（LH）および卵胞刺激ホルモン（FSH）を放出させる。ゴナドトロピン分泌予備能試験や，排卵誘発・精子形成を促進する目的で治療にも用いられる。

甲状腺刺激ホルモン放出ホルモン（TRH）

アミノ酸 3 個のペプチドで，下垂体前葉に作用して甲状腺刺激ホルモン（TSH）の合成と分泌を刺激する。下垂体-甲状腺系の機能検査に用いられ，二次的な甲状腺機能不全が下垂体性か視床下部性かの鑑別に利用される。

副腎皮質刺激ホルモン放出因子（CRH）

アミノ酸 41 個のペプチドで，下垂体前葉に作用して ACTH の合成と分泌を刺激する。

プロラクチン分泌抑制ホルモン（PRIH）

下垂体からのプロラクチン分泌を抑制的に制御している。ドパミンが PRIH である可能性はあるが，現在のところ不明である。

Q195 下垂体前葉ホルモンの種類と作用，臨床応用

◉性腺刺激ホルモンは排卵，精子形成，性ホルモン合成に必要である。

◆下垂体前葉ホルモンは脊椎動物では 10 種確認されており，ヒトではそのうち 6 種が重要な働きをしている。アミノ酸配列により，第 1 群（GH，プロラクチン），第 2 群（TSH，LH，FSH），第 3 群（ACTH）に分類される。TSH，LH，FSH は糖蛋白であるが，他は糖を含まないペプチドまたは蛋白質である。

成長ホルモン（GH）

◆GH の分泌は視床下部ホルモン（GH-RH およびソマトスタチン）で調節される。分子量 21,500 の単鎖の蛋白ホルモンで，細胞膜の GH 受容体に結合して直接作用する。また，肝臓や腎臓に作用して成長因子の一種であるソマトメジン産生を促し，蓄積されたソマトメジンを介して作用を発現する。GH の作用は多岐にわたり，次のようなものがある。

成長：脳や眼球以外の全器官と組織の成長。細胞数の増加。

蛋白同化作用：アミノ酸取り込み，RNA 合成，蛋白合成の促進。

12

ホルモン・ビタミン

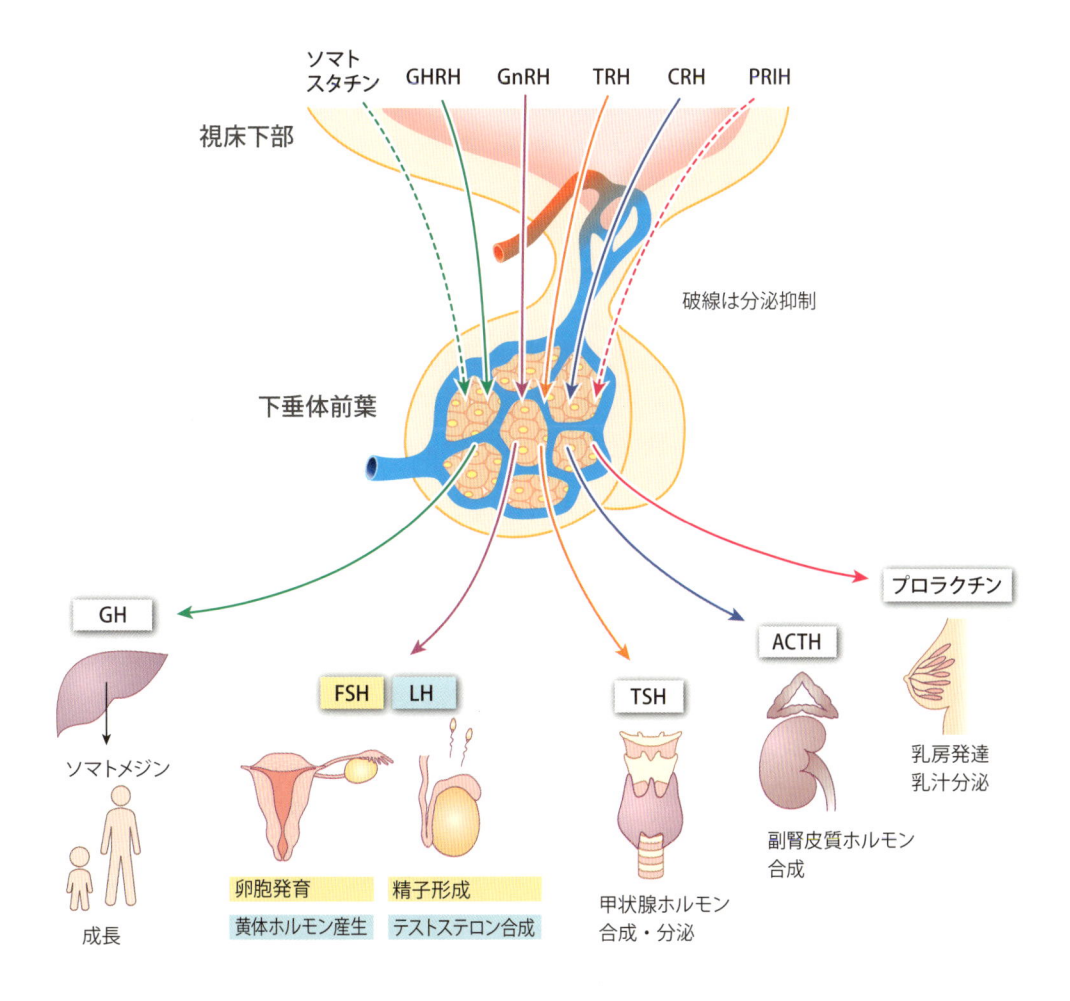

糖・脂質代謝：脂肪分解促進，肝臓の糖新生増加，脂肪組織・筋肉の糖利用抑制により，血糖および血中遊離脂肪酸を増加。

電解質作用：カルシウム，マグネシウム，ナトリウム，カリウムおよびリン酸塩を含有する組織成分の増加。

- ◆**臨床応用**：ヒト下垂体から抽出された GH には Creutzfeldt-Jakob 病の病原体の混入がみられたため，現在は組換え DNA で誘導された製剤が下垂体性小人症の治療に用いられる。

プロラクチン

- ◆分子量 23,000 の蛋白質。妊娠中はプロラクチン濃度が上昇し乳房の成長・発達を促し，分娩後エストロゲンと黄体ホルモンが低下すると乳汁分泌を維持する。下垂体のプロラクチン分泌は，視床下部により抑制的な制御を受けている。ドパミン作用薬はプロラクチン分泌を抑制し，ドパミン受容体遮断薬はプロラクチン分泌を促進する。
- ◆**臨床応用**：無月経や乳汁漏出症を伴う高プロラクチン血症の治療にドパミン作用薬（テルグリド，ブロモクリプチン，カベルゴリン）が用いられる。

性腺刺激ホルモン（別名ゴナドトロピン；FSH と LH がある）

- ①**卵胞刺激ホルモン（FSH）**：分子量 32,000 の糖蛋白。女性では卵胞の発育を促し，男性では精子形成を促す。☞**Q205**
- ②**黄体形成ホルモン（LH）**：分子量 30,000 の糖蛋白。女性では排卵後の黄体ホルモン（プロゲステロン）産生に必要である。男性では精巣のライディッヒ細胞を刺激し，テストステロン合成を促す。
- ◆**臨床応用**：閉経期婦人尿から抽出された **HMG**（human menopausal gonadotropin），妊婦尿から抽出された **HCG**（human chorionic gonadotropin）があり，主として排卵誘発の目的で用いられる。

甲状腺刺激ホルモン（TSH）

- ◆分子量 28,000 の糖蛋白で，甲状腺の TSH 受容体に結合し，甲状腺ホルモンの分泌・合成を促進する。
- ◆**臨床応用**：甲状腺疾患の診断，下垂体機能低下症の鑑別にウシ TSH 製剤が用いられる。

副腎皮質刺激ホルモン（ACTH）

- ◆下垂体前葉 ACTH 産生細胞中で前駆体の pro-opiomelanocortin から，メラノサイト刺激ホルモン（MSH），リポトロピンおよび β-エンドルフィンとともに合成される。副腎皮質細胞膜の ACTH 受容体に作用し，副腎皮質ホルモンの合成を刺激するが，放出には影響しない。
- ◆**臨床応用**：副腎皮質機能検査の際，ACTH 静注後の血中コルチゾール濃度を測定する。

Q196 下垂体後葉ホルモンの種類と作用，臨床応用

- ◉ ADH は抗利尿作用のほか，血管収縮作用も持つ。
- ◉ オキシトシンの子宮収縮作用は出産時に重要である。

抗利尿ホルモン（ADH）

◆ 腎集合管での水の再吸収を促進し，尿量を減少させる（☞Q152）。ADH は体液量の減少，体液浸透圧の上昇に対して放出される。エタノール，フェニトインは ADH の分泌を抑制する。大量では血管平滑筋を収縮させるのでバゾプレシン（vasopressin）とも呼ばれる。尿崩症の治療に用いられる。

オキシトシン

◆ 子宮平滑筋を収縮させるとともに，乳腺の筋上皮を収縮させて射乳をもたらす。出産時に分娩誘発薬として用いる。臍帯動脈および静脈に対し強力な収縮作用がある。また，大量投与で抗利尿作用と血管拡張作用を示す。

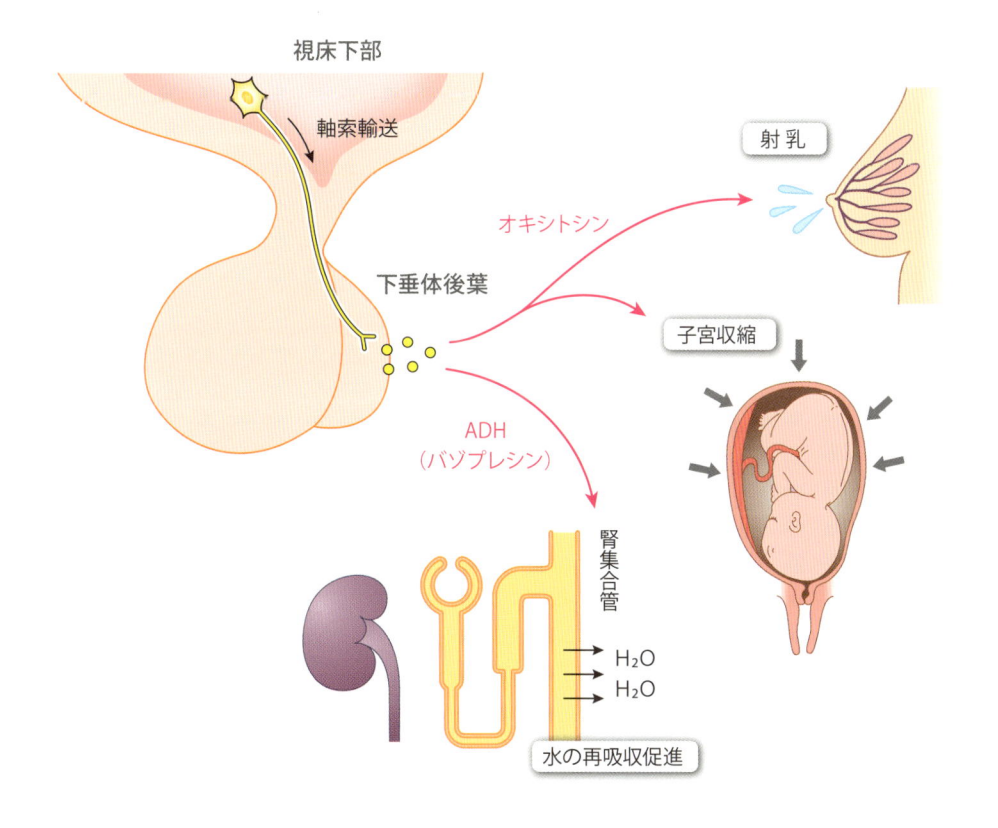

12

ホルモン・ビタミン

参考 ADH 受容体

V$_{1a}$ 受容体は血管平滑筋，心筋，大腸平滑筋，中枢神経系などに広く分布し，昇圧作用，腸管蠕動亢進作用を示す。V$_{1b}$ 受容体は下垂体前葉にあり，CRH による ACTH 分泌を増強する。V$_2$ 受容体は腎集合管に分布し，水チャネルであるアクアポリン 2 の管腔側細胞膜への移動を促進し，膜の水透過性を高める。

Q197　甲状腺ホルモンの作用と臨床応用

◉ 甲状腺ホルモンは核内受容体に結合し DNA に作用する。

◉ T_3・T_4 は物質代謝，エネルギー代謝を促進する。

◆ 甲状腺ホルモンはヨードを含み，**サイロキシン**（thyroxine；T_4）と**トリヨードサイロ
ニン**（triiodothyronine；T_3）からなる。甲状腺ホルモンは正常な成長・発育に不可欠
であり，エネルギー代謝に関係している。

甲状腺ホルモンの合成・分泌

①甲状腺濾胞細胞内へヨードが取り込まれる。

②ペルオキシダーゼによりヨードが酸化され，**サイログロブリン**（濾胞細胞内で合成さ
れた糖蛋白）中のチロシン残基に結合する。

③ヨードチロシン（monoiodothyrosine；**MIT** および diiodothyrosine；**DIT**）はサイログ
ロブリン中で縮合して T_4，T_3 が合成される。

④サイログロブリンはコロイドとして濾胞中に貯蔵される。

⑤ **TSH** の作用により濾胞細胞に再吸収されたコロイドはリソソームの蛋白分解酵素で
分解され，T_4，T_3 が遊離して血中へ放出される。

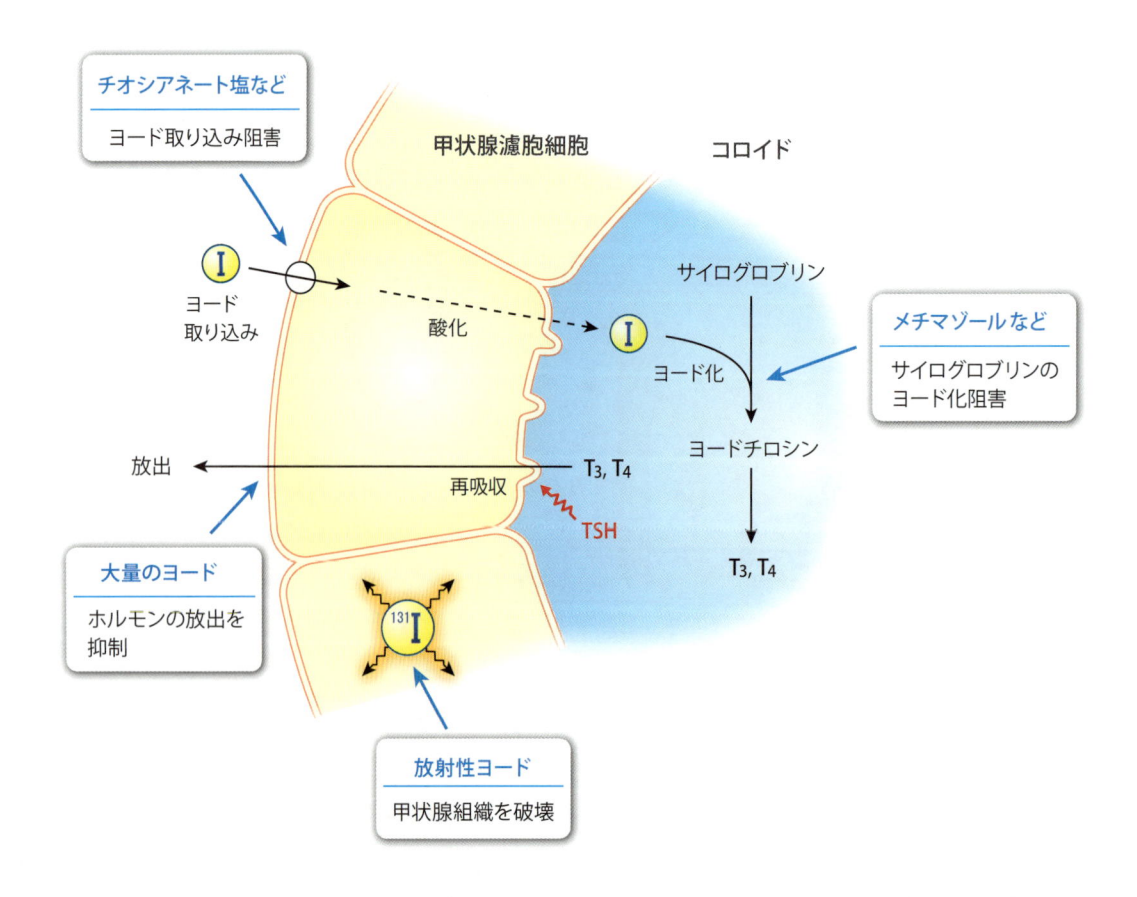

甲状腺ホルモンの作用

◆血中では T_4，T_3 は主に**サイロキシン結合グロブリン（TBG）**などの血漿蛋白に結合し，遊離の T_4，T_3 はわずかである。遊離 T_3，T_4 は細胞内に入り，核クロマチンに存在する受容体に結合し，mRNA への転写を促進することによって，新たな蛋白合成を促進する。

◆生物学的活性は，T_3 は T_4 の約 4 倍強い。T_3 の大部分は，肝臓や腎臓で T_4 が脱ヨード化されて生じたものである。

◆甲状腺ホルモンは全身のあらゆる臓器に作用する。

成長：成長ホルモンと協調して，正常な成長と骨格の成熟に働く。小児期に甲状腺機能が低下すると**クレチン病**になる。

熱産生作用：組織の酸素消費を高め，基礎代謝率を上昇させる。これは体温の保持に役立っている。

代謝作用：糖，脂質，蛋白代謝を促進する。

循環系に対する作用：心拍数，心収縮力を増加させ，心拍出量を増加させる。心筋のアドレナリン β 受容体数を増加させる。

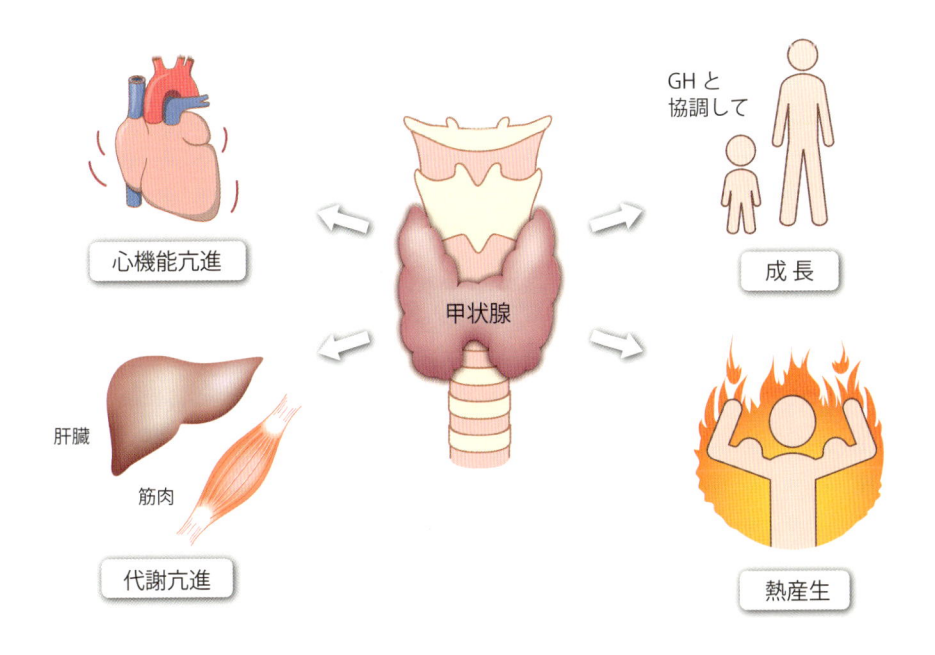

GH と
協調して

成長

心機能亢進

甲状腺

肝臓

筋肉

代謝亢進

熱産生

臨床応用

◆甲状腺機能低下症に対する補充療法として，合成 T_4，合成 T_3，乾燥甲状腺末（ブタ甲状腺から精製されたもの）があり，内服で用いられる。T_3 は T_4 より作用発現が早いが，作用時間は短い。過剰投与により動悸，頻脈，不整脈，狭心痛などの循環器症状をきたすことがある。

12

ホルモン・ビタミン

Q198 抗甲状腺薬の作用機序

◉臨床的にはサイロキシン合成阻害薬が繁用される。

◉最も重篤な副作用は顆粒球減少症。

◆甲状腺ホルモン産生過剰による甲状腺機能亢進症は，①若年または中年女性に発症するびまん性甲状腺腫（Basedow 病＝ Graves 病）と，②高齢患者にみられる結節性甲状腺腫（Plummer 病）に分けられるが，大部分は①である。

◆バセドウ病は甲状腺腫，頻脈，体重減少，神経過敏，振戦，発汗，眼球突出などの症状を示す。自己免疫疾患の一種であり，異常な免疫グロブリンが甲状腺の TSH 受容体を刺激し，甲状腺ホルモン産生過剰をきたす。甲状腺機能を抑制するために，抗甲状腺薬が用いられる。

◆抗甲状腺薬は作用機序により次のように分類される（☞Q197 図参照）。

①サイロキシン合成阻害薬：プロピルチオウラシル，メチマゾールはいずれもチオアミド（-CS-NH-）構造を持ち，甲状腺濾胞内でのサイログロブリンのヨード化を抑制する。プロピルチオウラシルは肝臓などの末梢臓器における T_4 から T_3 への脱ヨード反応も抑制する。副作用として発疹などのアレルギー反応や，まれに肝障害，関節痛，顆粒球減少症を起こす。

②ヨード取り込み阻害薬：チオシアネート塩（SCN^-），過塩素酸塩（ClO_4^-）などの I^- 類似の 1 価の陰イオンは，甲状腺の I^- 取り込みを阻害して甲状腺ホルモンの合成を阻害する。再生不良性貧血を惹起することがあるので，臨床使用はまれである。リチウムイオンも甲状腺機能抑制に用いられる。

③ヨウ化物：甲状腺治療における最も古い治療薬である。ヨードはサイロキシン合成のため 1 日 150 μg 必要であるが，大量のヨウ化物を投与すると逆に甲状腺ホルモンの放出を抑制し，重篤な甲状腺中毒症に迅速かつ効率的に作用する。サイロキシン合成阻害薬による治療後や，手術療法の術前処置として飽和ヨウ化カリウム液，ルゴール液を内服で投与する。

④放射性ヨード：^{131}I の γ 線を利用した甲状腺シンチグラフィーが診断に用いられる。治療目的には，^{131}I を甲状腺に取り込ませ，その放射する β 線を利用する。妊婦には禁忌である。

NOTE📝 サイロキシン合成阻害薬の作用機序

• 以前は，甲状腺濾胞細胞内でヨードを酸化するペルオキシダーゼを阻害すると考えられていた。最近では，酸化されたヨウ素をサイログロブリンと競合して結合することにより，甲状腺ホルモン産生を可逆的に阻害すると考えられている。

Q199 インスリンの合成・分泌と作用

- ◉ インスリンの標的臓器は筋肉，脂肪組織，肝臓。
- ◉ 糖，蛋白質，脂肪の貯蔵を増加させるように働く。

◆ インスリンは 1922 年 Banting と Best により発見され，以来，糖尿病の最も重要な治療薬として用いられてきた。A 鎖（21 個のアミノ酸残基）と B 鎖（30 個のアミノ酸残基）からなるペプチドホルモンで，2 本のポリペプチド鎖は 2 つの S-S 結合で連結している。

合成・分泌

◆ 膵臓ランゲルハンス島の B 細胞で，前駆物質である一本鎖のプロインスリンとして合成される。ゴルジ装置で 2 ヵ所のペプチド結合が酵素的に切断され，二本鎖のインスリンと結合ペプチド（C ペプチド）になる。

◆ インスリン分泌は食物，消化管ホルモン，膵臓ホルモン，自律神経伝達物質などの相互作用により調節され，血糖値を安定に保っている。インスリンを分泌させる最も重要な因子はグルコースであるが，静脈内投与より経口摂取のほうが効果がある。

◆ インスリン分泌を増強させる消化管ホルモンには，消化管抑制ペプチド（GIP），グルカゴン様ペプチド，ガストリン，セクレチン，コレシストキニン，VIP などがある（☞Q208）。β₂ 受容体刺激と迷走神経刺激もインスリン分泌を増強させる。α₂ 受容体刺激や膵臓ホルモンであるソマトスタチンはインスリン分泌を抑制する。

作用

◆ インスリンは細胞表面のチロシンキナーゼ活性型受容体（☞Q26）と結合することにより作用を発揮する。インスリンが結合するとインスリン受容体はエンドサイトーシスにより細胞内に移動し，細胞膜上の受容体数が減少する。同時に細胞膜のグルコース輸送体が増加する。

◆ インスリンは筋肉，脂肪組織，肝臓に作用し，①細胞内へのグルコース取り込みとグリコーゲン合成を促進し，②アミノ酸取り込みと蛋白合成を促進し，③脂肪合成を促進し，脂肪分解を抑制する。血糖降下作用は，肝臓からの糖放出の減少と，脂肪組織・筋肉への糖取り込み増加の結果である。

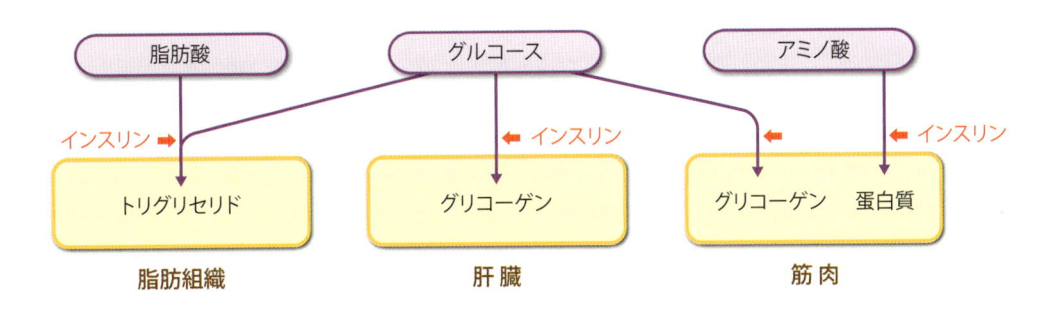

12

ホルモン・ビタミン

Q200 インスリンの種類

◉ 1 型糖尿病では生命の維持にインスリンの投与が不可欠である。

◉インスリンには超速効型，速効型，中間型，混合型，持効型がある。

◉副作用として重篤な低血糖に注意する。

◆ 糖尿病（diabetes mellitus ; DM）は最も頻度の高い内分泌疾患であり，高血糖，糖尿，多尿，多飲，ケトアシドーシス，血管障害などの症状を呈する。

◆ インスリン依存型糖尿病（IDDM，**1 型糖尿病**）は若年に発症し，膵臓ランゲルハンス島 B 細胞の病変によるインスリンの絶対的欠乏によって起こる。生命の維持にインスリンの投与が不可欠である。

◆ インスリン非依存型糖尿病（NIDDM，**2 型糖尿病**）は成人に発症し，膵臓のインスリン分泌能は残っている。食事療法・運動療法が重要であるが，それでも血糖値がコントロールできないときに経口血糖降下薬やインスリンが用いられる。

◆ インスリンは静脈内または筋肉内に投与されるが，長期の治療では皮下注射が頻用される。作用の発現および持続時間により，**超速効型**，**速効型**，**中間型**，**持効型**，および中間型と速効型を様々な割合で組み合わせた**混合型**インスリン製剤に大別される。代表的なインスリン製剤の作用発現・ピーク・持続時間を下表に示した。

主なインスリン製剤の種類（数字は時間）

種　類		作用発現	ピーク	作用持続
超速効型	リスプロ	0.25	0.5 〜 1.5	3 〜 5
	アスパルト	0.25	1 〜 3	3 〜 5
	グルリジン	0.25	0.5 〜 1	3 〜 5
速効型	レギュラー	0.5 〜 0.7	1.5 〜 4	5 〜 8
中間型	NPH	1.5	4 〜 12	24
		1 〜 3	8 〜 10	18 〜 24
持効型	グラルギン	1 〜 2	明らかなピークなし	24
	デテミル	1.6	3 〜 14	14 〜 24
	テグルデク	1	3 〜 14	24

◆ インスリン使用時には副作用として重篤な低血糖に注意が必要である。

◆ 近年登場した**超速効型**は，作用発現までの時間が 10 〜 20 分と早いため，食事の直前に注射しても十分間に合う。また，作用持続時間も速効型より短いので低血糖の頻度も減少すると考えられる。

参考 ❷ インスリン治療中の C ペプチド測定の意義

インスリン治療中は患者の内因性インスリン分泌が低下する。そこで，患者自身の内因性インスリン分泌能を知るために，血中または尿中の C ペプチドを測定する。

Q201 経口血糖降下薬

◉ 経口血糖降下薬は1型糖尿病には無効。

◉ スルホニル尿素類，ビグアニド類，α-グルコシダーゼ阻害薬などがある。

◉ スルホニル尿素薬は膵インスリン分泌能を刺激する。

◉ α-グルコシダーゼ阻害薬は消化管に働き，炭水化物の吸収を抑え血糖の上昇を抑制する。

スルホニル尿素類

◆ サルファ薬に血糖降下作用があることから開発され，サルファ薬に似た化学構造を持つ。膵臓ランゲルハンス島B細胞を刺激してインスリン分泌を促すことにより血糖を下げる。

◆ スルホニル尿素類は胃腸管から容易に吸収されるので，経口投与される。トルブタミドは代謝が速く作用持続時間が短い。アセトヘキサミドは，その代謝物（ヒドロキシヘキサミド）にも血糖降下作用があるため作用持続時間が長い。クロルプロパミドは血漿蛋白と強く結合して代謝を受けにくいため，作用時間が長い。グリクラジドは血糖降下作用のほかに抗血栓作用もあるといわれ，糖尿病性網膜症にも有効である。グリベンクラミドは，トルブタミドの100～200倍の臨床効果を持つ強力な血糖降下薬である。第3世代のグルメピリドはインスリン分泌促進作用が比較的穏やかであるため，低血糖症のリスクが少ないことが期待されている。

◆ 治療上，低血糖の発現に注意が必要である。特に高齢者，腎機能障害者では低血糖が起こりやすい。有害反応は比較的まれであるが，消化器症状，発疹，光線過敏症，肝機能障害などがある。

ビグアニド類

◆ 作用機序は完全にはわかっていないが，膵B細胞のインスリン分泌促進作用はなく，肝臓での糖新生の抑制，腸管からの糖吸収の抑制，末梢組織での糖利用の促進などが考えられている。正常者では低血糖をきたすことはない。

◆ フェンホルミンは乳酸アシドーシスをきたすため使用が中止されたが，類似薬としてより安全なブホルミンがある。単独で使用されることは少なく，スルホニル尿素薬またはインスリン治療の際に補助的に用いられる。

◆ メトホルミンは肝における乳酸からの糖新生を抑制することで血糖を低下させる。

α-グルコシダーゼ阻害薬

◆ 消化管に存在するα-グルコシダーゼを阻害することにより，炭水化物の吸収を減少

12

ホルモン・ビタミン

参考 ❷ ヘモグロビン A_{1c}（HbA_{1c}）

ヘモグロビンAにグルコースが結合したもので，最近1～2ヵ月間の平均血糖値を反映する。総ヘモグロビン量に対する割合で表し，6.1%（国際基準値では6.5%）以上を糖尿病型としている。

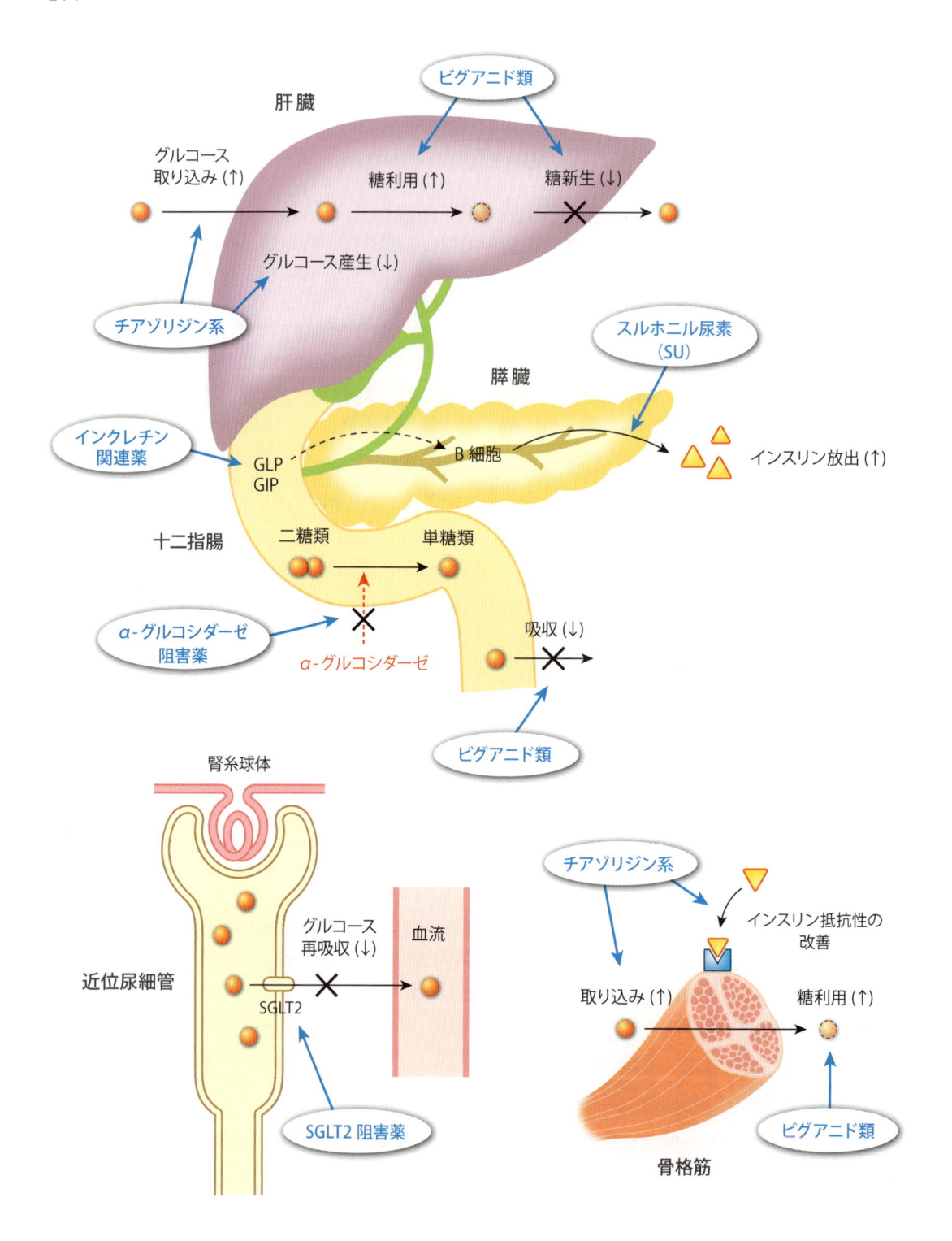

させ，食後の急激な血糖上昇を抑制する。1型および2型糖尿病患者の血糖を低下させるが，HbA_{1C}の改善はそれほど顕著ではない。

◆主なα-グルコシダーゼ阻害薬にはアカルボース，ボグリボース，ミグリトールなどがある。

チアゾリジン系薬剤

◆インスリン感受性を高める薬剤で，インスリン抵抗性改善薬とも呼ばれる。ピオグリタゾンがある。なお，ピオグリタゾンは膀胱癌の発生リスクを高めるとして注意喚起がなされている。

◆チアゾリジン系薬剤は，核内受容体の一種であるペルオキシゾーム増殖剤応答性受容体（peroxisome proliferator-activated receptor ; PPAR）のPPAR-γに選択的に作用する。PPAR-γは炭水化物と脂肪の代謝を調節する。

◆チアゾリジン系薬剤が作用を発揮するにはインスリンが必要である。チアゾリジン系薬剤は，グルコース輸送体の合成と移動を促進し，グルコースの筋肉および脂肪組織への取り込みを増加させるとともに，肝臓でのグルコース産生を抑制する。

SGLT2 阻害薬

◆SCLT2阻害薬は，腎臓の近位尿細管においてグルコースの再吸収を担っているSGLT2（sodium glucose co-transporter：ナトリウム・グルコース共役輸送体）を抑制することにより，尿中へのグルコースの排泄を促し血糖を低下させる。

◆代表的なSGLT2阻害薬には，イプラグリフロジン，ダパグリフロジン，ルセオグリフロジン，トホグリフロジン，カナグリフロジン，エンパグリフロジンがある。

◆副作用として，低血糖，脱水，薬疹などの皮膚症状，尿路・性器感染に注意が必要である。

インクレチン関連薬（GLP-1 アナログ，DPP-4 阻害薬）

◆インクレチンとはインスリン分泌を促進する消化管ホルモンの総称で，グルカゴン様ペプチド（GLP），消化管抑制ペプチド（GIP）などが代表的なものである。GLP-1のアナログ製剤としてリラグルチド，エキセナチド，リキシセナチド，デュラグルチド，セマグルチドがある。DPP-4（dipepeptidyl peptidase-4）はインクレチンの分解に関係する酵素であり，これを阻害することでインスリン分泌を促進する。DPP-4阻害薬にはシタグリプチン，ビルダグリプチン，アログリプチン，リナグリプチン，テネリグリプチン，アナグリプチン，サキサグリプチン，トレラグリプチン，オマリグリプチンがある。

12

ホルモン・ビタミン

Q202 糖尿病治療の考え方

◉ 糖尿病治療の真の目標は合併症を防止することである。

◉ 治療のモニタリングは HbA$_{1c}$, 空腹時血糖値, 食後 2 時間の血糖値による。

◉ 合併症を併発すると治療が難しくなるため, 早期診断・早期治療が重要。

◆ 糖尿病は, インスリンの作用不足による慢性の高血糖状態を主徴とする代謝性疾患群である。代謝異常の程度が軽度であれば, ほとんど症状が現れないため, 放置されやすい。しかし, 極端な場合には意識障害や昏睡に陥り, 効果的な治療が行われなければ死に至る。

◆ 高血糖状態が持続すると網膜, 腎臓, 神経など全身の臓器に異常をきたし, 進展すれば視力障害, 失明, 腎不全, 下肢の壊疽などの重大な合併症をもたらす。さらに, 全身の動脈硬化が促進され, 心筋梗塞, 脳梗塞, 下肢の閉塞性動脈硬化症などの原因となり, 生命をもおびやかすことになる。糖尿病治療が適切かどうかは, HbA$_{1c}$, 空腹時血糖値, 食後 2 時間の血糖値などでモニタリングする。

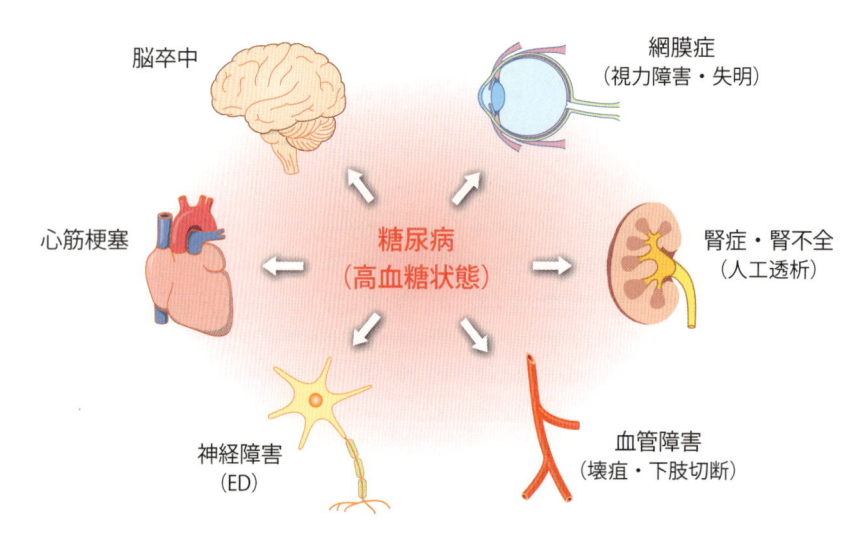

◆ 糖尿病の治療は, 1 型糖尿病および代謝失調の著しい 2 型糖尿病ではインスリンから始める。2 型糖尿病の軽症～中等症では, ①食事療法, 運動療法, 生活スタイルの改善, ②経口血糖降下薬＋①, ③経口血糖降下薬の増量あるいは他の血糖降下薬またはインスリンの併用, の順に進める。

◆ 動脈硬化の進展を阻止するために, 血圧は収縮期血圧 130 mmHg 未満, 拡張期血圧 85 mmHg 未満を目標にコントロールする。血清脂質は総コレステロール 140 ～ 200 mg/dL, LDL コレステロール 120 mg/dL 未満, 早朝空腹時の中性脂肪 150 mg/dL 未満, HDL コレステロール 40 mg/dL 以上を目標とする。

◆ 糖尿病性腎症や冠動脈疾患を合併している場合は, 基準はさらに厳しくなる。糖尿病単独の場合はコントロールしやすいが, 合併症を併発すると治療が難しくなることが多いため, 早期診断・早期治療が重要である。

Q203 副腎皮質ホルモンの種類と作用

◉ 糖質コルチコイドは糖代謝に関与するだけでなく，抗炎症，免疫抑制など多彩な作用を持つ。

◉ 鉱質コルチコイドはナトリウムの体内貯留を増加させる。

◆ 副腎皮質ホルモンはコレステロールから生合成される。副腎皮質細胞のミトコンドリア内で P-450 を含む代謝酵素によりコレステロールの側鎖が切断され，**プレグネノロン**となる。プレグネノロンはすべての副腎皮質ホルモンの前駆体であり，① 21 個の炭素を持つ副腎皮質ステロイド（**糖質コルチコイド・鉱質コルチコイド**）と，② 19 個の炭素を持つ**アンドロゲン**に変換される。

◆ **ACTH** は細胞膜受容体と結合し，cAMP の増加→ A キナーゼの活性化→コレステロールエステル加水分解酵素のリン酸化を介して，ホルモンの基質であるコレステロールの供給を増加させ，副腎皮質ホルモン合成を促進する。

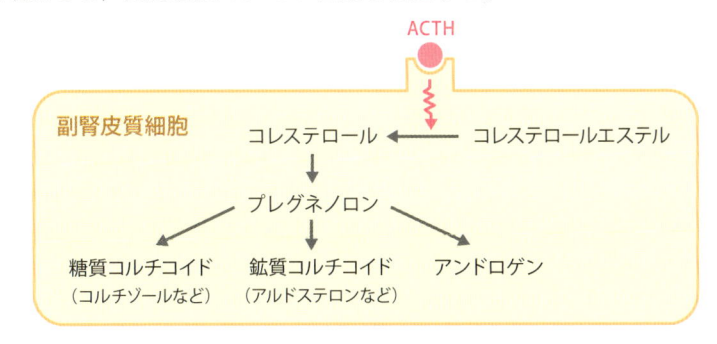

◆ ステロイドホルモンは細胞内に透過し，**細胞質受容体**（☞Q27）と結合する。ホルモン–受容体複合体は核内に移行して DNA に作用し，mRNA の転写を介して特定の蛋白質を合成することにより作用を発揮する。その作用は多種目かつ広範囲にわたる。

① **糖質コルチコイド**（glucocorticoids）：肝臓では糖新生に関与する酵素の合成が促進され，血糖値が上昇する。そのほか，抗炎症作用，免疫抑制作用，血液に対する作用，中枢神経に対する作用など多彩な作用を持つ。天然ホルモンにはコルチゾール，コルチゾン，コルチコステロンなどが，合成品としてプレドニゾロン，メチルプレドニゾロン，デキサメタゾン，トリアムシノロン，ベタメタゾンなどがある。

② **鉱質コルチコイド**（mineralocorticoids）：腎臓の遠位尿細管および集合管の上皮細胞に作用して Na^+ の再吸収を促進する。この際，Na^+ と交換に H^+ が尿中に排泄されるとともに，K^+ の尿中への分泌も増加する。その結果，Na^+ の体内貯留，細胞外液量の増加（浮腫），血清 K^+ 低下，アルカローシスがもたらされる。天然ホルモンとしてはアルドステロンが重要であり，合成品として 9α-フルオロコルチゾールがある。

参考❷ **ステロイド，コルチコイドの語義**

ステロイドとは，コレステロール，胆汁酸，ステロイドホルモンなど，基本骨格にステロイド核を持つ物質の総称。コルチコイドはコルチコステロイドともいい，副腎皮質（cortex）で合成されるステロイドホルモンという意味である。

ステロイド核

12 ホルモン・ビタミン

Q204 副腎皮質ホルモンの臨床応用と有害作用

◉アレルギー性疾患，リウマチ性疾患，膠原病の対症療法。

◉副腎皮質ホルモンは諸刃の剣であり，投与量は最小限に。

◆副腎皮質のホルモン分泌不全に対する補充療法は絶対的適応であるが，その他の疾患では副腎皮質ステロイドの使用法は経験的であり，長期投与の場合には期待する効果が得られる最少量を投与すべきである。

◆また，ステロイド投与中は副腎自体のホルモン分泌が低下するために，突然の投薬中止により発熱，全身倦怠感，関節痛，悪心などのステロイド離脱症候群をきたすことがある。したがって，投薬を中止するときは徐々に減量する必要がある。

◆一般に副腎皮質ステロイドは脂溶性であり，経口投与でよく吸収される。ショック時には静脈内投与も行われる。また懸濁剤を筋注することもある。糖質コルチコイドは局所に直接投与することがあり，関節リウマチに対する関節腔内投与，気管支喘息に対する吸入薬，皮膚疾患に対する軟膏，眼疾患に対する点眼薬がある。

副腎皮質機能不全に対する補充療法

◆原発性副腎皮質機能不全（Addison（アジソン）病）と，下垂体前葉機能不全に基づく続発性副腎皮質機能不全が適応となる。

内分泌疾患以外の適応

◆関節リウマチをはじめとするリウマチ性疾患，気管支喘息をはじめとするアレルギー性疾患，膠原病，白血病，関節炎，種々の皮膚疾患など，幅広く用いられている。特に抗炎症作用（☞Q123）と免疫抑制作用を持つ糖質コルチコイドが多く使用される。

有害作用

◆上述のステロイド離脱症候群のほか，きわめて多彩な有害作用がみられる。代表的なものは，満月様顔貌（moon face），浮腫，体重増加，痤瘡，発汗異常，多毛などである（☞Q123）。重篤な副作用として，易感染性，ステロイド糖尿病，消化性潰瘍，動脈硬化症，骨粗鬆症，骨壊死がある。これら有害作用の発生頻度および重症度は投与量と密接な関係がある。

Q205 性ホルモンの種類と作用，臨床応用

◉ 性ホルモン分泌は視床下部 → 下垂体からの調節を受ける。

◉ エストロゲンとプロゲステロンは協同して性周期を司る。

◆ 性ホルモンは精巣，卵巣のほか，副腎皮質，胎盤でも合成・分泌されるステロイドホルモンである。女性ホルモン（卵胞ホルモン，黄体ホルモン）と男性ホルモンがあり，これらの分泌は下垂体の性腺刺激ホルモン（FSH および LH）により調節されている。FSH と LH は，さらに視床下部の性腺刺激ホルモン放出ホルモン（Gn-RH）により調節される。☞ **Q194, Q195**

卵胞ホルモン

◆ **エストラジオール，エストロン**などがあり，**エストロゲン**と総称される。エストロゲン分泌は FSH により促進される。女性の二次性徴発現，子宮内膜増殖，FSH 分泌抑制に働く。

黄体ホルモン

◆ 黄体ホルモンである**プロゲステロン**は排卵後の黄体形成期に分泌され，エストロゲンの作用により増殖した子宮内膜を分泌期に変え，受精卵の着床を容易にし，妊娠の維持・進行に関与する。受精が成立しないとプロゲステロンの分泌は止まり，月経が起こる。プロゲステロン分泌は LH により促進される。

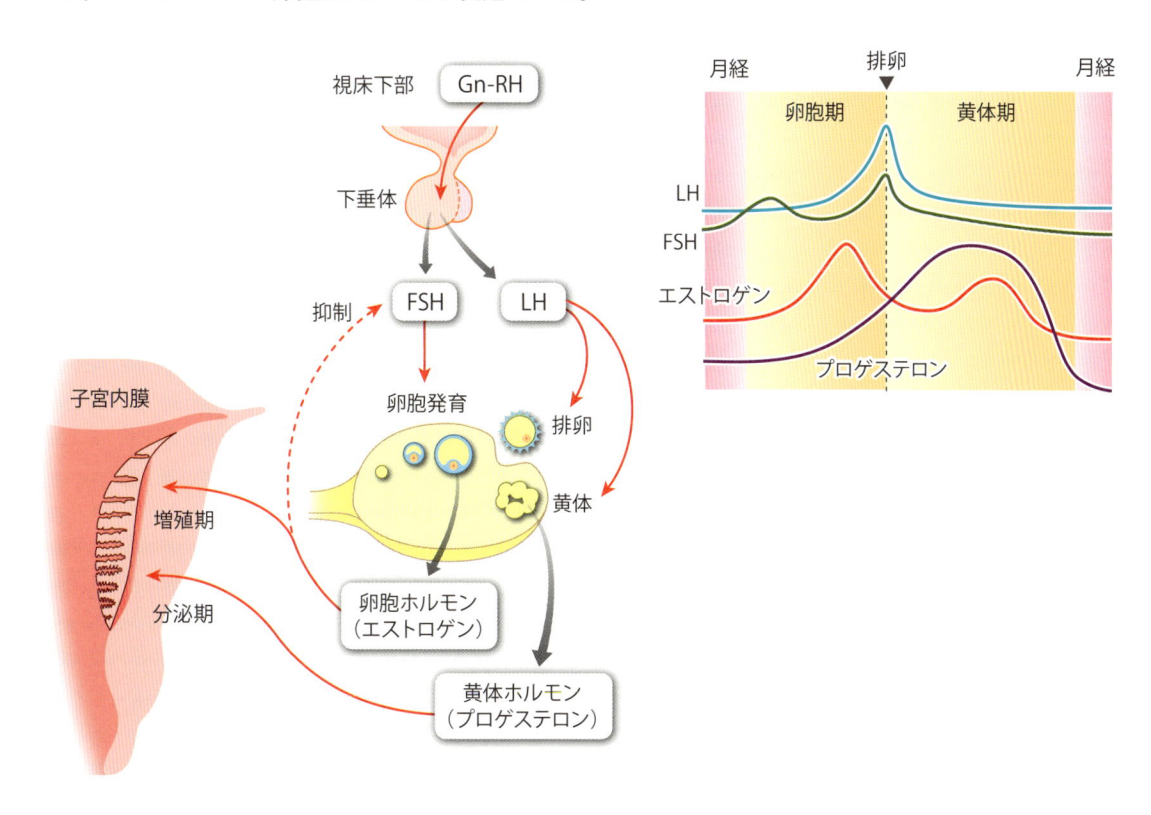

12

ホルモン・ビタミン

220

男性ホルモン

◆ 男性では精巣で産生される**テストステロン**が，女性では卵巣，副腎皮質で産生される**アンドロステンジオン**が主な血中男性ホルモンであり，**アンドロゲン**と総称される。胎生期における生殖腺の男性化，完成した精巣での造精，男性の二次性徴発現，蛋白同化作用がある。

臨床応用

◆ 2種の女性ホルモンは併用されることが多い。卵胞ホルモンは主に卵巣発育不全による無月経，月経困難症，更年期障害，骨粗鬆症，前立腺癌などに用いられる。黄体ホルモンは機能性子宮出血，月経困難症，子宮内膜症，着床不全による不妊症，習慣性流産などに用いられる。エストロゲンと黄体ホルモンの合剤は経口避妊薬として使用されている。

◆ 男性ホルモンは，男性不妊などの男性ホルモン分泌不全の補充療法として，また再生不良性貧血，進行乳癌に用いられる。

Q206 カルシウム代謝を調節するホルモン

◉ PTHとビタミンD_3は血清Ca濃度を上昇させる。
◉ 血清Ca濃度が上がりすぎるとカルシトニンが抑制する。

◆ カルシウムの大部分は骨組織中に存在するが，細胞外液や細胞質内にも微量存在し，神経細胞の興奮，神経伝達物質の放出，筋収縮，心機能，膜機能の維持，血液凝固に関与し，さらに細胞内情報伝達物質としても重要な役割を担っている。

◆ 血清Ca濃度は，骨Caとの交換，腎臓からの排泄，腸管からの吸収により一定に保たれる。その調節には3つのホルモンが関与する。

副甲状腺ホルモン（parathyroid hormone；PTH）

◆ 血清Ca^{2+}濃度が低下すると，副甲状腺（上皮小体）のcAMPの上昇を介してPTHが分泌される。

◆ PTHは骨や腎臓の細胞膜にあるPTH受容体に結合し，アデニル酸シクラーゼの活性化を介して作用する。破骨細胞を増加させ，骨からのCa^{2+}遊離を増加させる。また，小腸からのCa^{2+}吸収の増大，腎尿細管でのCa^{2+}再吸収およびリン酸排泄を促進する。これらの作用により血清Ca^{2+}濃度は上昇する。

カルシトニン

◆ 甲状腺の傍濾胞細胞（C細胞）から分泌されるアミノ酸32個の単鎖ペプチドである。血清Ca^{2+}濃度の上昇によりC細胞のアデニル酸シクラーゼが活性化され，カルシトニンの合成分泌が促進される。

◆ カルシトニンは破骨細胞数を減らし，骨からの Ca^{2+}・リン酸の遊離を阻害する。一方，腎臓からの Ca^{2+}・リン酸の排泄を促進する。この結果，血清 Ca^{2+}・リン酸は減少する。

ビタミンD

◆ プロビタミンである 7-デヒドロコレステロールが皮膚で日光にさらされるとビタミン D_3 になる。ビタミン D_3 は肝臓で 25 位の，さらに腎臓で 1 位の水酸化を受け，**活性型ビタミン D_3** （$1\alpha, 25\text{-}(OH)_2$ vitamin D_3）となる。腎臓での水酸化過程は，PTH により促進される。

◆ 活性型ビタミン D_3 は腸管からの Ca^{2+} 吸収を増加させ，腎臓からの排泄を抑制し，血清 Ca^{2+} 濃度を上昇させる。また，腎尿細管からのリン酸塩の再吸収を促進し，血清 Ca^{2+}・リン酸塩の濃度を定常的に維持する。なお，ビタミンD が骨の石灰化を促進するという証明はない。

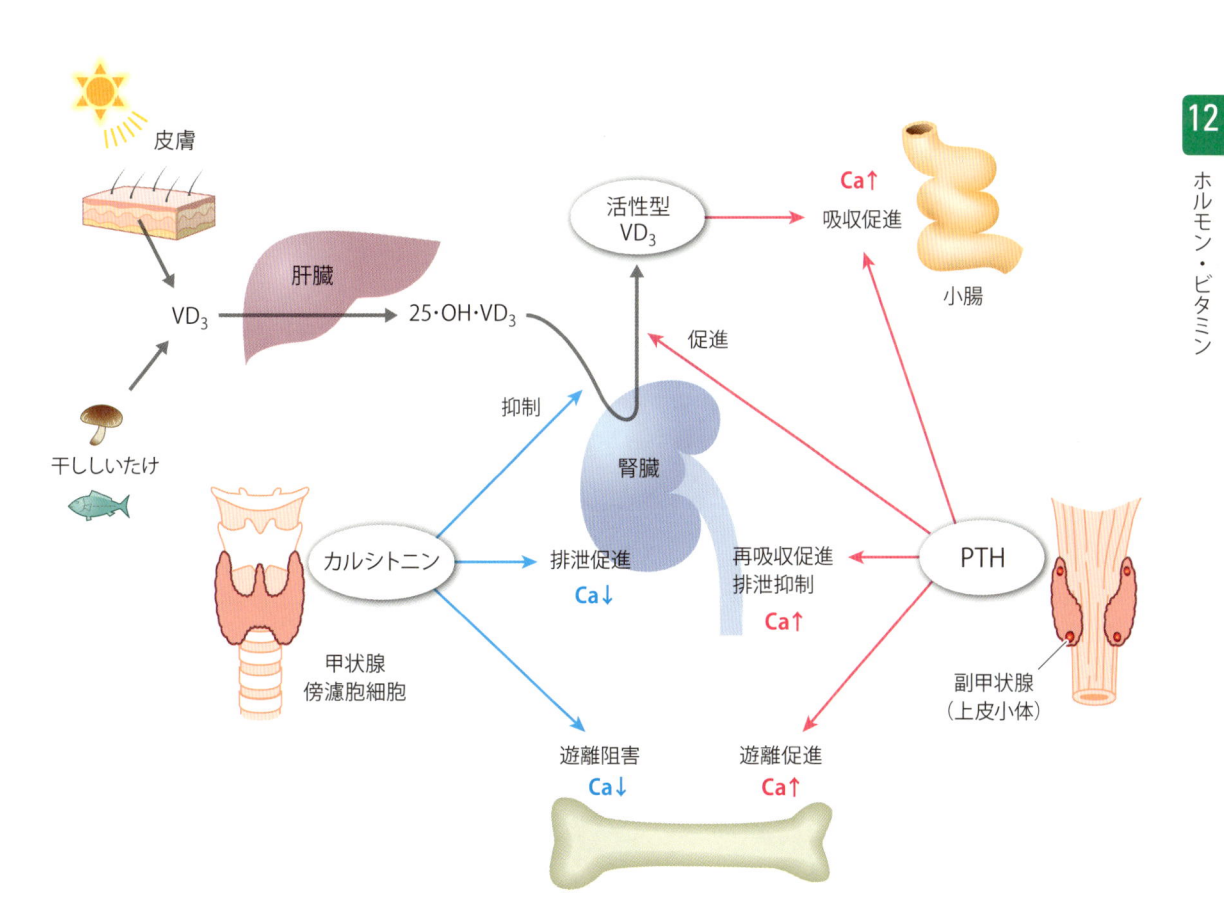

Q207 骨粗鬆症の治療薬

◎骨粗鬆症は骨量が減少し骨折しやすくなる疾患で，高齢化社会に伴い増加しつつある。

◎発症には加齢，性ホルモン欠乏，カルシウム調節の変化など多彩な要因が関与している。

◆骨粗鬆症は一次性（原発性）と二次性（続発性）に分類される。一般的に骨粗鬆症とは一次性のうち，退行期骨粗鬆症といわれ高齢者にみられる老人性骨粗鬆症と，閉経後に発症する閉経後骨粗鬆症を指す。

◆加齢による性ホルモン（エストロゲン）の欠乏，カルシウム調節ホルモンの変化，栄養特にビタミンD，カルシウム，蛋白質の摂取不足，運動不足など種々の因子が関係して発症する。わが国の寝たきり老人の原因疾患としては，脳血管障害に次いで骨粗鬆症による大腿骨頚部骨折が多い。

◆骨粗鬆症の予防には，十分な栄養（カルシウム，蛋白質）の摂取，適度な運動，日光浴が必要なことは当然である。薬物療法としては次のものがあげられる。

①カルシウム剤：1日800～1,000mg。

②エストロゲン：貼付剤も開発されており，閉経後早期のものでは有効と考えられる。副作用として性器出血，帯下増加，性器癌が報告されている。

③カルシトニン：骨吸収抑制作用。疼痛にも有効。

④活性型ビタミンD：腸管からのカルシウム吸収促進，骨へのカルシウム再利用促進。

⑤イプリフラボン：骨吸収抑制作用。

⑥ビスホスホネート（エチドロン酸）：骨吸収抑制作用。

⑦ラロキシフェン：選択的エストロゲン受容体モジュレーター（SERM）として骨のエストロゲン受容体に結合し，骨吸収抑制作用を示す。

⑧ビタミンK_2：骨芽細胞に作用することで骨形成を促進する。

⑨抗RANKLモノクローナル抗体：破骨細胞の分化誘導を抑制し，骨吸収を抑制する。

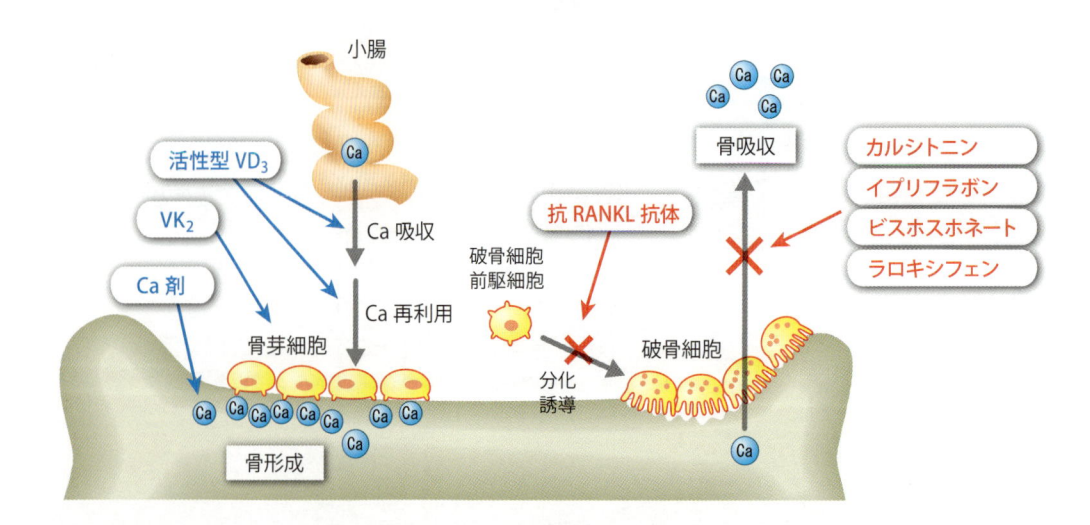

Q208 消化管ホルモンとは

◉ 他の内分泌系と異なり，内分泌腺を形成しない。

◉ 消化液の分泌と消化管の運動を調節している。

◆消化管の分泌能および運動能は，神経性調節（☞Q141）以外に，多数の消化管ホルモンによっても調節されている。消化管ホルモン含有細胞は消化管粘膜に散在しており，摂取した食物や自律神経系の刺激により血中に分泌される。

ガストリン

胃酸とペプシンの分泌を増加させ，胃粘膜を増殖させる。また，食道下部括約筋を収縮させる。

コレシストキニン

胆嚢を収縮させ，Oddi（オッディ）括約筋を弛緩する。その結果，胆汁と膵酵素分泌液の排出が促進される。

セクレチン

高濃度の重炭酸塩を含む多量の膵液を分泌させ，胃からのペプシノゲンの分泌を増加させるが，ガストリンと胃酸の分泌は抑制する。

GIP（gastric inhibitory polypeptide）

胃酸分泌を抑制し，インスリン分泌を促進させる。☞Q199

VIP（vasoactive intestinal polypeptide）

胃酸分泌を抑制し，膵液の分泌を促す。

モチリン

十二指腸内部がアルカリ性になると分泌され，胃の運動を促進させる。

ソマトスタチン

コレシストキニンを除く上記ホルモンおよびインスリンの分泌を抑制する。

12

ホルモン・ビタミン

Q209 脂溶性ビタミンの種類と作用

◎脂溶性ビタミンは排泄が遅いため過剰症を起こしやすい。

◎Dはカルシウム代謝，Kは血液凝固に関与する。

◆ビタミンは，生体の代謝を円滑に行うために不可欠な物質であるが，体内で合成されないため，食物とともに体外から供給しなければならない。通常の状況ではビタミン欠乏はほとんど起こらない。

◆脂溶性ビタミンには次のものがある。

ビタミンA

◆ビタミンAはレチノールとして知られているが，ビタミンA活性を持つ関連物質はレチノイドと呼ばれる。網膜の機能，上皮組織の増殖と分化，骨の成長，正常な発育に必要なビタミンである。また，ビタミンA誘導体は皮膚病の治療に用いられるほか，免疫機能を増強させ，ある種の悪性疾患の進行を防止することがわかってきた。欠乏症として夜盲症，皮膚の角化症などを起こす。また，小児では過剰摂取による中毒が起こりやすい。

ビタミンD

◆D_2からD_7まで6種類の誘導体が知られているが，D_2（エルゴカルシフェロール），D_3（コレカルシフェロール）が代表的である。血清カルシウムおよびリン濃度の調節に重要な役割を担っている（☞Q206）。欠乏症としてくる病，骨軟化症が知られている。欠乏の原因が食物からの摂取不足，紫外線照射不足，小腸での吸収障害などの場合は，少量の投与で治癒する。活性型への代謝過程そのものに異常がある場合は，ビタミンDを投与しても反応しない。

ビタミンE

◆ビタミンE活性を示す天然トコフェロールは8種類知られている。ヒトでは栄養学的な意義はほとんどない。抗酸化作用を持ち，生体内で不飽和脂肪酸の酸化を防止していると考えられている。

ビタミンK

◆血液凝固因子の生合成に必須の成分である。K_1（フィトナジオン），K_2（メナキノン）が天然のビタミンKとして知られている。ビタミンKはミクロソーム酵素系の必須補因子として働き，プロトロンビン（II因子），VII因子，IX因子，X因子，protein Cの各前駆体を活性型に変換する。欠乏すると出血傾向をきたす。欠乏症は腸内細菌叢の未発達な新生児や乳児に起こりやすい。成人では肝疾患，胆道閉塞症，脂肪吸収不全症候群，抗生物質の長期投与などの際にみられる。

Q210　水溶性ビタミンの種類と作用

◉ビタミン B の多くは補酵素として酸化還元系に関与する。

◆水溶性ビタミンにはビタミン B 複合体とビタミン C（アスコルビン酸）がある。ビタミン B 複合体は 11 種類が知られ，その多くは重要な酸素反応における補酵素あるいは補因子として作用する。以下に主なものを掲げる。

ビタミン B 複合体

◆**チアミン（ビタミン B_1）**：α-ケト酸の酸化的脱炭酸反応およびトランスケトラーゼの補酵素として働く。そのほか，神経系において神経伝達物質の調節物質として働き，神経の興奮現象に関与していると考えられている。チアミン欠乏は**脚気**を起こす。

◆**リボフラビン（ビタミン B_2）**：生体内でフラビンモノヌクレオチド（FMN），フラビンアデニンジヌクレオチド（FAD）に変換され，呼吸系フラボ蛋白の補酵素として働く。

◆**ニコチン酸（ナイアシン）**：組織呼吸に必須な酸化還元反応を触媒する酵素の補酵素である **NAD** と **NADP** 中にニコチンアミドとして存在する。ニコチン酸は肝臓でトリプトファンから合成されるが，この際ビタミン B_6 を必要とする。トウモロコシはトリプトファン含量が乏しいことから，これを主食とする地域ではニコチン酸欠乏症（ペラグラ）が起こりやすい。

◆**ピリドキシン（ビタミン B_6）**：生体内でピリドキサールリン酸となり，補酵素としての活性を示す。ピリドキサールリン酸を補酵素とする酵素を**ピリドキサール酵素**といい，多くのアミノ酸代謝に関連する。抗結核薬イソニコチン酸ヒドラジドやペニシラミンの服用によりビタミン B_6 欠乏症を生じることがある。

◆**パントテン酸**：パントテン酸の生理活性体は **coenzyme A** で，アセチル基転移に関与する酵素の補酵素として働く。

◆**コリン**：リン脂質の重要な成分で，メチル基供与体として働き，神経伝達物質アセチルコリンおよびオータコイド PAF の生成に不可欠である。

◆**葉酸，ビタミン B_{12}**：ビタミン B_{12} と葉酸はどちらが欠乏しても，染色体を複製し分裂しようとしている細胞の DNA 合成が阻害される。欠乏は**巨赤芽球性貧血**を起こす。

ビタミン C

◆ビタミン C の欠乏は**壊血病**として知られている。アスコルビン酸は電子を酵素に転移することにより，多くの水酸化およびアミノ反応の補因子として働く。過剰投与しても，壊血病患者以外ではほとんど薬理効果を持たない。

12

ホルモン・ビタミン

13 中毒・毒性

Q211 薬物と毒物の違い

◉薬物は少量で好ましい作用を示し，毒物は少量で好ましくない作用を示す。

◆たとえ薬物であっても，大量に投与すると生体にとって好ましくない作用（有害作用）が現れる。一方，毒物といわれているものは，たとえ少量の投与であっても有害作用を引き起こす。

◆生体にとっての有害作用が起きたとき，一般にはその原因物質が薬物であれ毒物であれ中毒という。つまり，薬物と毒物の違いは中毒になる用量（中毒量）が違うのである。

◆慢性中毒については Q216 で述べることにし，ここでは急性中毒について薬物と毒物の中毒量の違いを説明する。

◆化学物質（薬物，毒物も含む）の毒性を評価するために LD_{50}（50％致死量）という数値がある。これはマウスなどに用量の異なる化学物質を投与し，50％の動物が死亡する量を決めるものである。仮に化学物質 A の LD_{50} が 5 mg/kg，化学物質 B が 50 g/kg であったとすると，A は B より 10,000 倍毒性が強いことになる。つまり，LD_{50} 値が小さいほど毒性は強く，LD_{50} 値が大きいほど毒性は弱い。

◆このことから薬物と毒物を分けると，薬物は LD_{50} 値が大きく，毒物は LD_{50} 値が非常に小さい化学物質ということになる。しかし，近年，致死量よりも毒性の変化と用量の関係が重要視されてきている。特に医薬品の安全性を示す指標としては LD_{50} よりも，50％中毒量を示す TD_{50} 値が提唱されている。

Q212　即時型毒性と遅発型毒性

◉ 毒性がすぐ出るものと数ヵ月〜数年後に出るものがある。

◆ クロルプロマジンを例にとって説明する。

① **即時型毒性**：子供に制吐薬として使用したとき，急性の筋緊張異常を起こす。眼，顔面，喉などに間欠的または持続的筋スパスムスが現れる。

② **遅発型毒性**：統合失調症の患者に長期間投与した場合，偽パーキンソン病を起こす。治療開始数ヵ月後に振戦，筋硬直，無動，姿勢異常などが現れる。また，治療開始数年後に持続性ジスキネジアという不随意運動が現れることがある。

◆ このように，投与後すぐに現れる毒性を即時型毒性，数ヵ月〜数年後に現れる毒性を遅発型毒性という。遅発型毒性の１つとして化学物質による発癌がある。

Q213　可逆的毒性と不可逆的毒性

◉ 多くの薬物の毒性は可逆的で，投与中止により元に戻る。

◉ 損傷臓器の再生能力も重要な因子である。

◆ クロルプロマジンを例にとって説明する。

① **可逆的毒性**：胆汁うっ滞性肝炎，アレルギー性皮膚炎（過敏性反応），射精異常（自律神経失調），乳汁分泌・女性化乳房（プロラクチン分泌異常），無顆粒球症などが起こることがある。これらは薬物の投与量を減らすか，投与を中止すると次第に改善する。

② **不可逆的毒性**：光線過敏症，色素性網膜炎は投与を中止しても元に戻らない。

◆ このように，薬物の投与量を減らすか投与中止によりその毒性がなくなり，元に戻るものを可逆的毒性という。つまり，損傷部位の組織の回復力が毒性より強い場合であり，肝臓のように再生能力の強い組織では毒性による障害は可逆的である。一方，投与中止によっても毒性が残るものを不可逆的毒性といい，中枢神経のように高度に分化した組織の障害は元に戻らない。

◆ 多くの薬物の毒性は可逆的であり，投与中止により一般に毒性は消失するが，ときに不可逆的毒性を示すものがあり，これらの薬物の使用には十分な注意が必要である。

13

中毒・毒性

Q214　催奇形性とは

◉妊娠初期の薬物投与は，その有益性が明らかな場合を除いて避けるべきである。

◆近年，多発性骨髄腫の治療薬としてサリドマイドが使用できるようになった。しかし，かつてサリドマイドで先天性奇形が起きたことは誰でも知っている。薬物はその薬効を適切に利用すれば病気を治すことができるが，本来薬物は生体にとって異物であることを忘れてはならない。すなわち，その使用が適切でない場合には有害作用を引き起こす。その最も悲劇的なものとして催奇形性がある。

◆妊娠が成立する前の精子，卵（配偶子）に対して毒性が現れた場合には，妊娠自体が成立しない。また，妊娠のごく初期の段階（胞胚期：受精後1週まで）での毒性発現では流産を起こすため，奇形児は生まれてこない。しかし，妊娠初期（胎芽期：受精後8週まで）の催奇形性期に毒性が発現すると，かなりの確率で先天性奇形を持つ子供が生まれてくる可能性がある。

◆したがって，妊娠初期の薬物服用は厳重な注意が必要であるが，現実の問題としてこの時期に妊娠の成立を自覚している妊婦は多くないため，薬物を服用してしまうことがある。また，ある疾患を持ったまま妊娠してしまう場合もあり，臨床的判断は非常に難しい。さらに，ヒトにおいて催奇形性を示すことが明らかな薬物（アミプテリン，メトトレキサート，フェニトイン，性ホルモンなど）は現在臨床で使用されている薬物のごく一部であり，ほとんどの薬物はヒトでの催奇形性について不明である。

◆上記のような理由から，妊娠中の薬物の投与は薬物投与がその患者の利益になる場合を除いて，原則的には避けるべきである。妊娠中期・後期における薬物の毒性は，胎児の機能異常として発現することが多い。たとえば，リチウムによる心血管系の異常，ストレプトマイシンによる聴力障害などである。

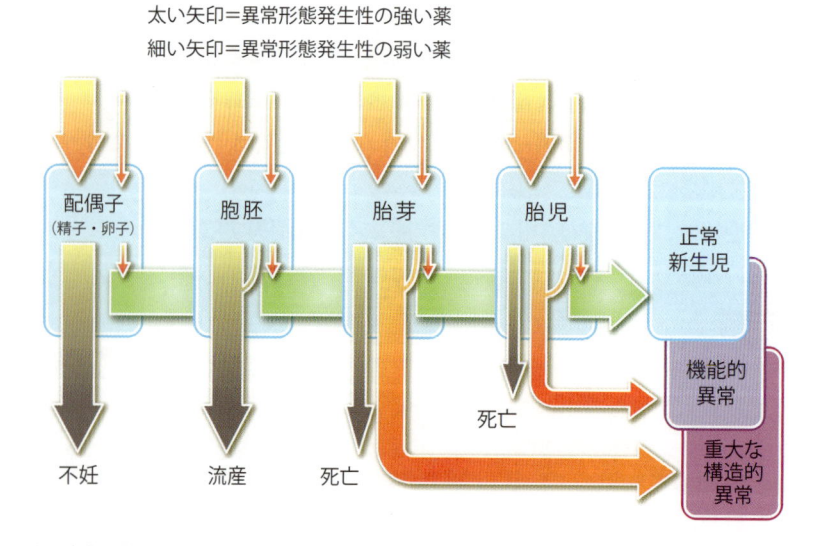

Avery's Drug Treatment, Principles and Practice of Clinical Pharmacology and Therapeutics. 3rd ed.,
Ed. by TM Speight, Auckland, 1987, pp.65-78

Q215 予知できる有害作用とできない有害作用

● 薬物投与には絶えず予知できない有害作用が潜んでいる。

● 特異体質や薬物アレルギーは予知しにくい。

◆ 薬物の有害作用には，①予知しにくい有害作用（生体側の要因によるもの）と，②予知しやすい有害作用（薬物側の要因によるもの）とがある。

予知しにくいもの（比較的少ない）

◆ **特異体質**：ある薬物に対して異常に反応する体質（先天的なもの）。たとえば，サクシニルコリンを代謝する酵素が欠損している患者はサクシニルコリンの投与により無呼吸となる。

◆ **薬物アレルギー**：ある薬物に対してアレルギー反応を起こす（後天的なもの）。アレルギー反応の結果として**薬疹，発熱，浮腫**などを呈する。ひどいときには**アナフィラキシーショック**となり，生命の危険がある。ペニシリン，セファロスポリン系などの抗生物質，解熱鎮痛薬(ピリン系・非ピリン系)，ナリジクス酸など多くの薬物によって生じうる。

予知しやすいもの（多くの有害作用はこれである）

◆ **過量（過剰）投与**：薬物の過剰投与による中毒であり，患者により個体差がある。防止策は，血中薬物濃度を測定し，過剰にならないように用量を設定することである。テオフィリン，アミノ配糖体系抗生物質，抗てんかん薬，ジギタリスなどは実際に血中濃度モニタリングが行われている。

◆ **副作用**：**Q38** で述べたように，治療の目的で用いられる薬効（主作用）以外の作用を副作用という。ここでは有害作用としてとらえると，アスピリンの胃粘膜刺激作用や発疹，モルヒネによる便秘などがこれにあたる。

◆ **二次作用**：薬物が直接生体に作用した結果もたらされる効果を一次作用（直接作用）といい，これとは別に誘発される効果を二次作用（間接作用）という。抗生物質による菌交代現象，ジギタリスの心拍出力増加による利尿作用などがこれにあたる。

◆ **（薬物）相互作用**：2 種類以上の薬物を同時に投与した場合に一方の薬物の作用を増強させてしまい，有害作用を引き起こすことがある。チアジド系利尿薬はカリウムを排泄するため低カリウム血症になりやすく，ジギタリス中毒を起こしやすい。ワルファリンなどの経口抗凝固薬は，非ステロイド性消炎薬（アスピリン，インドメタシン，フェニルブタゾンなど）との併用で出血傾向を示す。経口糖尿病薬トルブタミドは，β遮断薬（プロプラノロール）との併用で低血糖に注意する必要がある。アミノ配糖体系抗生物質（アミカシン，カナマイシン，トブラマイシンなど）は，利尿薬のフロセミド，エタクリン酸との併用で耳毒性，腎毒性を引き起こしやすい。テトラサイクリン系抗生物質は制酸薬（アルミニウム，マグネシウム，カルシウム）などと併用すると，その吸収が悪くなる。

13

中毒・毒性

Q216 急性中毒と慢性中毒

◉化学物質によって引き起こされる身体障害を中毒という。

◆Kobert の定義によると，毒物とは「比較的少量で身体に障害を及ぼす物質」をいう。この身体障害を中毒といい，急性中毒と慢性中毒に分けられる。

◆急性中毒は急性の曝露，すなわち 1 回の曝露で引き起こされる中毒であり，一酸化炭素中毒，農薬中毒のように大量の毒物の曝露により急激に発症する。症状としては毒物が体内に吸収されていく過程の臓器障害によるものが多く，①胃腸症状（嘔吐，下痢，腹痛など），②循環器症状（血圧異常，脈拍異常，ショックなど），③神経症状（衰弱感，痙攣，意識障害など）を呈する。薬物の過剰投与による中毒も一般に急性中毒のことが多いが，臨床的にはこれらの急性中毒症状と脳卒中，急性胃炎，てんかんなどの疾患との鑑別が重要である。

◆慢性中毒はメチル水銀による水俣病，キノホルムによる SMON，カドミウムによるイタイイタイ病などのように少量の毒物に長年にわたって曝露され続けた結果，一定以上の濃度が生体内に蓄積し，機能障害が発症するものである。アルコール，麻薬，覚醒剤，バルビタール，シンナーなど依存性（嗜癖，習慣性）のある薬物による中毒や，ベンゾール，石綿，6 価クロムなどによる発癌も慢性中毒である。慢性中毒の症状は多彩であるが，中枢神経系障害が多い。

Q217 急性中毒の治療

◉治療の原則は，①毒物の排泄，②解毒薬，③対症療法。

◆急性中毒は大量の毒物を急激に摂取した場合に起こるものであるから，初期治療が重要である。初期治療の要点は，①毒物をできるだけ体内に吸収させない。また，吸収後はできるだけ速やかに排泄させる。②体内に吸収された毒物をできるだけ速やかに無害なものにするため解毒薬を用いる。③種々の中毒症状を消失させるために対症療法を行う。特に重篤な中毒の場合（意識障害，呼吸・循環障害などがある場合）には救命救急治療が必要である。

◆上記①②③を同時に行うわけであるが，まず救命救急処置が必要な場合は，体位は側臥位，昏睡体位（顔を下に向ける）をとらせ，気道の確保（気管切開，気管内挿管），血管の確保（点滴ルートの確保），酸素吸入，心臓マッサージなどを必要に応じて行う。

◆毒物は一般に経口摂取される場合が多いので，摂取後数時間以内であれば胃洗浄を行う。しかし，昏睡患者では気道を確保してから行わないと誤飲のおそれがある。胃洗浄後は活性炭を注入し，毒物を吸着・固定する。また，アポモルフィン，吐根シロップなど催吐薬を用い毒物を除去する。催吐法を実施する場合，腐食性・揮発性毒物では胃穿孔の危険性がある。

◆ 胃から腸に移行した毒物は，硫酸マグネシウムなどの下剤や浣腸により排除する。すでに吸収されて血液・組織中にある毒物に対しては，交換輸血，血液透析，血液灌流（血液吸着）や，利尿薬と輸液投与による強制利尿法により毒物の排除を試みる。強制利尿法を実施する場合は腎機能が正常に働いているか注意して行う必要がある。そのほか，ガス中毒などでは酸素吸入による呼吸器からの排除も考えられる。

◆ 毒物を解毒させる薬物は非常に少ないが，有機リン農薬中毒ではアトロピン，プラリドキシム，モルヒネやペチジンの急性中毒ではレバロルファン，ナロキソン，一酸化炭素中毒では高圧酸素，鉛中毒などではペニシラミン，EDTA，水銀・砒素・鉛中毒ではジメルカプロール（BAL）が使用される。

Q218　アルコールの代謝経路と中毒

◉ エチルアルコールの代謝は個体差が大きいが，常に一定速度で代謝されることが特徴である。

◆ アルコールは摂取後，速やかに吸収され血中に入る。アルコールの代謝はそのほとんどが肝臓で行われ，アルコール脱水素酵素（アルコールデヒドロゲナーゼ），チトクローム P-450 などの酵素が関与する。主な代謝経路はアルコールがアルコール脱水素酵素によりアセトアルデヒドになり，さらにアセトアルデヒドがアルデヒド脱水素酵素（アルデヒドデヒドロゲナーゼ）により酢酸，さらに水，二酸化炭素となる経路である。

◆ アルコール脱水素酵素は代謝速度（50 〜 200 mg/kg/hr）が常に一定であるため，アルコール摂取量が多ければそれだけ代謝にかかる時間は長くなる。したがって，大量摂取時にはアルコール血中濃度が長く高値を維持し，中枢神経症状を含む急性中毒症状を呈しやすい。ちなみに一般の薬物も肝臓で代謝されるものが多いが，その多くは投与量が多ければ代謝速度は速く，少なければゆっくり代謝するという特徴がある。

◆ アルデヒド脱水素酵素を特異的に阻害する薬物ジスルフィラムは，禁酒薬（アンタビュース）として用いられている。この薬物はアルデヒド脱水素酵素を阻害してアセトアルデヒドの代謝を遅らせるため，生体内にアセトアルデヒドが蓄積し，種々の不快な症状をもたらす。これがいやでアルコールの摂取がやめられるというものである。

◆ エタノール（エチルアルコール）の薬理作用については Q54 参照。

参考 🄙　アルデヒド脱水素酵素の型分類

本酵素には ALDH1 と ALDH2 があり，日本人の約半数は主要な ALDH2 が低活性を示すといわれている。つまり，日本人の約半数はいつもジスルフィラムを服用した状態であり，欧米人と比較してアルコールを大量に飲むことはできないのかもしれない。

13
中毒・毒性

Q219 農薬中毒（パラコート中毒）

◉農薬中毒には殺虫剤（有機リン剤）中毒と除草剤（パラコート）中毒がある。

◆現在でもパラコートによる中毒によく遭遇するので重要である。**パラコート（グラモキソン）**は1962年英国で開発された非常に優れた除草剤である。日本に紹介されてから農薬としての被害は皆無であったが，自殺目的に使用され問題となった。問題点は，①治療法が確立していない，②皮膚・粘膜・消化管から容易に吸収される，③細胞毒性が不可逆的であることなどである。ヒトでの致死量はパラコート30～40mg/kgかそれ以下といわれ，成人でスプーン1杯程度の原液量である。

◆パラコートの毒性は生体内で**活性酸素**を生成し，それが脂質の過酸化を促進し，その結果細胞膜の変性を引き起こし細胞障害に至るものである。経口摂取した場合，消化器症状，肝機能障害，腎機能障害が現れ，不可逆的に進行する。最後には進行性の肺線維症になり，呼吸不全を起こして数日から数週で死亡することが多い。

◆治療法は**Q217**に述べたが，そのほかsuperoxide dismutase（SOD），ビタミンC，ビタミンEの投与が検討されている。なお，酸素吸入は脂質の過酸化を促進するので最小限にとどめるべきである。

Q220 重金属中毒（水銀中毒，鉛中毒）

◉水銀中毒・鉛中毒で問題になるのは，これらの有機化合物による慢性中毒である。

①**アルキル水銀中毒**：有機水銀であるアルキル水銀は化学工場で触媒として使用されるが，これが工場廃液として河川に入り環境汚染を引き起こした。水俣病，阿賀野川流域の水銀中毒がこれである。アルキル水銀は魚介類に蓄積し，その魚介類を長期間摂取した人々が慢性中毒となった。アルキル水銀は脂溶性が高いため中枢神経系と親和性が強く，中枢神経障害を起こす。症状としてはHunter-Russel症候群を示し，視野狭窄，難聴，言語障害，運動失調，知覚障害，振戦，精神障害などを特徴とする。治療法として初期には**ジメルカプロール**（BAL），ペニシラミンを使用するが，ほとんどが対症療法である。

②**四エチル鉛中毒**：有機鉛の四エチル鉛はガソリンのオクタン価を上げるためにガソリン中に多く混入されており，車の排気ガスとして大気を汚染する。四エチル鉛は脂溶性が高く，皮膚，呼吸器から吸収され，特に中枢神経，肝臓に親和性が強い。このため神経症状（**鉛毒性脳症**）が初めに現れる。治療は**EDTA**により鉛の排泄を試みるが，あまり有効ではない。

③**カドミウム中毒**：カドミウムで汚染された飲料水や食物を摂取した女性が妊娠，出産などの補助的要因が加わって発症する。神通川流域，安中地方の**イタイイタイ病**がこれである。特徴は中年婦人の腎障害，骨障害（骨軟化症）である。

Q221 一酸化炭素中毒

◉ 血中ヘモグロビンは酸素より一酸化炭素と結合しやすい。

◆ 一酸化炭素中毒は臨床的にきわめて重要な中毒の 1 つである。空気中に 0.05％存在するだけで生体に有害であり，0.5％では 10 分以内に生命が危険になる。一般には若年者より高齢者，安静時より労作時に中毒になりやすい。

◆ 中毒の本態は，一酸化炭素が血中のヘモグロビンと結合して一酸化炭素ヘモグロビンを形成し，組織への酸素運搬ができなくなり内部窒息状態になるためである。ヘモグロビンの一酸化炭素との結合親和性は酸素との親和性の約 200 倍以上強いため中毒になりやすく，また酸素消費の多い臓器ほど障害が出やすい。

◆ 発症は特徴的であり，頭重感，頭痛のあと突如として意識消失をきたす。たとえ意識があっても四肢運動ができない状態となる。意識の回復とともに諸症状も回復する場合は予後は良いが，問題となるのは続発症である。続発症としては，大脳脳幹部のみ機能が残り大脳皮質のすべての機能が失われる失外套症候群（植物人間）がある。治療は早期の酸素吸入である。

Q222 サリン中毒

◉ サリンガスはコリンエステラーゼを阻害する。

◆ 近年，わが国でサリン，VX ガスなどの神経ガスによって大きな社会問題が起きた。これらの神経ガスはコリンエステラーゼを阻害し，アセチルコリンの分解阻害によるアセチルコリンの過剰蓄積による中毒症状を呈する。中枢神経症状として頭痛，めまい，意識混濁から重症例では呼吸筋麻痺により死に至る。

◆ 治療としてはアトロピン，PAM である。

13

中毒・毒性

索引

索引

索引

索引

索引

Q シリーズ　新薬理学

定価（本体 3,200 円＋税）

1993 年 11 月 1 日	第 1 版
1995 年 3 月 27 日	第 1 版 2 刷
1996 年 4 月 20 日	第 1 版 3 刷
1997 年 10 月 9 日	第 2 版
1999 年 1 月 15 日	第 2 版 2 刷
2000 年 6 月 26 日	第 2 版 3 刷
2002 年 1 月 10 日	第 2 版 4 刷
2002 年 9 月 10 日	第 3 版
2004 年 3 月 15 日	第 3 版 2 刷
2006 年 9 月 1 日	第 4 版
2010 年 3 月 16 日	第 5 版（新装版）
2011 年 10 月 28 日	第 5 版 2 刷
2015 年 6 月 22 日	第 6 版
2017 年 8 月 3 日	第 6 版 2 刷
2019 年 10 月 7 日	第 7 版

監　修　安原　一

発行者　梅澤俊彦

発行所　日本医事新報社　www.jmedj.co.jp
　　　　〒101-8718　東京都千代田区神田駿河台 2-9
　　　　電話 03-3292-1555（販売）・1557（編集）
　　　　振替口座 00100-3-25171

印　刷　ラン印刷社

©2019　Hajime Yasuhara　Printed in Japan
ISBN978-4-7849-1167-7

イラスト；しゅうさく　装丁；花本浩一　DTP；深谷稔子

電子版の閲覧方法

巻末の袋とじに記載されたシリアルナンバーで、本書の電子版を閲覧できます。

手順① 弊社ホームページより会員登録（無料）をお願いします。
（すでに会員登録をしている方は手順②へ）

会員登録はこちら

手順② ログイン後、「マイページ」に移動してください。

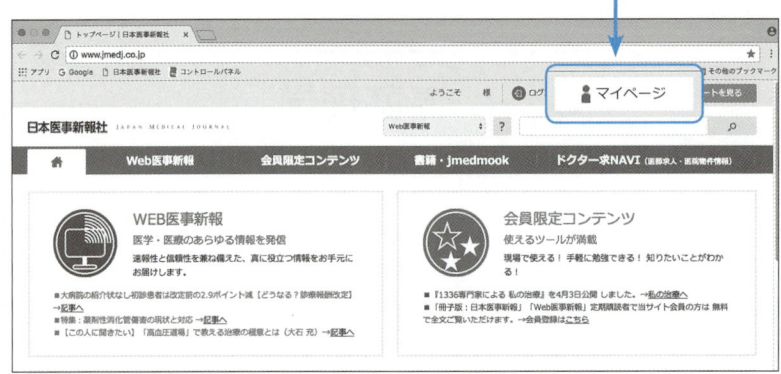

手順③ 「会員限定コンテンツ」欄で、本書の「SN登録」をクリックしてください。

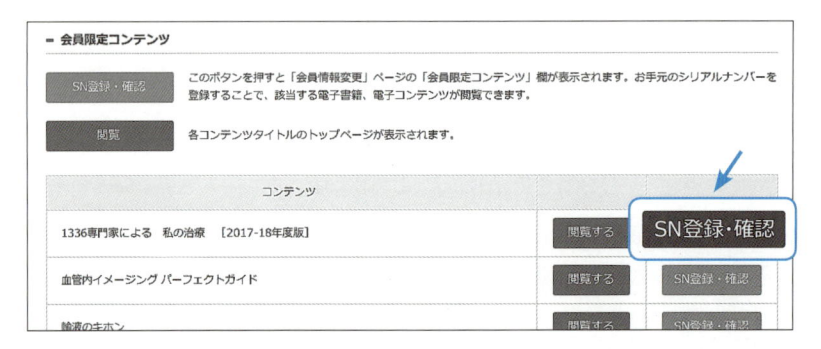

手順④ 次の画面でシリアルナンバーを入力し、「確認画面へ」をクリックしてください。

手順⑤ 確認画面で「変更する」をクリックすれば登録完了です。以降はマイページから
電子版を閲覧できます。

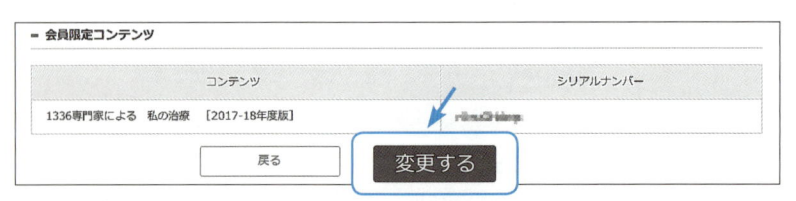